43 Ergebnisse der Inneren Medizin und Kinderheilkunde

Advances in Internal Medicine and Pediatrics

Neue Folge

Herausgegeben von

P. Frick G.-A. von Harnack G. A. Martini

A. Prader R. Schoen H. P. Wolff

Mit 47 Abbildungen und 30 Tabellen

Springer-Verlag
Berlin Heidelberg New York 1979

ISBN-13:978-3-642-67381-8 e-ISBN-13:978-3-642-67379-5
DOI: 10.1007/978-3-642-67379-5

2121/3130-543210

Inhalt/Contents

Die Alkoholembryopathie: Fakten und Hypothesen

F. MAJEWSKI[1]

[1] Institut für Humangenetik, Universitätsstraße 1, D–4000 Düsseldorf

Key words: *Alkoholembryopathie: Intrauteriner Minderwuchs – craniofaziale Dysmorphie – geistige Retardierung – Fehlbildungen – Klinik – Prognose – Pathogenese – Häufigkeit.*

1 Einleitung

Als in den Jahren 1968 und 1973 die ersten Berichte über die Alkoholembryopathie (Schädigung des Kindes durch Alkoholabusus der Mutter während der Schwangerschaft) bekannt wurden, fragten manche sich, wieso diese in ihrem Phänotyp so einprägsame und charakteristische Embryopathie erst so spät entdeckt wurde. Denn Alkohol, Alkoholismus und Alkoholfolgekrankheiten sind dem Menschen schon seit Jahrtausenden bekannt. Ein genaueres Literaturstudium förderte erst kürzlich zu Tage, daß die Alkoholembryopathie nur wiederentdeckt worden war. Zumindest war sie im England des 18. Jahrhunderts bekannt. Sie ist z.Zt. eine der häufigsten erkennbaren Ursachen geistiger Entwicklungsverzögerung. Durch ihre Häufigkeit und zahlreiche Behinderungen der Kinder gewinnt sie größte sozialmedizinische Bedeutung.

In dieser Übersicht soll anhand der Literaturkasuistik und eigener Untersuchungen an 95 Patienten zu einigen Fragen der Symptomatik, der Klinik, der Prognose, der Häufigkeit und der Pathogenese dieser Embryopathie Stellung genommen werden. Möglichkeiten der Prävention werden diskutiert.

2 Literaturübersicht

2.1 Mutmaßungen und Kenntnisse vor 1968

Die schädigende Wirkung von Alkohol auf die Nachkommen scheint schon seit Jahrtausenden bekannt gewesen oder vermutet worden zu sein. Im Alten Testament (Buch der Richter 13, 3–4) erschien der Engel des Herrn der Mutter von Samson: „Siehe, du bist unfruchtbar und hast keine Kinder, aber du wirst schwanger werden und einen Sohn gebären. So hüte dich nun, Wein oder starkes Getränk zu trinken, denn du wirst schwanger werden und einen Sohn gebären, dem kein Schermesser aufs Haupt kommen soll."

In Sparta und Karthago war es einem frisch verheirateten Paar gesetzlich verboten, Wein zu trinken, um geschädigte Nachkommen zu vermeiden (62). Die gleiche Empfehlung gab Plato. In *Burton*'s "Anatomy of Melancholy" (1621) findet sich folgendes Zitat: „närrische, betrunkene oder gedankenlose, zerstreute Frauen bringen meist Kinder hervor, die wie sie selbst sind, krank und matt" (Aristoteles). So alt die Neigung des Menschen zu Alkoholabusus ist, so alt scheint auch die Kenntnis vom schädigenden Einfluß auf die Nachkommen zu sein. Im Kanton Aargau sollen früher schwangere Frauen reichlich Alkoholica, insbesondere Schnaps, zu sich genommen haben, um kleine, leicht zu gebärende Kinder zu bekommen (14).

Aus der Zeit der englischen „Gin-Epidemie" 1720–1750 stammen die vermutlich ersten Berichte über alkoholgeschädigte Kinder. Die englische Regierung hatte der Bevölkerung gestattet, Schnaps steuerfrei zu destillieren. Daraufhin geriet das Land durch Unmengen von billigem Gin in eine soziale Krise. Diese Epidemie wurde erst durch eine Gesetzesänderung 1751 beendet. Anläßlich dieser Gesetzesänderung hielt der zeitgenössische Maler *William Hogarth* die Zustände zur Zeit der Gin-Epidemie in der Radierung „Gin-Lane" fest.

1725 warnte *Sedgewick*, daß die Hälfte der chronischen Erkrankungen der Kinder durch die Trunksucht der Mütter während der Schwangerschaft verursacht sei. 1726 brachte ein Ärztekollegium eine Petition in das Parlament ein, den Alkoholhandel einzuschränken, da Gin die Ursache für kranke und schwache Kinder sei. Ein Kommittee der Middlesex Sessions berichtete 1736: „Unglückliche Mütter gewöhnen sich (an Alkohol) . . . die Kinder werden krank und schwach geboren, sie sehen oft eingeschrumpft und alt aus, als ob sie schon viele Jahre alt wären" (234). *Morris* (1759) beklagte die Abnahme der Londoner Bevölkerung aufgrund des enormen Verbrauchs von Alkohol. Die Geburtenrate sei durch Alkohol vermindert, da der Mann impotent, die Frau infertil würde, zudem würden die Kinder mager und krank geboren, unfähig, die ersten Lebensjahre zu überleben. Englische Geburtshelfer mochten damals Alkohol in der Schwangerschaft jedoch nicht verbieten, da sie neben Opiaten nur ihn als schmerzlindernde Droge kannten (51). Die Erfahrungen mit der englischen Gin-Epidemie scheinen bald in Vergessenheit geraten zu sein. Im 19. Jahrhundert wurden wieder vage Theorien diskutiert. So vermutete z.B. *Trotter* (1813), daß durch Alkoholismus der Eltern Keimschädigungen der Kinder hervorgerufen werden können. *MacNish* (1827) artikulierte den lamarckischen Glauben der meisten Ärzte des 19. Jahrhunderts. Er vermutete, daß die durch chronischen Alkoholabusus erworbenen Schäden des ZNS auf die Nachkommen weitervererbt werden könnten. In einem Bericht im englischen Unterhaus wurd 1834 wiederum darauf hingewiesen, daß Kinder alkoholkranker Mütter oft „einen verhungerten, geschrumpften und unvollkommenen Eindruck" machten (83). 1857 schrieb *Stevens*, daß Alkohol geistig defekte Nachkommen verursache. Wie viele der Ärzte der Ära vor Darwin, glaubte er an eine Vererbung der von den Eltern erworbenen Eigenschaften auf die Kinder und selbst auf die dritte Generation.

Der französische Psychiater *Morel* (1857) untersuchte die Nachkommenschaft von 200 Alkoholikern. Als Ursache für mannigfaltige psychiatrische oder neurologische Erkrankungen der Nachkommen sah er den väterlichen Alkoholabusus an. Andererseits zitiert er den Stockholmer Arzt *Magnus Hus* (Alkoholismus chronicus, Stockholm 1852), der gefunden hatte, daß congenitale Degenerationszeichen bei den Kindern stärker ausgeprägt waren, wenn beide Eltern, Vater *und* Mutter, trunksüchtig waren.

Howe führte 1848 die erste epidemiologische Studie über alkoholabhängige Eltern durch. Er erfragte die Familiendaten von 300 geistig Behinderten und fand, daß 145 alkoholsüchtige Eltern hatten. *Forel* (1893) verfocht erneut die These, daß Alkohol zu Keimschädigung oder „Blastophoria" führe.

Bezzola (1901) versuchte, die Theorie statistisch zu untermauern. In seiner Studie untersuchte er die Geburtsberichte in der Schweiz von 1880–1890. Er fand, daß 9 Monate nach großen Volksfesten mehr Kinder mit geistiger Behinderung geboren wurden, als zu anderen Zeiten. *Schwaighofer* (1900) vermutete, daß erhöhte Totgeburtenrate, „Lebensschwäche" und zahlreiche geistige Störungen der Kinder mit erhöhtem Alkoholgenuß der Eltern, besonders des Vaters, zusammenhingen. In einer sehr sorgfältigen Studie untersuchte *Sullivan* (1899) 600 Nachkommen von 120 alkoholkranken Müttern. Er fand bei den Müttern eine erhöhte Abort- und Totgeburtenrate. Die Mortalität der Kinder unter 2 Jahren war erhöht, Haupttodesursache waren Krämpfe. Je höher die Geburtenziffer der Kinder war, umso geringer war die Überlebenschance dieser Kinder. *Sullivan* fand keinen Zusammenhang zwischen Schädigungen der Kinder und Trinkverhalten der Väter und Großväter. Waren die Mütter während der Schwangerschaft abstinent – meist gezwungenermaßen durch Gefängnisaufenthalte – dann gebaren sie gesunde Kinder. Zu ähnlichen Ergebnissen kam *Ladraque*. Kinder von Alkoholikern seien klein und kränklich, schrieb er 1901. *Ballantyne* (1898) unterschied drei Phasen der Schwangerschaft: die Germinal-, die Embryonal- und die Fetalperiode. Er vermutete, daß während der Embryonalperiode Alkohol Fehlbildungen induziere; in der Fetalperiode vermutete er Fehlgeburt und Erkrankung bei andauernder Trunksucht der Mutter.

Robinovitch (1903) sagte Kindern von Alkoholikerinnen Schwäche, Anfälligkeit für Infektionen und hohe Mortalität in der Säuglingszeit nach. Viele dieser Kinder hatten einen Tremor. Wenn sie überlebten, litten sie häufig an Erkrankungen der Verdauungsorgane, Atemwege oder neurologisch-psychiatrischen Erkrankungen, wie Neurasthenie, Hysterie, Epilepsie oder Chorea. *Scharlieb* (1913) schrieb, daß die Fehlgeburtenrate von alkoholsüchtigen Müttern stark erhöht sei. Die lebend geborenen Kinder dieser Mütter seien untergewichtig, dünn und von „armseliger Konstitution". Die Unfähigkeit mancher Mütter zu stillen, mache es zudem schwer, diese Kinder groß zu ziehen.

Mit Beginn der Prohibition in den USA 1920 wurde mit Ausnahme von tierexperimentellen Arbeiten kaum noch etwas über den Themenkreis Alkohol und Nachkommenschaft im englischsprachigen Raum publiziert; merkwürdigerweise auch nicht in England, wo die Prohibition nicht galt. Ab etwa 1930 mehrten sich Untersuchungen in Deutschland. Alle gingen sie jedoch von der Theorie der Keimschädigung durch Alkoholabusus des Vaters aus und kamen dementsprechend zu mehr oder minder negativen Daten (14–17, 46, 54, 159, 171, 193). In seiner sorgfältigen Monographie "Children of alcoholic fathers" (1960) schildert *Nylander* die psychiatrischen Untersuchungsergebnisse an 229 schwedischen Kindern aus 141 Alkoholikerfamilien. Der Vergleich mit 163 Kontrollkindern aus ähnlichem sozioökonomischen Milieu, deren Väter jedoch nicht trunksüchtig waren, ergab zahlreiche statistisch signifikante Unterschiede: „Geistige Insuffizienz" (Neurosen, Depressionen) fand sich in 29% der Probanden, dagegen nur in 5% der Kontrollen. In der Schule waren 48% der Probanden und 10% der Kontrollen Problemkinder. Die Häufigkeit der geistigen Retardierung war jedoch in beiden Gruppen gleich (5%). Die psychischen Erkrankungen der Kinder führte *Nylander* vornehmlich auf den Umstand zurück, daß Ehescheidungen in 28% der Probandenfamilien vorkamen (4% der Kontrollen). Diese Untersuchungsergebnisse lassen am ehesten die Deutung zu, daß Kinder alkoholkranker Väter durch zerrüttete Familienverhältnisse stark gefährdet sind. Eine genetische, keimschädigende oder andersartige pränatale Schädigung durch den Alkoholismus des Vaters wurde durch keine der angeführten Studien nachgewiesen. Um Umwelteinflüsse auszuschließen, untersuchte *Roe* (1944) 36 inzwischen erwachsene Nachkommen von Alkoholikern, die durch Pflegeeltern aufgezogen worden waren. Als Kontrollen dienten 25 Personen, die zwar keine alkoholsüchtigen Väter hatten, jedoch auch von Pflegeeltern aufgezogen worden waren.

Zwischen beiden Gruppen fanden sich keine signifikanten Unterschiede. Diese Untersuchung sprach gegen erbliche oder keimschädigende Einflüsse und stützte die These, daß es eher die mangelhaften familiären Verhältnisse in Alkoholikerfamilien sind, die zu Schäden führen können. Diese These wird durch Untersuchungen von *Chafetz* et al. (1971) unterstützt. In dieser Studie erlitten die Kinder aus Alkoholikerfamilien mehr schwere Krankheiten oder Unfälle und fielen häufiger durch Schulprobleme und Kriminalität auf, als Kinder aus Nicht-Alkoholikerfamilien.

2.2 Übersicht über bis 1978 publizierte Patienten mit Alkoholembryopathie

Seit etwa 1960 wurden vereinzelt Berichte über Schädigungen von Neugeborenen durch mütterlichen Alkoholismus publiziert. Einigen Autoren fielen Entzugssymptome bei Kindern von Alkoholikerinnen auf (49, 144, 194).

Lemoine et al. (1968) waren die ersten, die ein spezifisches Schädigungsmuster bei Kindern von Alkoholikerinnen erkannten. Bei 127 Kindern beschrieben sie eine typische craniofaciale Dysmorphie (gerundete Stirn, Verkürzung des Nasenrückens – "nez en trompette" – und dysplastische Ohren). Viele Kinder wurden hypotroph geboren und blieben auch später minderwüchsig und untergewichtig. 25% dieser Kinder hatten Fehlbildungen, insbesondere Gaumenspalten und Herzfehler. Die meisten Kinder waren geistig retardiert, viele wiesen eine extreme Hyperaktivität auf. In pathogenetischer Hinsicht waren *Lemoine* et al. überzeugt, daß es der mütterliche Alkoholabusus sei, der die Dystrophie der Kinder verursache. Leider wurden in dieser Arbeit weder Patienten noch Anamnesen im Detail beschrieben, zudem wurde die Arbeit in einer international nicht beachteten Zeitschrift publiziert; aus diesem Grund wurde diese Publikation erst bekannt, nachdem *Jones* et al. (1973a) mit ihrer Arbeit Aufsehen erregt hatten (s. unten).

Palmisano et al. (1969) publizierten den vermutlich ersten amerikanischen Patienten mit Alkoholembryopathie, ohne jedoch den kausalen Zusammenhang zu erkennen. Die Autoren behandelten einen Säugling wegen Bleivergiftung. Beide Eltern waren alkoholabhängig, die Mutter hatte während der Schwangerschaft häufig selbstgebrannten, bleihaltigen Whisky getrunken. Das Kind wurde zum Termin stark hypotroph mit einem Gewicht von 1900 g geboren. Im Alter von 10 Wochen wog es 2280 g und fiel durch Trinkschwäche, Hyperaktivität und Tremor der Hände und Füße auf. *Ulleland* et al. (1970) bemerkten, daß fast die Hälfte der Kinder von chronischen Alkoholikerinnen hypotroph geboren wurden. Acht von 12 Kindern blieben postnatal minderwünchsig, untergewichtig und mikrocephal. Von 10 getesteten Kindern erschienen 2 Kinder in ihrer statomotorischen Entwicklung normal, 3 verdächtig, 5 deutlich retardiert. Unabhängig von *Lemoine* et al. (1968) wurde in dieser Publikation ein Kausalzusammenhang zwischen mütterlichem Alkoholismus und prä- und postnatalem Minderwuchs sowie Entwicklungsverzögerung der Kinder gesehen.

Das internationale Interesse für die Schädigung von Kindern durch Alkoholabusus der Mütter wurde jedoch erst durch die Publikationen von *Jones* et al. (1973a, b) geweckt. Alle 11 Kinder waren minderwüchsig, untergewichtig, microcephal, statomotorisch und geistig retardiert. Durch Ptosis, Epicanthus, nach vorn gerichtete Narinen und Retrogenie war die Facies charakteristisch verändert. Weitere Fehlbildungen wie Herzfehler, Anomalien der Gelenke und der Handfurchen waren häufig. Die Autoren schlugen die Bezeichnung „fetal alcohol syndrome" vor, doch erscheint der Terminus „Alkoholembryopathie" (im folgenden mit AE abgekürzt) richtiger, wie später noch erörtert werden wird. Aus den Unterlagen der prospektiven Großstudie des „National Institute of Neurologic Disease and Stroke", die 55.000 Schwangerschaften und die daraus hervorgegangenen Kinder verfolgen sollte, erfaßten *Jones* et al. (1974) 23 chronische Alkoholikerinnen. Unter deren Nachkommen fanden sie eine perinatale Mortalität von 17%, unter den Überlebenden eine Häufigkeit der AE von 32%. Wenige Monate, nachdem die Arbeit von *Jones* et al. (1973a) erschienen war, publizierten *Ferrier* et al. (1973) einen in Genf beobachteten Fall mit AE. Die Mutter war chronisch alkoholkrank gewesen und erlitt nach der Geburt ein Delirium tremens. Das zum Termin geborene Kind wog 1980 g, die Facies war charakteristisch verändert, die statomotorische Entwicklung war mäßig retardiert. In der Folgezeit mehrten sich die kasuistischen Beiträge rasch:

USA

Palmer et al. berichteten 1975 über drei geistig erheblich retardierte Schwestern mit AE, zwei waren eineiige Zwillinge. Das Fehlbildungsmuster war bei den Zwillingen nicht identisch ausgeprägt. Unterschiedlich stark betroffene zweieiige Zwillinge untersuchten *Christoffel* und *Salafsky* (1975). Der von *Tenbrinck* und *Buchin* 1975 beschriebene Junge wies als zusätzliche Fehlbildung eine Nierenbeckenektasie infolge einer Ureterstenose auf. *Root* et al. (1975) untersuchten als erste die Funktion von Hypothalamus und Hypophyse bei vier Geschwistern mit AE. *Jones* und *Smith* publizierten 1975 eine ausführliche Dokumentation der Hirnsektion eines kurz nach der Geburt verstorbenen Frühgeborenen. *Kousseff* (1975) nahm bei einem schwarzen Mädchen ein neues Syndrom an, erst der Herausgeber des Buches entdeckte, daß auch hier eine AE vorlag. Der älteste der drei Patienten mit AE und Herzfehler war 17 Jahre alt, als *Noonan* ihn 1976 katheterisierte. Bereits 1976 publizierten *Hanson, Jones* und *Smith* 41 Patienten mit AE, 11 davon waren bereits von *Jones* et al. (1973) mitgeteilt worden. *Smith* waren 1976 weitere 37 noch nicht publizierte Fälle in verschiedenen Großstädten der USA bekannt. *Mulvihill* et al. (1976) gaben einen Bericht über weitere sieben Fälle mit AE. *De Beukelaer* und *Randall* (1977) schilderten einen Patienten mit AE und Agenesie einer Niere. Über sechs Kinder mit Entzugssymptomen berichten *Pierog* et al. (1977). In einer Übersichtsarbeit gaben *Clarren* et al. (1978) die von der Arbeitsgruppe um *D.W. Smith* (*Jones, Hanson, Clarren, Streissguth* et al.) an 65 eigenen Patienten gewonnenen Erfahrungen wieder. *Hanson* et al. (1978) beschäftigten sich mit der Pathogenese, *Streissguth* et al. (1978) mit der psychischen Entwicklung des Patienten. *Clarren* et al. (1978) gaben die morphologischen Hirnbefunde von vier alkoholgeschädigten Kindern wieder.

Frankreich

Außer der Studie von *Lemoine* et ai. (1968) Berichte von *Lausecker* et al. (1976), *Hermier* et al. (1976) sowie von *Dehaene* et al. (1977) und *Samaille-Villette* und *Samaille* (1976). Letztere beobachteten 47 Fälle und publizierten als erste eine Studie zur Häufigkeit der AE.

Schweden

Olegard et al. (1977) und *Kyllermann* et al. (1977) untersuchten 52 Kinder von 15 Alkoholikerinnen, 2/3 der Kinder waren minderbegabt, bei 6 Kindern bestand eine stark ausgeprägte AE.

Kanada

Bisher sind nur die Arbeiten von *Tze* et al. (1976) über fünf Patienten und die von *Havlicek* und *Childaeva* (1976) über EEG-Befunde bei 15 Neugeborenen bekannt.

Italien

Loiodice et al. (1975) beschrieb zwei betroffene Kinder einer Alkoholikerin, eines war anencephal.

Irland

Barry und *O'Nuallain* (1975) sahen ein typisch geschädigtes Kind.

UDSSR

Offensichtlich ist hier die Alkoholembryopathie noch nicht bekannt. *Shurygin* (1974) untersuchte 23 Kinder von Alkoholikerinnen, keines war bei Geburt neurologisch auffällig, 14 wurden später als möglicherweise geistig retardiert eingeschätzt. 1975 nahmen *Stankusev* et al. bei 37 Kindern aus Alkoholikerfamilien testpsychologische Untersuchungen vor. Im Vergleich zu einer Kontrollgruppe fanden sich signifikant niedrigere Intelligenzquotienten. Auf Fehlbildungen der Kinder wurde nicht hingewiesen.

Ungarn

Den ersten typischen Fall publizierte *Korany* (1977).

Deutschland (BRD)

Den ersten Fall in der BRD veröffentlichte *Saule* (1974) aus Augsburg. In Kiel beobachteten *Manzke* und *Grosse* (1975) einen weiteren Patienten, bei zwei Geschwistern dieses Jungen nahmen sie ein „inkomplettes fetales Alkoholsyndrom" an. In Mainz wurden 1975 durch *Reinhold* et al. zwei Geschwister mit AE diagnostiziert. *Leiber* (1976) sah in Frankfurt mehrere Fälle, einer persönlichen Mitteilung (1977) zufolge konnte er die AE bei 12 Kindern diagnostizieren. In Köln wurden von *Ijaiya* et al. (1976) vier Kinder mit AE untersucht, zwei davon waren Geschwister. *Scheppe* (1977) beobachtete in kurzer Zeit 13 alkoholgeschädigte Kinder in München, *Spohr* und *Timm* (1977) sahen in Berlin 25 Patienten. An der Universitäts-Kinderklinik Tübingen wurden 1976 bereits 24 Patienten beschrieben (10), bis 1978 wurden 95 Kinder mit AE untersucht (119).

Seit der (Wieder-)Entdeckung der Alkoholembryopathie im Jahre 1968 wurden bis 1978 mindestens 450 Patienten mit AE publiziert. Die AE wurde bisher bei Europäern, weißen und schwarzen Amerikanern und bei Indianern beobachtet. Die Mütter aller Kinder waren alkoholkrank. Die in England im 18. Jahrhundert gewonnenen Erfahrungen über Schädigungen des Kindes durch Alkoholabusus der Mutter während der Schwangerschaft werden durch die neueren Berichte nachdrücklich bestätigt.

2.3 Terminologie

Für die Schädigung des Kindes durch mütterlichen Alkoholabusus werden z.Zt. folgende Termini nebeneinander gebraucht:
1. fetales Alkoholsyndrom (fetal alcohol syndrome, foetal alcoholism, syndrome d'alcoolisme foetal),
2. embryofetales Alkoholsyndrom (Alkoholembryofetopathie, embryofoetopathie alcoolique),
3. embryopathisches Alkoholismus-Syndrom,
4. Alkoholembryopathie (Embryopathia alcoholica).

Die vorwiegend im amerikanischen Schrifttum gebräuchliche Bezeichnung fetales Alkoholsyndrom ist nicht korrekt, da der Organismus nur in der Embryonalzeit sensibel für teratogene Noxen ist (240). Die von uns eingeführte Bezeichnung embryofetales Alkoholsyndrom (10) ist exakter, da sie die Fehlbildungen und die Hypotrophie der Kinder pathogenetisch umschreibt. Dieser Terminus wurde von uns vorwiegend aus zwei Gründen in Alkoholembryopathie geändert:
1. Die von uns beobachteten Feten von chronischen Alkoholikerinnen waren bereits in der 17.–20. Schwangerschaftswoche hypotroph (124). Es ist wahrscheinlich, daß die intrauterine Wachstumsverzögerung der Kinder mit AE bereits in der Embryonalzeit induziert wird. Während der Fetalperiode wird sie möglicherweise nur weiter verstärkt.
2. Wir wählten diesen Begriff, um ihn den für andere Embryopathien gebräuchlichen Bezeichnungen anzugleichen (Thalidomidembryopathie, Rötelnembryopathie).

2.4 Tierexperimentelle Untersuchungen

Féré (1894) scheint der erste gewesen zu sein, der die Wirkung von Alkohol auf die Nachkommenschaft im Tierexperiment untersuchte. Er injizierte Alkohol in das Eiweiß bebrüteter Eier. Die Küken waren kleiner als unbehandelte Tiere, eines wies eine Polydactylie auf. In der Folgezeit wurden zahlreiche Versuche mit Mäusen, Ratten und Meerschweinchen (11, 23, 24, 25, 30, 32, 64, 65, 115, 133, 142, 143, 160, 170, 176, 189, 212, 214, 224), Hühnern (162, 163, 188, 190, 213), Hunden (167) und Fischen (95) unternommen. Vielen Experimenten war gemeinsam, daß die Mortalitätsrate unter den Nachkommen alkoholisierter Muttertiere erhöht war. Das Geburtsgewicht der Jungen war meist vermindert. Aus der Vielzahl der zum Teil auch zu widersprüchlichen Ergebnissen kommenden Studien seien drei aus neuerer Zeit erwähnt:

Sandor und *Amels* (1971) injizierten trächtigen Albinoratten an einzelnen Tagen der Schwangerschaft Äthylalkohol intravenös. Viele der Rattenjungen starben bereits vor der Geburt ab, bei den Überlebenden fanden sich zahlreiche, jedoch nicht einheitliche Fehlbildungen; die intrauterine Entwicklung war verzögert.

Tze und *Lee* (1975) ließen Ratten 5 Wochen vor und während der gesamten Schwangerschaft als Flüssigkeit nur eine 13%ige Alkohollösung trinken gefüttert wurden sie mit einer standardisierten Diät. Die Wurfgröße war vermindert, das Geburtsgewicht der Jungen verringert. Die Nachkommen der alkoholisierten Ratten waren mikrocephal, die Haut war trocken und spröde, insgesamt machten diese Neugeborenen einen „verschrumpften" Eindruck.

In keiner der bisher angeführten Studien war es gelungen, die beim Menschen beobachtete AE zu reproduzieren. Dies gelang *Chernoff* (1975, 1977) durch eine verbesserte Methodik. Er gab zwei sich durch die Aktivität der Alkoholdehyrogenase (ADH) unterscheidenden Mäusestämmen eine mit Alkohol versetzte Diät. Er konnte damit im Gegensatz zu fast allen Untersuchern erreichen, daß die Mäuse den Alkohol kontinuierlich den ganzen Tag über aufnahmen und nicht nur in einer kurzen nächtlichen Trinkphase. *Chernoff* glich sein Mäuse-Experiment den Verhältnissen bei chronisch alkoholkranken Frauen an, indem er den Mäusen schon 1 Monat vor der Schwangerschaft und kontinuierlich während der gesamten Schwangerschaft Alkohol in solchen Mengen gab, daß Blutalkoholkonzentrationen zwischen 0,73 und 3,98‰ erreicht wurden. Die Gewichte der Feten nahmen mit steigender Alkoholkonzentration des mütterlichen Blutes ab; dieser Effekt war deutlicher bei dem Stamm mit niedriger ADH-Aktivität. An Fehlbildungen fanden sich Herzfehler, Anomalien des Gehirns, des Skelets und der Augen. Die Fehlbildungsrate korrelierte enger mit dem mütterlichen Alkoholspiegel als mit den oral aufgenommenen Alkoholmengen. *Chernoff* vermutete, daß das Ausmaß der Teratogenität und der Embryotoxizität des Alkohols – zumindest bei Mäusen – abhängig ist von der Aktivität der ADH im mütterlichen Organismus.

2.5 Definition, Verlauf und Folgekrankheiten der Alkoholkrankheit bei Erwachsenen

Für die Beurteilung der Zusammenhänge zwischen mütterlicher Anamnese und Schädigung des Kindes sind einige Definitionen und Einteilungen der Alkoholkrankheit bei Erwachsenen notwendige Voraussetzung. *Jellinek* (1946, 1960a) führte im Gegensatz zu früheren moralistischen Vorstellungen den Krankheitsbegriff des Alkoholismus ein. Er teilte den Verlauf der Alkoholkrankheit in drei Phasen ein, die Prodromalphase, die kritische Phase und die chronische Phase. Den verschiedenen Phasen ordnete er 42 Symptome zu, von denen hier nur die wichtigsten aufgeführt sind.

I. Prodromalphase

1. Alkoholische Räusche mit Erinnerungslücken
2. Heimliches Trinken
3. Schuldgefühle

II. Kritische Phase

8. Verlust der Kontrolle nach Beginn des Trinkens
12. Auffallend aggressives Benehmen, wechselnd mit 13
13. Dauernde Zerknirschung

19. Verlust des Interesses an der Umwelt
25. Bestreben, den Alkoholvorrat zu sichern
30. Regelmäßiges morgendliches Trinken

III. Chronische Phase

31. Tagelange Räusche
32. Moralischer Abbau
34. Alkoholische Psychosen
37. Verlust der Alkoholtoleranz
39. Tremor
41. Das Trinken wird zwanghaft.

Die angeführten Symptome treten oft nicht nacheinander, sondern gruppenweise zusammen auf. In der Prodromalphase fällt der schon erhebliche Alkoholkonsum wegen heimlichen Trinkens meist noch nicht auf. Die Prodromalphase ist die Übergangsphase zur Alkoholkrankheit, die sich in der kritischen und chronischen Phase manifestiert. Der Kontrollverlust markiert den Übergang zur kritischen Phase, die zu psychischer, später auch physischer Abhängigkeit führt. Das regelmäßige morgendliche Trinken leitet über zur chronischen Phase, die durch organische Folgeerkrankungen des Alkoholismus und körperlichen und geistigen Verfall gekennzeichnet ist.

1972 erarbeitete ein Expertenkommittee in den USA Kriterien für die Diagnose des Alkoholismus (31). Das Kommittee unterschied eine frühe, eine mittlere und eine späte Phase des Alkoholismus. Eine Vielzahl von Erkennungssymptomen wurde mit drei diagnostischen Graden bewertet. Die Diagnose Alkoholismus kann gestellt werden, wenn eines der hier nicht näher aufgeführten Symptome des Grades 1 oder mehrere des Grades 2 oder 3 vorhanden sind.

Trotz langjähriger Forschung ist noch immer nicht eindeutig, aufgrund welcher Störungen es zur Abhängigkeit kommen kann. Noch ist nicht geklärt, ob spezifische biochemische oder psychologische Veränderungen anzuschuldigen sind. Alkohol unterscheidet sich von anderen Drogen dadurch, daß große Mengen über lange Zeit konsumiert werden müssen, damit eine Abhängigkeit eintritt. Während bei anderen Drogen, speziell den Opiaten, das Risiko groß ist, abhängig zu werden, werden nur etwa 10% der Alkoholtrinkenden psychisch und physisch abhängig (42).

Im folgenden sind die wichtigsten Erkrankungen bei alkoholkranken Erwachsenen tabellarisch zusammengestellt. Es bestehen einige Ähnlichkeiten mit Veränderungen bei Neugeborenen alkoholkranker Mütter. Die Erkrankungen sind nach Organsystemen aufgegliedert, Literaturhinweise sind in Klammern angegeben.

Erkrankungen der Leber (36)

Fettleber
Alkoholhepatitis (chronisch persistierend, chronisch aggressiv)
Lebercirrhose (inaktiv, dekompensiert)

Erkrankungen des Pankreas (36)

Akute und chronische Pankreatitis

Erkrankungen des Herzens (12)

Alkoholische Kardiomyopathie

Hämatologische Veränderungen

Hypochrome makrocytäre Anämie (241)
Thromocytendepression (72)
Verminderte Phagocytosefähigkeit der Leukocyten (179)

Veränderungen der Haut (179)

Teleangiektasien, Gesichtsrötung, Gefäßspinnen, Palmarerythem

Erkrankungen des zentralen und peripheren Nervensystems

Tremor (63)
Polyneuropathie (42)
Hydrocephalus internus e vacuo (44)
Wernicke-Korsakow-Syndrom (231)
Kleinhirnatrophie (231)
Degeneration des Corpus callosum (166)

Psychiatrische Folgekrankheiten (1, 42, 138, 186)

Persönlichkeitsveränderungen
Wahnvorstellungen
Halluzinationen
Delirium tremens.

2.6 Häufigkeit der Alkoholkrankheit

In der Bundesrepublik ist schon seit etwa 1950 ein erheblicher Anstieg des Alkoholkonsums zu verzeichnen. Die nachfolgende Tabelle 1 veranschaulicht, daß sich der jährliche Alkoholkonsum in der BRD im Zeitraum 1950–1973 pro Kopf der Bevölkerung fast vervierfacht hat (42).

Tabelle 1. Alkoholkonsum in der BRD

Jahr	Jährlicher Pro-Kopf-Verbrauch, umgerechnet in Liter reinen Weingeistes
1950	3,27
1955	5,20
1960	7,70
1965	10,00
1970	11,38
1973	12,22

1975 wurde die Zahl der Alkoholkranken auf etwa 1,2 Millionen geschätzt (43), darunter 200.000–300.000 Frauen im gebärfähigen Alter. In fast allen Ländern ist der Alkoholismus bei Männern stärker verbreitet als bei Frauen. Noch vor wenigen Jahren betrug in Deutschland das Geschlechtsverhältnis 1:10; 1973 schätzten *Feuerlein* und *Kunstmann* den Anteil der weiblichen Alkoholkranken auf 25–30%. Alkoholismus war bei Frauen unter 30 Jahren seltener als bei Männern der gleichen Altersgruppe, hat jedoch in den letzten 10 Jahren um mehr als 50% zugenommen.

Einen Vergleich der Häufigkeit der Alkoholkranken in verschiedenen Ländern gibt Tabelle 2. Angegeben ist die geschätzte Häufigkeit der Personen im Alter von mehr als 15 Jahren, die täglich mehr als 150 ml reinen Alkohol trinken (42).

Tabelle 2. Häufigkeit der Alkoholkranken in verschiedenen Ländern

Land (Rangfolge)	Alkoholkranke (%) in der Gesamtbevölkerung	Anzahl der bis 1978 publizierten Fälle mit AE
(1) Frankreich	9,40	174
(2) Italien	5,87	2
(3) Portugal	5,65	–
(4) Spanien	4,63	–
(5) Österreich	4,21	–
(6) BRD	3,97	155
(7) Schweiz	3,90	1
(10) USA	2,19	92
(12) Kanada	2,27	20
(17) Schweden	1,51	6
(20) Norwegen	0,94	–

Die Bundesrepublik liegt in dieser Tabelle an 6. Stelle; auffallend ist der hohe Anteil von Alkoholkranken in den romanischen Ländern und der niedrige Anteil in den skandinavischen Ländern. Eine Korrelation der in den verschiedenen Ländern publizierten Fallzahlen von Kindern mit Alkoholembryopathie ergibt sich nicht. Dies mag zwei Gründe haben. Der Anteil der weiblichen Alkoholikerinnen im gebärfähigen Alter kann in den einzelnen Ländern unterschiedlich hoch sein. Zum anderen zeigt die von der Tübinger Arbeitsgruppe publizierte große Fallzahl an, daß es bei genügend großem Interesse an diesem Gebiet nicht schwerfällt, in kurzer Zeit zahlreiche Kinder mit AE zu ermitteln.

3 Symptomatik (eigene Untersuchungen)

3.1 Häufigkeit der einzelnen Symptome

Die wichtigsten Symptome unserer Patienten sind in Tabelle 3 angegeben. Zum Vergleich ist die Häufigkeit der Symptome bei 115 gut dokumentierten Patienten der Literatur angegeben (27, 41, 67, 78, 83, 85, 90, 128, 139, 157, 178, 182, 191, 196, 218).

Tabelle 3. Symptomatik der Alkoholembryopathie

		Literatur (n = 115)		Eigene Fälle (n = 95)	
Punkte	Symptome	a/b*	%	a/b*	%
4	Intrauteriner Minderwuchs	104/111	94	82/92	89
4	Mikrocephalus	102/115	89	76/90	84
2/4/8	Statomotorische und geistige Retardierung	53/59	90	77/87	88
4	Hyperaktivität	24/61	39	63/90	70
2	Hypotonie der Muskulatur	4/10	(40)	54/92	59
2	Epicanthus	36/61	57	66/95	69
2	Ptosis	15/65	23	38/94	40
2	Blepharophimose	90/112	80	9/80	11
–	Antimongoloide Lidachsen	5/15	(33)	30/92	33
3	Verkürzter Nasenrücken	42/69	61	49/93	53
1	Nasolabialfalten	8/13	(62)	65/91	71
1	Schmales Lippenrot	37/70	53	56/91	62
2	Hypoplasie der Mandibel	64/78	82	70/94	74
2	Hoher Gaumen	10/11	(91)	36/94	38
4	Gaumenspalte	6/61	10	7/95	7
3	Anomale Handfurchen	46/83	55	66/92	72
2	Klinodactylie V	4/23	(17)	51/94	54
2	Kamptodactylie	1/4	(25)	16/93	17
1	Endphalangen-Nagelhypoplasie	– –	–	12/94	13
2	Supinationshemmung	17/52	(33)	15/93	16
2	Hüftluxation	1/18	(6)	9/90	10
–	Trichterbrust	6/44	(14)	28/94	30
4	Herzfehler	41/101	40	26/91	29
2/4	Anomalien des Genitales	32/90	36	42/94	47
1	Steißbeingrübchen	3/11	(27)	42/91	46
–	Hämangiome	21/86	24	10/95	11
2	Hernien	– –	–	12/93	13
4	Urogenitalfehlbildungen	1 –	–	6/62	10
AE I	(n = 39): 10–29 Punkte				
AE II	(n = 27): 30–39 Punkte				
AE III	(n = 29): ≫ 40 Punkte				

* a = Symptom vorhanden; b = auf Symptom hin untersucht.

Einige Symptome, wie antimongoloide Lidachsen, verschärfte Nasolabialfalten, kleine Zähne, Brachy- und Klinodactylie der Kleinfinger, Harnwegsfehlbildungen etc., wurden in der Literatur bisher kaum beachtet. Mehrere Angaben über die Symptomatik der Patienten in der Literatur wurden in Tabelle 3 in Klammern gesetzt, da die Anzahl der Fälle für eine Berechnung der Häufigkeit zu gering war. Da sich für die meisten Symptome eine gute Übereinstimmung der Häufigkeiten bei den Patienten der Literatur und den eigenen Patienten ergibt, werden im folgenden vorwiegend die eigenen

Untersuchungsergebnisse referiert. Die wenigen Abweichungen werden in den entsprechenden Kapiteln diskutiert.

Seltene Anomalien
Als zusätzliche, wegen ihrer Seltenheit nicht in Tabelle 3 aufgeführte Anomalien traten auf: Hydrocephalus internus occlusus (3 Fälle), Meningomyelocele (2), Spina bifida occulta (1), Skoliose (3), Anomalie des Steißbeins (1), Mikrophthalmus (1), Myopie (2), vermehrte Schlängelung (Tortuositas) der Netzhautgefäße (9), Papillenkolobom (1), Schwerhörigkeit (1), prominente Glabella (2), Hypoplasie des Mittelgesichtes (3), Caries/Zahnschmelzhypoplasie (5), Hirsutismus (1), zusätzliche Mamillen (1), hypoplastische Mamillen (1), Rectusdiastase (2), Pylorospasmus (1), Hiatursgleithernie (1), Hämaturie unklarer Genese (1), radioulnäre Synostose (2), Syndactylie (2), Oligodactylie (1).

Bei den Patienten der Literatur traten als zusätzliche Fehlbildungen auf: Hirsutismus (2), Mikrophthalmus (2), Myopie (2), Tortuositas vasorum retinae (4), präauriculäre Anhängsel (1), enges Becken (1). Zwar ist die Vielzahl der Begleitfehlbildungen imponierend, doch traten sie im einzelnen zu selten auf, als daß ein Zusammenhang mit der AE vermutet werden kann. Zumindest bei dem Symptom Tortuositas vasorum retinae (13/144 = 9%) ist ein Zusammenhang wahrscheinlich, da nicht alle Patienten ophthalmologisch untersucht wurden. *Clarren* et al. (1978) machten auf das Symptom flaches oder fehlendes Philtrum aufmerksam, das wir auch bei einigen Patienten beobachteten.

3.2 Definition des Syndroms

Zwar kommen alle für die AE beschriebenen Symptome auch bei anderen Syndromen vor, doch läßt sich die Diagnose bei Kombination bestimmter Symptome meist leicht stellen. Eine AE mittlerer oder starker Ausprägung kann angenommen werden, wenn neben dem mütterlichen Alkoholabusus fünf oder sechs der folgenden Kriterien beim Kind erfüllt sind. Die Diagnose einer Schwachform der AE ist gelegentlich problematisch, da es Übergänge zum Gesunden gibt. An mütterlichen Alkoholabusus sollte gedacht werden, wenn drei oder mehr Kriterien erfüllt sind.

1. Intrauterine Hypotrophie
2. Nach der Geburt vermindertes Wachstum und mangelhafte Gewichtszunahme
3. Mikrocephalus
4. Statomotorische und geistige Retardierung; motorische Hyperaktivität
5. Typische Facies (Epicanthus, Ptosis, verkürzter Nasenrücken, Nasolabialfalten, schmales Lippenrot, Retrogenie etc.)
6. Weitere der in Tabelle 3 angeführten Anomalien.

3.3 Einteilung in die Schädigungsgrade I–III

Bei der Art der Schädigung durch die teratogene Noxe Alkohol ist damit zu rechnen, daß eine Vielfalt embryonaler Störungen auftritt. Obwohl die Übergänge fließend sind, unernahmen wir den Versuch einer Einteilung. Nach Ausmaß der cerebralen Schädigung und der craniofacialen Dysmorphie unterteilten wir unser Patientengut in die Schädigungsgrade I–III, schwach, mittel und stark betroffen (121). Die Häufigkeit

Tabelle 4. Häufigkeit der Symptome bei den Schädigungsgraden I–III der AE

Symptom	AE III (n = 29) a/b	%	AE II (n = 27) a/b	%	AE I (n = 39) a/b	%	Gesamt (n = 95) a/b	%
Intrauteriner Minderwuchs	28/29	96	24/25	96	30/38	79	82/92	89
Postnataler Minderwuchs	28/29	96	25/26	96	33/38	87	86/93	92
Mikrocephalus	24/25	96	23/27	85	29/38	76	76/90	84
Geistige Retardierung	25/25	100	24/25	96	28/37	77	77/87	88
Hyperaktivität	25/27	93	22/27	81	16/36	44	63/90	70
Muskelhypotonie	19/28	68	18/27	67	17/37	46	54/92	59
Epicanthus	24/29	83	22/27	81	20/39	51	66/95	69
Ptosis	20/28	71	12/27	44	6/39	15	38/94	40
Blepharophimose	5/24	21	3/23	13	1/33	3	9/80	11
Antimongoloide Lidachsen	13/27	48	7/26	27	10/39	26	30/92	33
Strabismus	6/28	21	7/27	41	6/39	15	19/94	20
Ohrdysplasie	15/28	54	14/27	52	8/39	20	37/94	39
Verkürzter Nasenrücken	21/27	78	13/27	48	15/39	38	49/93	53
Nasolabialfalten	23/27	85	18/27	67	24/37	65	65/91	71
Schmales Lippenrot	19/26	73	18/27	67	19/38	50	56/91	62
Gaumenspalte	6/29	21	1/27	3	0/39	0	7/95	7
Hoher/enger Gaumen	20/28	71	10/27	37	6/39	15	36/94	38
Zahnhypoplasie	7/26	27	3/26	12	11/24	46	21/76	28
Hypoplasie der Maxilla	0/28	0	2/27	7	1/39	2	3/94	3
Hypoplasie der Mandibel	29/29	100	24/27	89	17/38	45	70/94	74
Anomale Handfurchen	26/27	96	19/27	70	21/38	55	66/92	72
Brachy-/Klinodactylie V	19/28	68	17/27	63	15/39	38	51/94	54
Kamptodactylie	12/27	44	3/27	11	1/39	3	16/93	17
Endphalangen/Nagelhypoplasie	5/27	19	4/27	15	3/39	8	12/93	13
Supinationshemmung	8/27	30	3/27	11	4/39	10	15/93	16
Hüftluxation	1/25	4	4/26	15	4/39	10	9/90	10
Senkfüße	10/18	55	19/16	56	12/32	37	31/66	47
Trichterbrust	6/28	21	8/27	30	14/39	36	28/94	30
Pectus gallinaceum	3/27	11	4/27	15	1/39	3	8/93	9
Herzfehler	15/26	58	7/27	26	4/38	10	26/91	29
Hämangiome	6/29	21	3/27	11	1/39	3	10/95	11
Anomales Genitale	18/28	64	13/27	48	11/39	28	42/94	47
Seißbeingrübchen	19/26	73	13/27	48	11/38	29	42/91	46
Nabel-Leistenhernien	7/28	25	1/27	3	4/38	10	12/93	13
Harnwegsfehlbildungen	2/24	8	4/20	20	0/18	0	6/62	10
Beckenendlage	4/27	15	3/21	14	1/26	4	8/59	14

der einzelnen Symptome bei den verschiedenen Schädigungsgraden ist in Tabelle 4 angegeben. Die Schädigungsgrade I–III lassen sich wie folgt definieren:

Schädigungsgrad III

Schwerst betroffene Patienten mit allen oder fast allen in Tabelle 3 angeführten Symptomen. Stets sind diese Kinder neurologisch sehr auffällig, die statomotorische und geistige Entwicklung ist immer deutlich verzögert. Die craniofaciale Dysmorphie ist in jedem Falle charakteristisch, sie wird durch die Abbildungen 1–7 veranschaulicht.

Schädigungsgrad II
Mittelschwer betroffene Patienten mit weniger auffallender craniofacialer Dysmorphie (Abb. 8–11). Außer Hyperexcitabilität und Muskelhypotonie kaum neurologische Auffälligkeiten. Die statomotorische und geistige Entwicklungsverzögerung ist oft nur mäßig ausgeprägt.

Schädigungsgrad I
Oligosymptomatische Fälle, die außer Minderwuchs, Untergewicht, Mikrocephalie nur selten weitere Symptome aufweisen (Abb. 12, 13). Die intrauterine Hypotrophie ist oft weniger deutlich ausgeprägt als der postnatale Minderwuchs und das meist deutliche Untergewicht. Die statomotorische Entwicklungsverzögerung ist nur mäßig; die geistige Entwicklung verläuft bei fast der Hälfte der Patienten völlig normal.

Nach unseren Erfahrungen läßt sich mit diesen Kriterien eine Zuordnung zu den einzelnen Schädigungsgraden vornehmen. Dennoch kann es im Einzelfall eine Ermessensfrage sein, ob man einen Patienten der Gruppe II oder I zuordnet. Aus diesem Grunde nahmen wir eine Wertung von 25 wesentlichen Symptomen nach Punkten vor (Tabelle 3). Mit diesem Punktsystem läßt sich eine Zuordnung zu den verschiedenen Schädigungsgraden objektiv vornehmen. Eine Zuordnung zum Schädigungsgrad III ist gerechtfertigt, wenn mindestens 40 Punkte erreicht werden. Grad II ist bei 30–39 Punkten, Grad I bei weniger als 30 Punkten gegeben. Auf Gruppe I entfielen 39, auf Gruppe II 27 und auf Gruppe III 29 unserer Patienten. In der Literatur wurden bisher fast nur schwerst betroffene Patienten beschrieben. Inzwischen erwähnen unter anderen *Samaille-Villette* und *Samaille* (1976), *Scheppe* (1977), *Spohr* und *Timm* (1977) und *Streissguth* et al. (1978) auch leichter geschädigte Patienten.

Tabelle 4 macht deutlich, daß die Anomalien, von wenigen Ausnahmen abgesehen, stets in Gruppe III am häufigsten und in Gruppe I am seltensten sind. Trichterbrust, Zahnhypoplasie und Hüftluxation wurden jedoch abweichend von dieser Regel in Gruppe I häufiger gesehen als in Gruppe III. Eine Erklärung für diese Abweichung können wir nicht geben. Bis auf Gaumenspalten und Harnwegsfehlbildungen traten alle Symptome auch bei Patienten der Gruppe I auf, wenn auch fast immer erheblich seltener und schwächer ausgeprägt als in Gruppe III. Bemerkenswert ist, daß sich in Gruppe I Herzfehler bei 10% der Patienten fanden. In der mittleren Gruppe II wurden alle Symptome beobachtet; fast immer lag die Häufigkeit der Symptome in Gruppe II zwischen den Häufigkeiten bei den Gruppen I und III.

3.4 Kasuistik

Schädigungsgrad III
Sandra W., geb. 5.9.74, Fall Nr. 10 (Abb. 2a, b):
Zweites Kind einer bei Geburt 26jährigen Mutter. Eine 5jährige Schwester des Kindes ist gesund und ohne Anzeichen der AE. Fehlgeburten wurden verneint. Beide Eltern waren Potatoren. Die Mutter war seit 4 Jahren alkoholabhängig, 2 Jahre vor der Geburt des Kindes wurde durch Leberbiopsie eine diffuse Leberverfettung mit beginnen-

dem cirrhotischen Umbau festgestellt. Ein Fingertremor bestand seit 3 Jahren. Sie arbeitete als Gastwirtin und trank Bier, Wein und hochprozentige Spirituosen durcheinander, genaue Angaben über die konsumierten Mengen konnten wir nicht erhalten. Zum Zeitpunkt der Konzeption des Kindes trank sie nur wenig, zwischen der 2. und 6. Schwangerschaftswoche dann wieder erhebliche Mengen von Alkohol, meist 40%ige Spirituosen. Im 5. Schwangerschaftsmonat wurde sie wegen Thrombophlebitis des linken Unterschenkels stationär aufgenommen. Es fanden sich multiple Hämatome, eine Thrombocytopenie von 95.000, eine geringfügige Erhöhung der Transaminasen sowie eine deutliche Erhöhung von γ-GT. Drei Monate nach Geburt des Kindes war die SGOT auf 173 mU angestiegen, die SGPT betrug 32. In der mütterlichen Familie waren ein Onkel und eine Großmutter ebenfalls alkoholabhängig. Die Mutter selbst wurde zum Termin hypotroph mit einem Gewicht von 1750 g geboren. Sie sei als Kleinkind übererregbar gewesen und habe lange Zeit einen deutlichen Epicanthus gehabt. Ihre Mutter sei jedoch sicher keine Potatorin gewesen. Im Alter von 26 Jahren wirkte die Mutter fast kachektisch, sie hatte eine Körpergröße von 165 cm, ein Gewicht von 49 kg und einen Kopfumfang von 54 cm. Zeichen der Alkoholembryopathie fanden sich bei ihr nicht (oder nicht mehr?).

Die Patientin Sandra W. wurde in der 40. Schwangerschaftswoche spontan mit einem Gewicht von 1970 g geboren (entsprechend der 33. Schwangerschaftswoche). Länge 44 cm (entsprechend der 33. SSW), Kopfumfang 30 cm (entsprechend der 31. SSW). Das stark hypotrophe Kind war lebensfrisch (Apgar 8/10), es fiel durch Dysplasien und eine Hyperkinesie auf. Wegen A0-Incompatibilität mußte ein Blutaustausch vorgenommen werden. Später trank das Kind kaum allein, hatte einen Opisthotonus und eine Belastungscyanose. Zur Abklärung eines Vitium cordis wurde es im Alter von 6 Wochen zu zuns verlegt.

Befund im Alter von 6 Wochen: Mikrocephaler, erheblich untergewichtiger und minderwüchsiger weiblicher Säugling. Länge 46 cm (– 8 cm), Gewicht 2.500 g (der Länge entsprechend), Kopfumfang 31,5 cm (10. Perzentile). Opisthotone Kopfhaltung, übrige Skeletmuskulatur eher hypoton. Erhebliche Hyperkinesien und Hyperexcitabilität. Haupthaar auffällig abstehend und schütter. Stirn schmal und fliehend, Stirnhaut faltig. Epicanthus und Ptosis der Oberlider beidseits. Deutliche, asymmetrische Blepharophimose. Bulbi und Corneae normal groß. Nasenrücken verkürzt, nach vorn gerichtete Narinen. Ohren groß, nur wenig modelliert. Schmales Oberlippenrot. Gaumen hoch und eng mit submucöser Spalte. Ausgeprägte Retrogenie. 2–3/6 Grad lautes Systolicum mit p.m. über dem 2. ICR links parasternal. Genitale weiblich, äußerlich unauffällig; deutliches Steißbeingrübchen. Gelenke aktiv und passiv frei beweglich. Mäßige Klinodactylie der Kleinfinger beidseits. Auffällige Handfurchen: rudimentäre Fünffingerfurche rechts, links fehlt sie völlig. Scharf abgeknickter Zwischenfingerabschnitt der Dreifingerfurche beidseits, Fingerbeerenmuster unauffällig.

Weitere Befunde: Die Herzkatheterisierung ergab einen großen Vorhofseptumdefekt. Die Ossifikation war im Alter von 3 Monaten altersentsprechend. Das EEG war unauffällig, das Echoencephalogramm zeigte eine geringfügige Ventrikelerweiterung. Augenhintergrund unauffällig. Normochrome Anämie. Transaminase, γ-GT und Cholinesterase im Bereich der Norm.

Das Kind trank weiterhin schlecht, es mußte ständig sondiert werden. Unter krankengymnastischen Übungen besserte sich der Opisthotonus allmählich. Im Alter von 3 Monaten wurde das Kind nach Hause entlassen. Im Alter von 5 Monaten wurde es ambulant vorgestellt: Es hatte kaum an Gewicht zugenommen und wog nur 3.200 g. Wir rieten zur erneuten stationären Aufnahme, die Eltern lehnten jedoch ab. 14 Tage später verstarb es zu Hause. Herzversagen? Krampfanfall? Eine Sektionserlaubnis wurde nicht gegeben.

Schädigungsgrad II (mittlere Ausprägung der AE)
Carola B., geb. 27.7.75, Fall Nr. 51 (Abb. 10):
Zweites Kind einer bei der Geburt 34jährigen Mutter. Bei der um 1 Jahr älteren Schwe-

ster der Patientin besteht eine AE Grad I. Der Vater lebte abstinent, die Mutter war seit mindestens 1972 alkoholabhängig. Damals trank sie etwa 1 l Wein täglich. In den ersten Schwangerschaftsmonaten steigerte sich der Alkoholkonsum auf 1–2 l Wein täglich, zusätzlich unregelmäßig nicht genau erinnerte Mengen von Schnaps. Damals trank sie schon vormittags.

Ab 1974 gelegentliche kurze Perioden der Abstinenz. Seit Mitte 1975 bestand ein Fingertremor. Während der zweiten Schwangerschaft, die im 2. Schwangerschaftsmonat bekannt wurde, trank sie unregelmäßig anfänglich 1–2 l Wein täglich, auch morgens schon Schnaps. Sie rauchte 20 Zigaretten täglich. Keine Hypermesis. Oft nahm sie Betadorm und andere Schlaftabletten, bis zu 5 Tabletten täglich. Der Alkoholkonsum steigerte sich im Laufe der zweiten Schwangerschaft auf 3–4 l Wein täglich. Anfang 1976 wurde die Frau wegen eines Suicidversuches stationär eingewiesen, damals habe sie 5–6 l Wein pro Tag getrunken. Seit Juni 1976 sei sie abstinent.

Die Entbindung erfolgte durch Sectio wegen intrauteriner Asphyxie und EPH-Gestose in der 42. Schwangerschaftswoche. Das hypotrophe Neugeborene war lebensfrisch, Apgar 9. Geburtsgewicht 2.400 g (entsprechend der 34. SSW), Länge 46 cm (entsprechend der 34. SSW), Kopfumfang 39,5 cm (entsprechend der 32. SSW). Die Placenta sei sehr klein gewesen. Wegen Hypotrophie erfolgte die sofortige Verlegung in eine auswärtige Kinderklinik. Neben einer Hyperexcitabilität fielen eine Hyponatriämie und eine Hypokaliämie auf. Es bestanden ein leichter Muskelhypertonus und eine deutliche Neigung zu Ödembildung. Das Kind wurde im Alter von 4 Wochen nach Hause entlassen (2.190 g). Zu Hause trank es zwar gut, nahm jedoch nur wenig an Gewicht zu. Es fiel der Mutter durch Übererregbarkeit und Unruhe auf. Insgesamt war die statomotorische Entwicklung leicht verzögert: freies Sitzen mit 8 Monaten, freies Stehen mit 9 Monaten, erste Schritte mit 10 Monaten. Erste Worte ebenfalls mit 10 Monaten. Wegen des Verdachtes auf ein Vitium cordis wurde es zu uns überwiesen.

Befund im Alter von 12 Monaten: Extrem hypermobiles, kaum festzuhaltendes weibliches Kleinkind in gutem Allgemein- und reduziertem Ernährungszustand. Größe 69 cm (–6 cm), Gewicht 7,2 kg (–1 kg in bezug auf das reduzierte Größenalter), Kopfumfang 40,5 cm (dem reduzierten Größenalter entsprechend weit unterhalb der 2. Perzentile). Muskulatur hypoton. Schmaler mikrocephaler Schädel. Deutlicher Epicanthus, angedeutet mongoloide Lidachsenstellung. Verbreiterte Nasenwurzel, Nasenrücken deutlich verkürzt, breite Nasenspitze, nach vorn gerichtete Narinen. Ausgeprägte Nasolabialfalten, schmales Lippenrot, deutliche Retrogenie. 2/6 Grad lautes Systolicum. Angedeutete Trichterbrust. Abdomen vorgewölbt, Rectusdiastase. Kleines Steißbeingrübchen. Streckhemmung und Supinationshemmung in beiden Ellenbogengelenken, leichte Abspreizhemmung um 10° in den Hüftgelenken. Handfurchen beidseits relativ unauffällig, rechts hypoplastische Fünffingerfurche, links deutlich ausgeprägte Daumenfurche.

Weitere Befunde: Die Herzkatheterisierung ergab eine funktionell hypertrophische Subaortenstenose.

Rö-Schädel: Mikrocephalie ohne sonstige Auffälligkeiten. Ossifikation altersentsprechend. Bei der entwicklungsneurologischen Untersuchung fiel die Patientin durch extreme Hyperexcitabilität und Hypermotilität auf, die statomotorische und geistige Entwicklung wurde als eben noch altersgemäß eingestuft. Das Kind stand frei, lief einige Schritte frei und griff sicher.

Schädigungsgrad I (Schwachform der AE)

Tanja A., geb. 27.11.75, Fall Nr. 61 (Abb. 12):

Zweites Kind einer bei der Geburt 28jährigen Mutter. Ein 9 1/2jähriger Bruder der Patientin ist gesund und normal groß. Der Vater trinkt erhebliche Mengen von Alkohol. Beginn des Alkoholabusus der Mutter 1968 mit 1–2 Flaschen Bier täglich, 1970 Steigerung des Alkoholkonsums auf 3–6 Flaschen Bier täglich. Während der zweiten Schwangerschaft trinkt die Mutter täglich 5 Flaschen Bier bis zum 4. Schwangerschaftsmonat, danach wegen eines Ehezerwürfnisses 6–7 Flaschen Bier täglich; sie sei jedoch nie volltrunken gewesen. Keine Hyperemesis, zweimal schwache Blutungen in den ersten 2 Schwangerschaftsmonaten. Ausreichende ärztliche Überwachung während der Schwangerschaft, keine Blutdruckerhöhung, Urin unauffällig. Etwa 20 Zigaretten täglich während der gesamten Schwangerschaft. Beim ersten Gespräch zeigt die 80 kg schwere adipöse Mutter deutliche Zeichen des Alkoholabusus: gedunsenes, gerötetes Gesicht, Teleangiektasien, verlangsamte Sprache. Auch ihre Mutter ist alkoholabhängig, nach Angabe des Ehemannes ist sie schon erheblich „abgebaut" und zittrig. Die Geburt erfolgte 1 1/2 Wochen vor dem errechneten Termin spontan. Das Kind wurde hypotroph mit einem Gewicht von 2.400 g (entsprechend der 34. SSW), Länge 49 cm (entsprechend der 37. SSW), Kopfumfang 33 cm (entsprechend der 35. SSW) geboren. Wegen des Verdachtes auf eine Hüftgelenksdysplasie wurde es orthopädisch betreut. Das Kind entwickelte im Alter von 9 Monaten einen Pavor nocturnus. Die statomotorische Entwicklung war altersentsprechend: Sitzen mit 5 Monaten, mit 8 Monaten Hochziehen zum Stand, im Alter von 11 Monaten Laufen mit Untersützung.

Befund im Alter von 11 Monaten: Zierliches, schmächtiges, weibliches Kleinkind, leicht reduzierter Allgemeinzustand. Körpergröße 67 cm (–7 cm, entsprechend 7 Monaten), Gewicht 6.100 g (entsprechend dem eines 4 Monate alten Kindes), Kopfumfang 40,5 cm (in Relation zum reduzierten Größenalter unterhalb der 20. Perzentile, in bezug auf das chronologische Alter weit unterhalb der 2. Perzentile). Spärliches subcutanes Fettpolster. Stirn schmal, deutliche Blepharophimose. Epicanthus, antimongoloide Lidachsenstellung. Nase unauffällig, Ohren etwas flach modelliert, keine Ausbildung eines Ohrläppchens. Kein Hinweis für ein Vitium cordis. Hüftgelenke schlaff, keine Abspreizhemmung. Winziges Steißbeingrübchen. Clitorishypertrophie, Hypoplasie der Labia minora. Brachy- und Klinodactylie der Kleinfinger beidseits, Handfurchen unauffällig.

Zunächst war mit dem extrem hyperexcitablen Kind kaum ein Kontakt möglich, es zitterte ständig mit den Händen, griff etwas ataktisch nach Gegenständen und schrie oft auffallend schrill. Die neurologische Untersuchung ergab ausgeprägte feinamplitudige und hochfrequente Myoklonien, vor allem im Bereich der Arme. Das Kind erschien erheblich verhaltensgestört. Die psychomotorische Entwicklung erschien jedoch weitgehend altersentsprechend.

Weitere Befunde: Alle Laboruntersuchungen ergaben Normalwerte. EEG und Echoencephalogramm im Bereich der Norm. Die Ossifikation war altersgemäß.

Der kurzfristige stationäre Aufenthalt bei uns sowie die intensiven Gespräche mit den Eltern erbrachten einen erfreulichen Erfolg. Vier Wochen nach der Entlassung berichteten die Eltern, daß sich das Verhalten des Kindes zu Hause völlig gewandelt habe. Es sei viel ruhiger geworden, schliefe nachts störungsfrei allein, spiele jetzt auch oft allein, ohne daß es immer von der Mutter auf den Arm genommen werden müsse. Die Mutter hatte aufgehört zu trinken, die Gesichtsrötung war kaum noch vorhanden.

3.5 Photographische Dokumentation

In den folgenden Abbildungen sind 13 Patienten der Schädigungsgrade I–III exemplarisch abgebildet. Diese Abbildungen sollen einerseits die Variablität der Alkoholembryopathie demonstrieren, andererseits aber auch die relative Uniformität der einzelnen Schädigungsgrade.

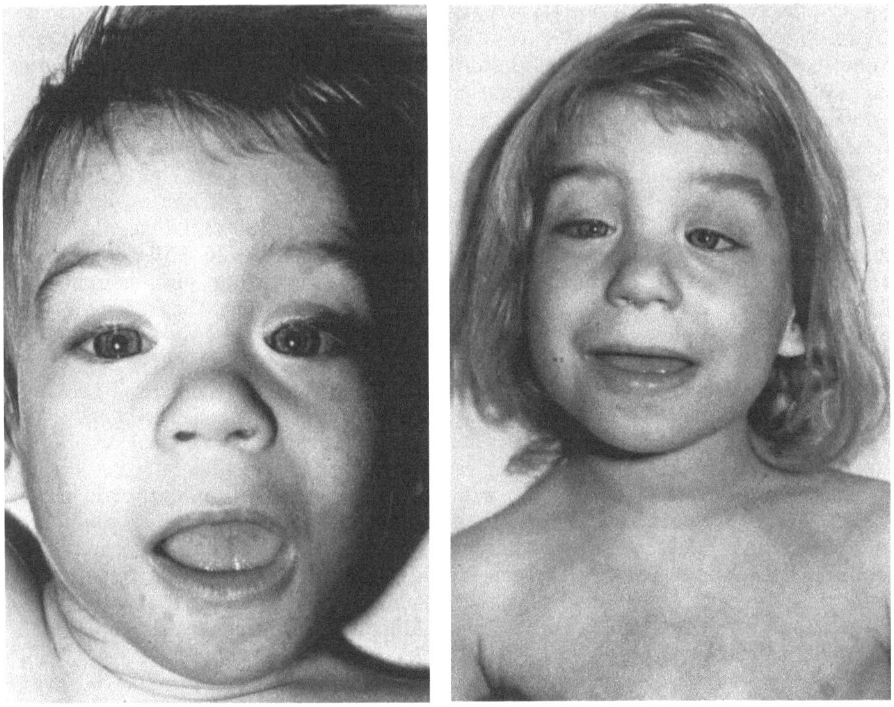

Abb. 1a u. b. W.H., 12 Monate / 2 1/2 Jahre, AE III

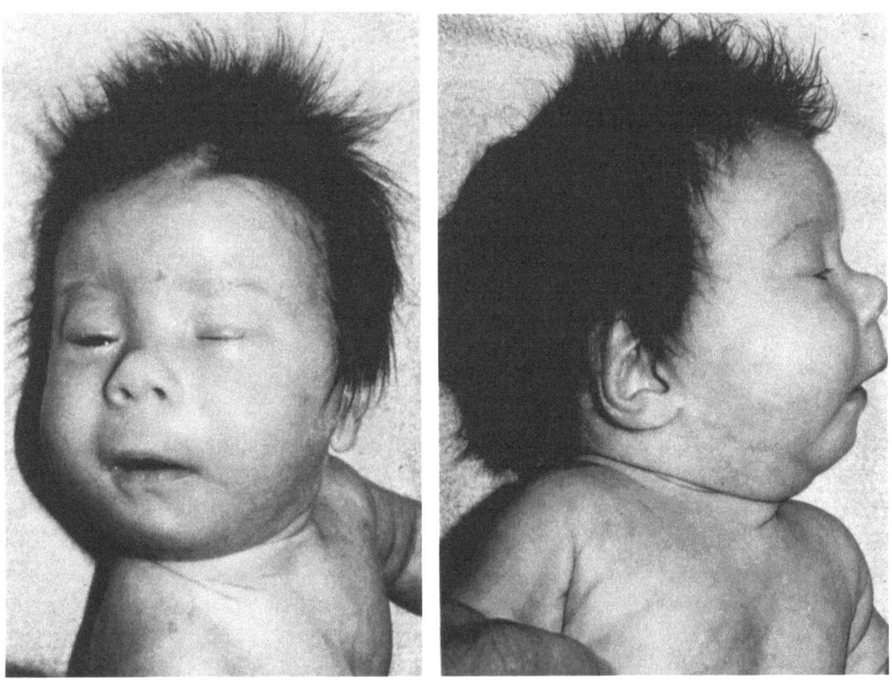

Abb. 2a u. b. S.W. 6 Wochen, AE III

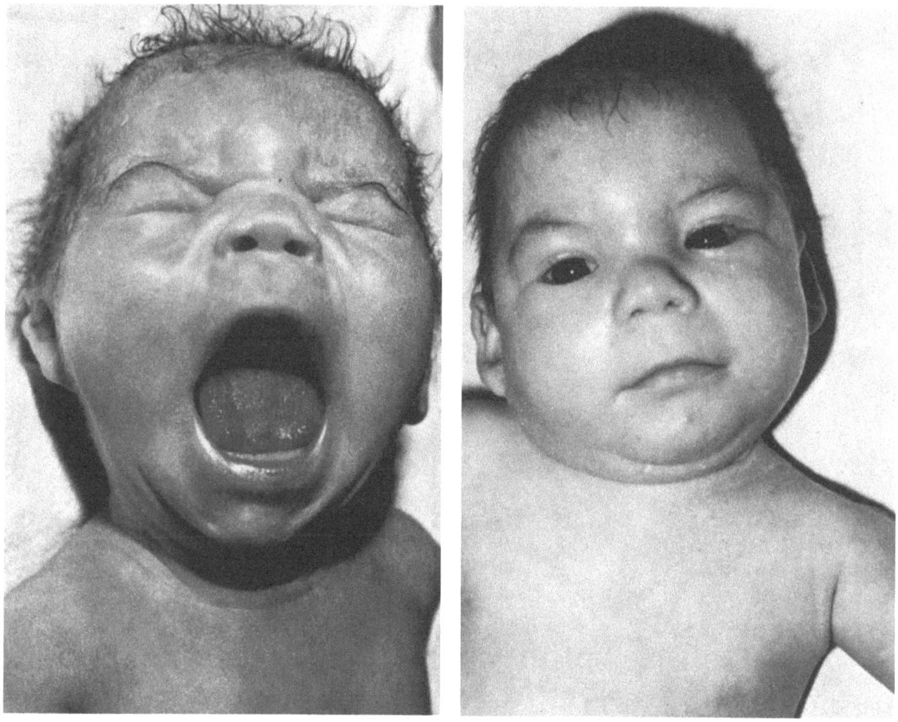

a b

Abb. 3a u. b. M.G., 1 Tag / 11 Wochen, AE III

3.6 Auxologische Daten

Kardinalsymptome der AE sind intrauteriner und postnataler Minderwuchs, Mikrocephalie und statomotorische und geistige Retardierung (Normdaten nach 59, 93, 141, 146).

49 zum Termin geborene Kinder wogen im Mittel 2.263 g, d.h. gegenüber gesunden Kindern beträgt die Gewichtsreduktion bei Geburt mehr als 1.200 g (Abb. 14). Die mittlere Länge betrug 46 cm, der Kopfumfang 32 cm. Alle drei Parameter entsprechen etwa der 34. SSW, sind also bei Geburt gleichmäßig retardiert.

Auch postnatal bleibt der Minderwuchs bestehen (Abb. 15). Bei 60 von 76 Kindern im Alter von 6 Wochen bis zu 9 Jahren lag die Körpergröße mehr als zwei Standardabweichungen unterhalb der Normgröße, bei den verbleibenden Kindern lag sie nur wenig darüber. In Abbildung 16 ist das Wachstumsdefizit unserer Patienten in SDS (standard deviation scores, $\frac{x - \bar{x}}{SD}$) umgerechnet. Es wird deutlich, daß etwa ab dem 5. Lebensjahr ein allmähliches Aufholwachstum einsetzt. Fast in allen Fällen war das Körpergewicht stärker reduziert als die Länge. Am stärksten beeinträchtigt war, mit Ausnahme eines Hydrocephalus internus occlusus in drei Fällen, der Kopfumfang. Die Mikrocephalie wurde bei den meisten Patienten mit zunehmendem Lebensalter immer deutlicher.

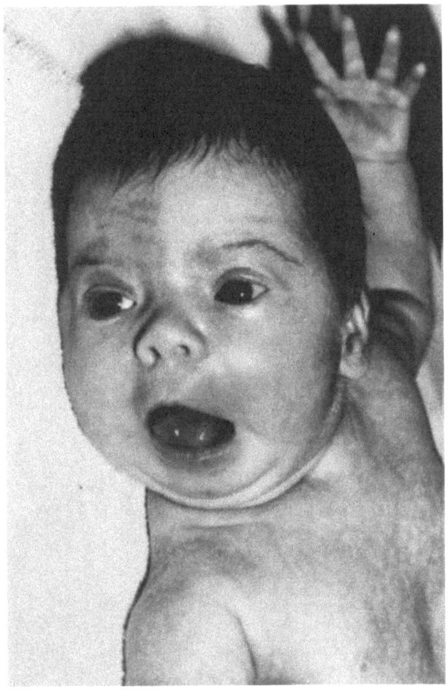

Abb. 4. C. O., 1 Woche, AE III

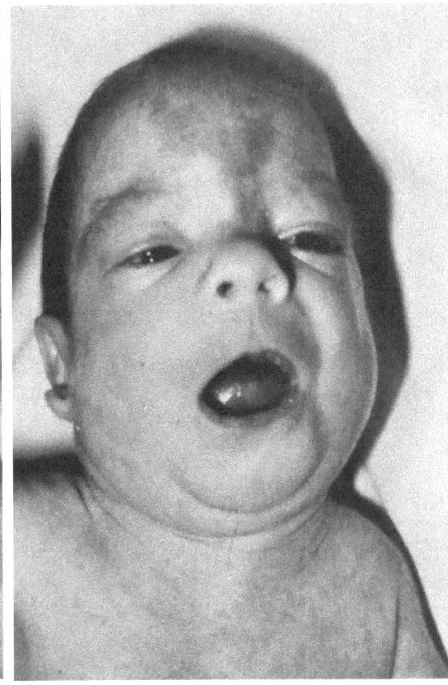

Abb. 5. S.G., 2 Wochen, AE III

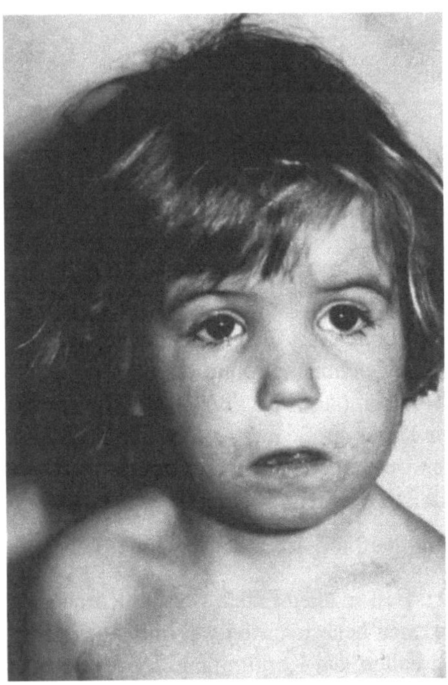

Abb. 6. K.K., 4 Jahre, AE III

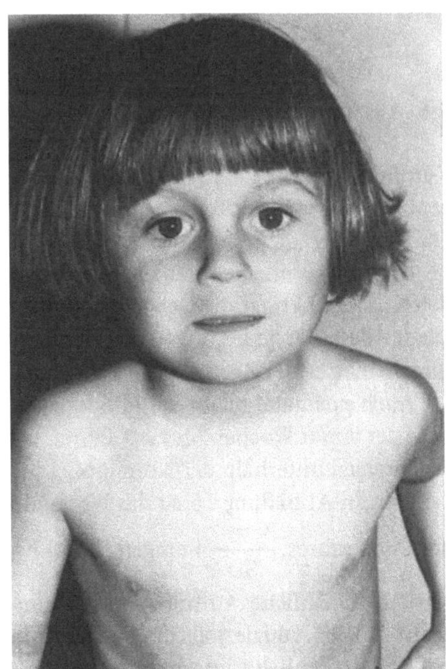

Abb. 7. S.Sp., 4 Jahre, AE III

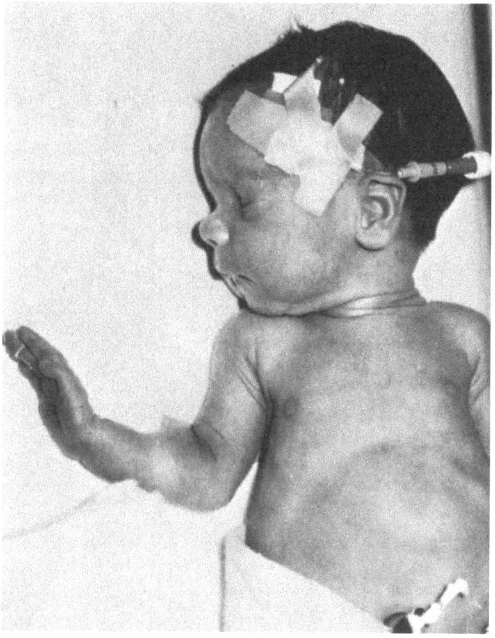

Abb. 8. A.M., 1 Tag, AE II

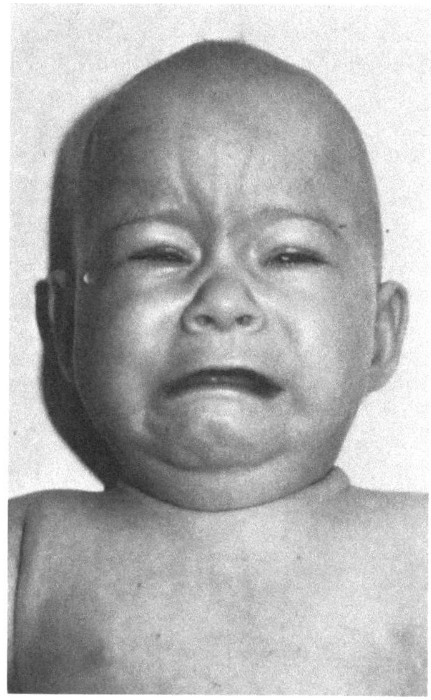

Abb. 9. T.R., 9 1/2 Monate, AE II

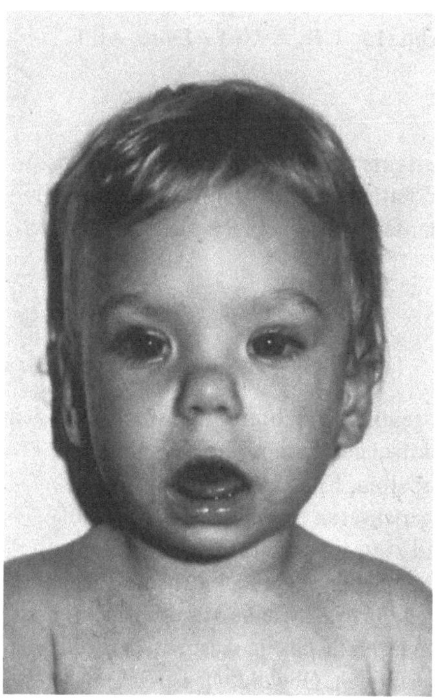

Abb. 10. C.B., 12 Monate, AE II

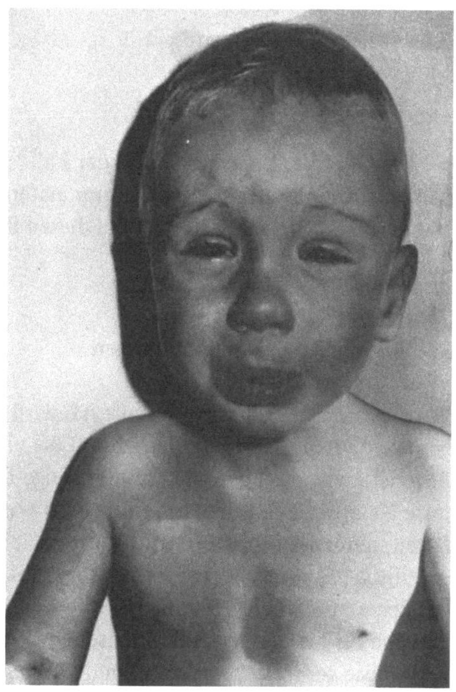

Abb. 11. P.G., 1 1/12 Jahre, AE II

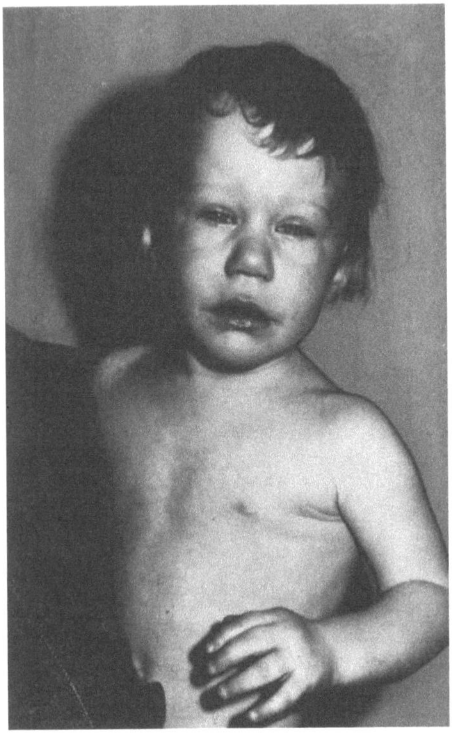

Abb. 12. T.A., 11 Monate, AE I

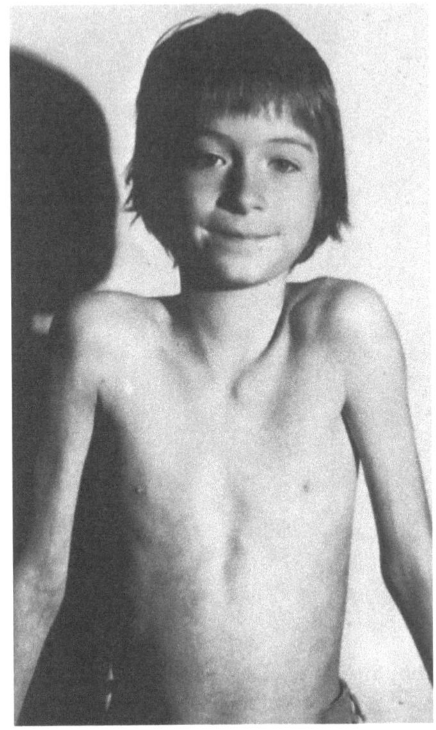

Abb. 13. T.K., 8 10/12 Jahre, AE I

Die Ossifikation war bei 70% der Fälle altersentsprechend (Abb. 17, übersichtshalber wurden nur die Daten unserer ersten 15 Patienten aufgetragen), d.h. mit vollständigem Aufholwachstum ist bei diesen Patienten wahrscheinlich nicht zu rechnen.

3.7 Anomalien und Fehlbildungen

Der Gesamtaspekt der Kinder mit AE wird, abgesehen von ihrem Kleinwuchs und dem geringen Fettpolster, vor allem durch die craniofacialen Symptome bestimmt. Die Stirn ist meist niedrig und gerundet. Enge Lidspalten, Epicanthus und Ptosis, verbreiterte Nasenwurzel, kurze Nase mit nach vorn gerichteten Nasenlöchern, Nasolabialfalten, schmales Lippenrot und Retrogenie sind zwar im einzelnen gesehen recht unspezifische Symptome, in ihrer Gesamtheit ermöglichen sie jedoch oft eine „Diagnose auf den ersten Blick". Von *Jones* und *Smith* (1973b) wurde eine Mikrophthalmie als Ursache für die bei den amerikanischen Patienten relativ häufig diagnostizierte Blepharophimose vermutet, wir konnten dies nicht bestätigen. Obwohl wir bei 39% unserer Patienten den Eindruck von kurzen Lidspalten hatten, verdeutlicht Abbildung 18, daß

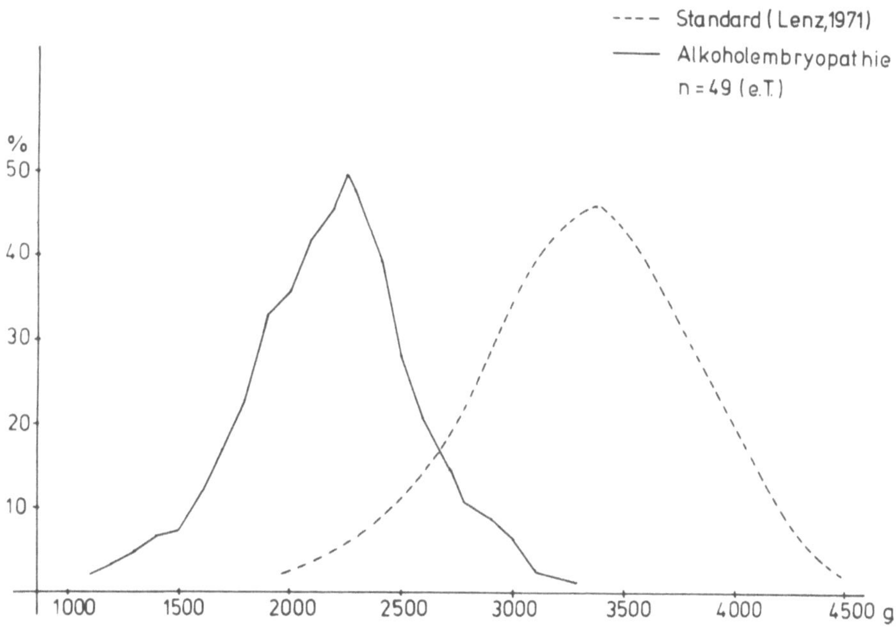

Abb. 14. Verteilung der Geburtsgewichte von 49 zum Termin geborenen Patienten mit AE im Vergleich zur Normalverteilung

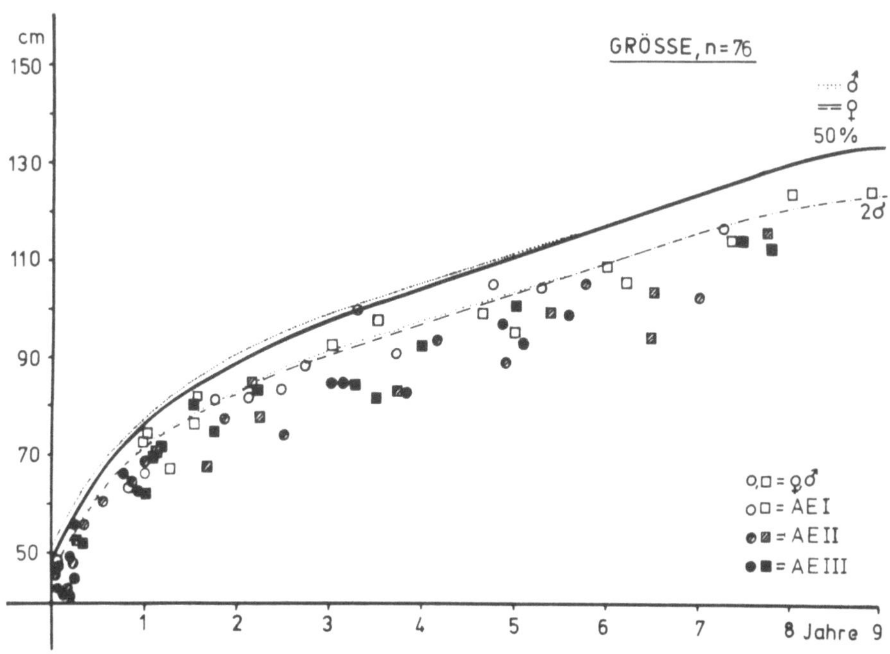

Abb. 15. Einzelmessungen der Größe von 76 Patienten mit AE

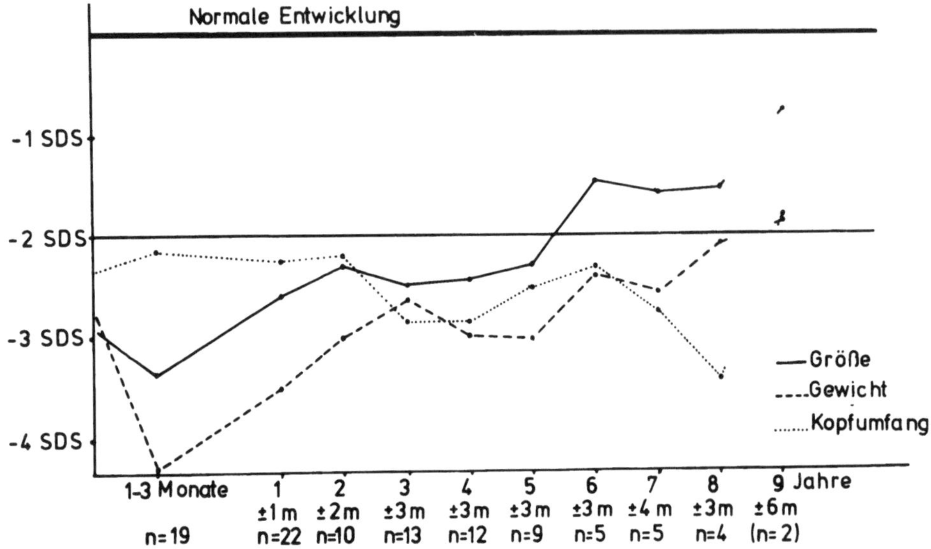

Abb. 16. Auxologische Daten (SDS) von 76 Patienten mit AE

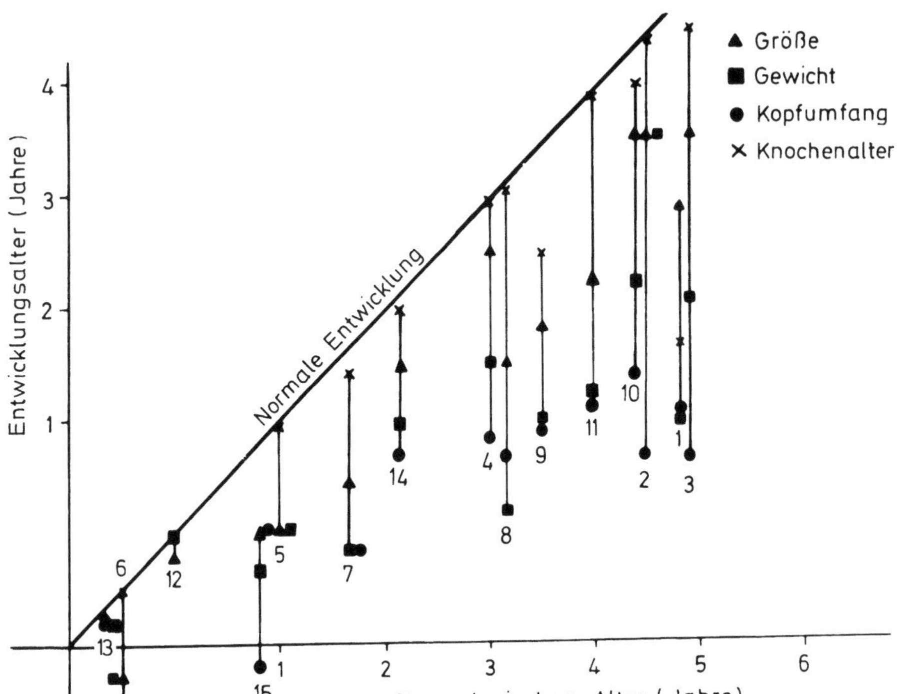

Abb. 17. Entwicklung der Parameter Größe, Gewicht, Kopfumfang und Knochenalter bei 15 Patienten mit AE

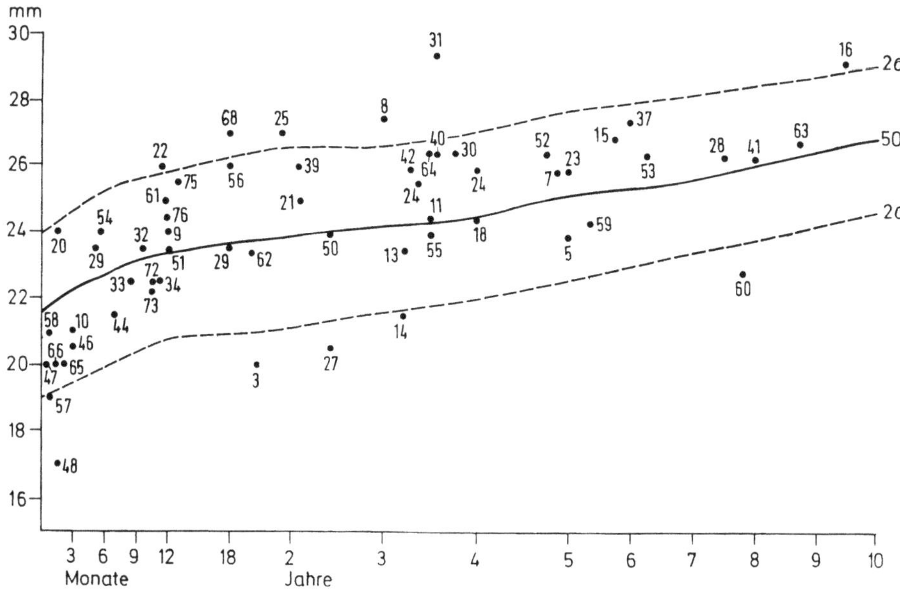

Abb. 18. Lidspaltenbreite von 58 Patienten mit AE. Normwerte nach *Feingold* und *Bossert* (1974)

nur bei 11% horizontal verengte Lidspalten (Blepharophimose) ausgebildet waren. Die Blepharophimose wird vermutlich durch den Epicanthus und die Ptosis der Oberlider vorgetäuscht. Letztere sahen wir erheblich häufiger als die amerikanischen Autoren. Eine Mikrophthalmie sahen wir nur bei einem Patienten.

Bei der Hälfte der Patienten der Literatur wurde ein Herzfehler angenommen, nur in sieben Fällen wurde er durch Herzkatheterisierungen oder Sektionen gesichert. Bei 29% unserer Patienten wurde ein Vitium cordis durch Herzkatheterisierung und Angiokardiographie gesichert. Am häufigsten fanden sich Scheidewanddefekte, vornehmlich Vorhofseptumdefekte. Abweichend davon fanden sich auch komplizierte Vitien wie Fallot-Pentalogie und AV-Kanal. Bei einem Kind war eine Lungenarterie hypoplastisch, bei einem weiteren fehlte sie völlig (110, 111).

Auf die Symptome Klino- und Brachydactylie der Kleinfinger wurde in der Literatur bisher kaum geachtet. Ebenso nicht auf Hernien und Steißbeingrübchen.

Die Anomalien des Genitales sind meist nur leicht, wie Hodenhochstand und Clitorishypertrophie. Es kamen jedoch auch Hypospadie bei Jungen und Pseudohermaphroditismus femininus mit Sinus urogenitalis communis und fusionierten großen Labien bei Mädchen vor.

Über Harnwegsfehlbildungen wurde in der Literatur nur selten berichtet (*Hanson* et al., 1976: 1 Fall von 41 mit einseitiger Hydronephrose. *Goetzmann* et al., 1975: 2/3 Fälle mit Nierenhypoplasie und Ureterstenose. *Tenbrinck* u. *Buchin,* 1975: 1 Fall mit einseitiger Pelviektasie und Ureterstenose. *De Beukelaer* u. *Randall,* 1977: Solitäre hypoplastische rechte Niere). Wir fanden bei etwa 10% unserer Patienten u.a. Nierenhypoplasie, Hydronephrose, Doppelniere, Doppelureter und Blasendivertikel. Vermutlich liegt der Prozentsatz höher, da eine eingehende urologische Diagnostik nur bei rezidivierenden Harnwegsinfekten vorgenommen wurde. *Havers* et al. (1979) weisen erneut darauf hin, daß bei Patienten mit AE auf Harnwegsfehlbildungen geachtet werden sollte.

Ein Hinweis für eine Schädigung in der frühen Embryonalzeit (12.–13. SSW) sind die häufig anomal ausgebildeten Handfurchen (Abb. 19). Charakteristisch für die AE ist ein scharf abgeknickter Zwischenfingerabschnitt der Dreifingerfurche, eine rudimentäre Fünffingerfurche und eine tief eingegrabene Daumenfurche. Auffälligkeiten der Papillarleisten fanden sich nicht (222).

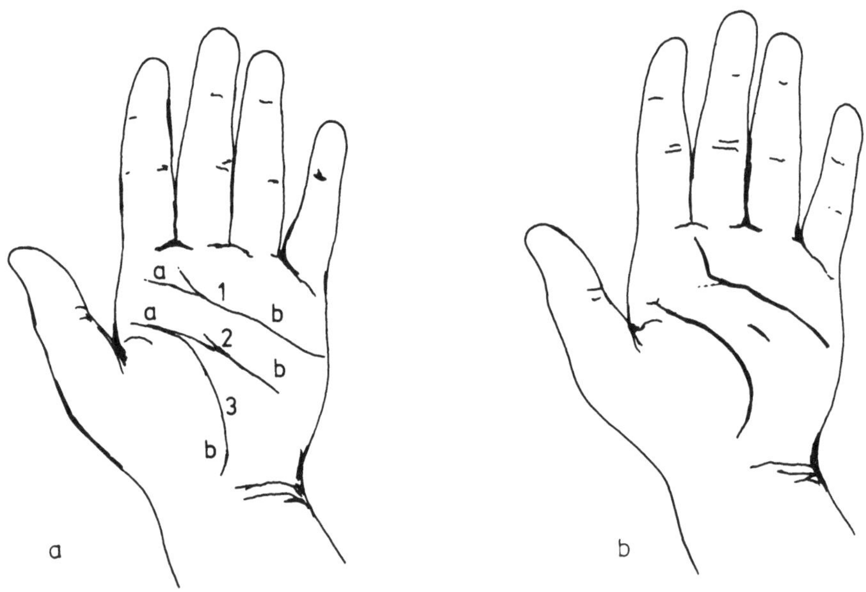

Abb. 19a u. b. Normale **(a)** und für die AE **(b)** typische Handfurchen. *1* Dreifingerfurche, *2* Fünffingerfurche, *3* Daumenfurche

Bei fast einem Fünftel unserer Patienten bestand eine Einschränkung der Beweglichkeit der Fingergelenke und der Ellenbogengelenke. Knöcherne Anomalien der Gelenke fanden wir nur in zwei Fällen. Bei 13% der Patienten sahen wir hypoplastische Endphalangen oder Nägel. Dieses Symptom ist häufig bei der Hydantoinembryopathie. Nur eine Mutter nahm jedoch während der Schwangerschaft ein Hydantoinpräparat; vermutlich sind Nagelhypoplasien auch durch Alkohol induzierbar.

3.8 Anomalien des zentralen Nervensystems

Vier Kinder zeigten einen schweren cerebralen Defektzustand, bei einer Patientin bedingt durch erhebliche Hirnfehlbildungen (s. Abschnitt 3.9).

Bei 40% der echoencephalographisch untersuchten Patienten bestand eine mäßige Ventrikelerweiterung als Hinweis für einen Hydrocephalus internus e vacuo. Diese Ventrikelerweiterungen deuten gemeinsam mit der fast stets vorhandenen Mikrocephalie auf ein vermindertes Hirnwachstum hin. Bei 38% der Patienten fanden sich pathologische Hirnstromkurven (Krampfpotentiale, Dysrhythmien, mangelhafte Differenzierung und verlangsamte Grundaktivität). Bei vier Patienten bestand ein Krampfleiden.

Auffällig waren bei 70% unserer Patienten erhebliche Hyperexcitabilität, Hypermobilität und Ataxie. Die Symptomatik war umso auffälliger, je jünger die Kinder waren. Ab dem 2.–3. Lebensjahr schwächte sich bei den meisten Patienten diese Symptomatik spontan ab. Der Muskeltonus war bei fast allen Patienten deutlich herabgesetzt. Die statomotorische Entwicklung verlief bei über der Hälfte der Patienten in den ersten beiden Lebensjahren deutlich verzögert, wurde aber nach dem 3. Lebensjahr weitgehend wieder aufgeholt. Aus Altersgründen konnten nur bei 18 Patienten testpsychologische Untersuchungen nach *Kramer* durchgeführt werden (Tabelle 5), der

Tabelle 5. IQ nach *Kramer* bei 18 Patienten mit AE

Gruppe III			Gruppe II			Gruppe I		
Alter Jahre	Nr.	Punkte	Alter Jahre	Nr.	Punkte	Alter Jahre	Nr.	Punkte
5,2	14	50	5	5	84	7,7	2	93
4,5	15	70	4,6	6	85	4,8	7	70
3,7	55	63	6,3	38	102	7	16	86
5,2	59	50	6,3	53	47	5	23	105
8	60	95				4,7	24	130
						7	28	92
						6	37	61
						8,8	63	127
						4,8	52	65
n = 5	$\bar{x}$ = 66,6		n = 4	$\bar{x}$ = 79,5		n = 9	$\bar{x}$ = 91,6	

$\bar{x}$ (n = 18) = 82

Mittelwert des IQ betrug für alle Kinder 82 Punkte. Dieser Wert erscheint relativ günstig, zu bemerken ist jedoch, daß bisher nur fünf Patienten mit einer AE Grad III alt genug für testpsychologische Untersuchungen waren. Ihr mittlerer IQ betrug 66. Andererseits erreichte eine Patientin mit der Schwachform der AE 130 Punkte. Der Mittelwert dieser Gruppe betrug 92 Punkte. Von der klinischen Beobachtung her hatten wir den Eindruck, daß die geistige Entwicklungsverzögerung bei den jüngeren Kindern am stärksten ausgeprägt ist. Etwa ab dem 3. Lebensjahr scheint auch hier ein Aufholen zu erfolgen.

Streissguth et al. (1978) nahmen Intelligenzprüfungen bei 20 Patienten mit AE im Alter von 9 Monaten bis zu 21 Jahren vor (Bayley Scales, Stanfort-Binet, Wechsler-Intelligenzskalen für Kinder und Erwachsene). Der mittlere IQ dieser Patienten betrug

65 (16–105). Sie nahmen eine Einteilung in vier Schweregrade der AE vor: Schwer (wohl entsprechend unserem Grad III), mäßig schwer (II), mäßig (II+) und schwach geschädigt (I). In Gruppe III betrug der mittlere IQ 55, in Gruppe I 82 Punkte. Es fand sich der gleiche Zusammenhang zwischen IQ und Ausprägungsgrad der AE wie bei unseren Patienten, wenn auch die Mittelwerte um etwa 10 Punkte niedriger lagen.

3.9 Histologische und Sektionsbefunde

Fünf Patienten verstarben im Alter von 5 Monaten bis zu 4 Jahren. In drei Fällen wurde eine Sektion durchgeführt. In jedem Fall wurde die Diagnose eines Vitium cordis bestätigt. In einem Falle fanden sich neben einer Fallot-Pentalogie eine hochgradige Hypoplasie und Hamartien der rechten Niere sowie eine Hydronephrose der linken Niere. Die Hirnsektion ergab in zwei Fällen makroskopisch unauffällige Befunde, histologisch fanden sich Mikrodysplasien und Heterotypien. In einem weiteren Fall fanden sich schwerste Hirnfehlbildungen: exzessiver Hydrocephalus internus et externus, Hirnmantel nur wenige Millimeter dick; Polymikrogyrie, Agenesie des Corpus callosum, hypoplastisches, fehlgebildetes Kleinhirn, ausgedehnte Porencephalie, multiple Heterotypien aufgrund neuronaler Migrationsstörungen und Syringomyelie des gesamten Rückenmarks. Bei drei Feten (Interruptio wegen chronischem Alkoholismus der Mutter in der 17.–20. SSW) fanden sich eine Hydranencephalie sowie Mikrodysplasien und Heterotypien (124, 165). *Jones* et al. (1973) berichteten über eine Sektion eines kurz nach der Geburt verstorbenen Frühgeborenen. Es fanden sich eine Fehlentwicklung des Cortex in Gestalt einer relativen Agyrie. Das Corpus callosum war nicht angelegt, die Seitenventrikel stark erweitert. Wie in unseren Fällen bestanden neuronale Migrationsstörungen, die morphologisch als multiple Heterotypien imponierten. *Clarren* et al. (1978) fügten die pathologisch-anatomischen Befunde von drei weiteren Fällen hinzu. Wiederum fanden sich Heterotypien und in einem Falle ein Hydrocephalus internus. Aufgrund der bisher vorliegenden Befunde ergibt sich ein weites Spektrum an Hirnfehlbildungen bei der AE von Mikrodysplasien bis hin zur Hydranencephalie. Diese Anomalien sind so vielgestaltig, daß nicht auf eine zeitlich umschriebene sensible Phase geschlossen werden kann.

Bei fünf Patienten wurde im Alter von 3 Monaten bis zu 4 Jahren Lebergewebe histologisch untersucht; in keinem Falle fanden sich Leberveränderungen. Auch nicht bei der einzigen Patientin mit connataler Hepatitis, die im Alter von 3 Monaten abgeheilt war.

3.10 Laborbefunde

Routinemäßig wurden bei fast allen Patienten Blutbild, Leberenzyme, einschließlich γ-GT und Cholinesterase, Blutzucker, Elektrolyte, Zink und Immunoglobuline untersucht. Bis auf einen relativ häufigen Eisenmangel fanden sich keine bemerkenswerten Abweichungen von der Norm, insbesondere nicht die für den Alkoholiker typische Makrocytose (48).

Bei fünf Kindern wurde das Wachstumshormon durch Arginin- oder Insulin-Test bestimmt. Pathologische Werte fanden sich in keinem Fall, so daß bei Patienten mit AE ein vermindertes Wachstumshormon nicht als Ursache des Minderwuchses angesehen werden kann. Auch das Somatomedin war bei drei daraufhin untersuchten Patienten im Normbereich. Die Schilddrüsenfunktion wurde bei 10 Patienten untersucht, in allen Fällen ergaben sich für TBJ, T_4 und TSH Normwerte. Auch *Root* et al. (1975) und *Tze* et al. (1976) konnten bei insgesamt neun Patienten mit AE keinen STH-Mangel feststellen.

Eine Chromosomenanalyse wurde bei 20 Patienten mit der Standardmethode durchgeführt. In keinem Fall ergaben sich strukturelle oder numerische Aberrationen. *Obe* und *Herha* (1975) berichteten über vermehrte Austauschaberrationen vom Chromatiden- und Chromosomentyp bei erwachsenen Alkoholikerinnen. Bei 23 Kindern mit AE konnte dagegen keine signifikante Vermehrung von Austauschaberrationen nachgewiesen werden (*Obe* u. *Majewski,* 1978).

3.11 Postnatale Erkrankungen der Patienten mit Alkoholembryopathie

Wie bereits angeführt, verstarben fünf unserer Patienten im Alter von 5 Monaten bis zu 4 Jahren. Eine erhöhte perinatale Mortalität oder Säuglingssterblichkeit fand sich bei unserem Patientengut nicht. Wegen verschiedener, nur selten lebensbedrohlicher Erkrankungen befanden sich 67% unserer Patienten ein- bis mehrfach in stationärer Behandlung. Wegen Trinkschwäche mußten 58% der Patienten in der Klinik bleiben, bei mehreren Patienten dauerte die Sondenernährung 4–6 Monate. Nur bei 21% der Fälle traten keine stationär behandlungsbedürftigen Erkrankungen auf. 17% der Patienten erkrankten an rezidivierenden Bronchitiden oder Pneumonien. Bei einer Patientin konnte eine Lungen-Tbc ausgeheilt werden. 13% der Kinder erkrankten ein- bis mehrfach an Dyspepsien, Gastroenteritiden oder Toxikosen. Ein Patient verstarb infolge einer Toxikose. Bei 21% mußten Operationen vorgenommen werden (Leistenbruch, Nabelbruch, Hiatusgleithernie, Pylorospasmus, Meningomyelocele, Gaumenspalte, Pneumothorax, Vitium cordis). Rezidivierende Harnwegsinfekte mußten bei 10% behandelt werden, alle waren aufgrund von Harnwegsfehlbildungen entstanden. Ein Krampfleiden bestand bei 8% der Patienten. Eine Patientin wies eine congenitale Hepatitis auf. Insgesamt ergaben sich eine erhebliche Anzahl postnataler, behandlungsbedürftiger Erkrankungen bei unseren Patienten mit AE.

4 Häufigkeit der Alkoholembryopathie

Die AE ist heute die bei weitem häufigste Störung embryonaler Entwicklung durch eine teratogene Noxe (118). *Smith* et al. (1976) schätzten, daß die AE nach Verschlußstörungen des Neuralrohres und dem Morbus Down unter den angeborenen Störungen den 3. Rang einnimmt. Verläßliche Studien zur Häufigkeit gibt es noch kaum. *Jones* et al. (1974) untersuchten die Nachkommen von 23 chronischen Alkoholikerinnen. Von den 19 überlebenden Kindern hatten 6 eine AE. Einschließlich der perinatal verstorbenen Kinder errechneten sie eine Häufigkeit der AE von 43%. Die deutsche prospektive Großstudie „Schwangerschaftsverlauf und Kindesentwicklung" erbrachte keine Angaben zur Häufigkeit der AE, da alkoholkranke Frauen offensichtlich nicht in der Studie enthalten waren (129). Auch eine amerikanische prospektive Studie erbrachte hierzu keine verwertbaren Angaben: Zwar wiesen 29% der Nachkommen schwerer Trinkerinnen „congenitale Anomalien" auf, ein einheitliches Fehlbildungsmuster konnte jedoch nicht erkannt werden (156).

In einer französischen Untersuchung wurde in zwei Geburtsjahrgängen des Hospitals von Roubaix eine Häufigkeit der AE von etwa 1‰ ermittelt (35, 187). Diese Angabe bezieht sich jedoch nur auf Fälle mit stark ausgeprägter AE. Schwächere Manifestationen miteingerechnet, ergab sich eine Häufigkeit von 2–3 Fällen mit AE auf 1000 Geburten. Diese Zahlen sind vermutlich nicht voll auf die BRD übertragbar, da im Hinblick auf den in Frankreich deutlich höheren Pro-Kopf-Verbrauch von Alkohol die Anzahl von alkoholkranken Frauen in der BRD etwas niedriger sein dürfte. Die französischen Zahlen zugrunde gelegt, würden sich für die BRD jährlich 1800 Neugeborene mit einer AE aller Schädigungsgrade und etwa 600 Neugeborene mit stärkster Manifestation ergeben. In Zusammenarbeit mit vier psychiatrischen Kliniken untersuchten wir 31 Kinder von 27 Patientinnen, die eine Entziehungskur durchgeführt hatten (200). Bei Aufnahme der Frauen in die Studie war über die Kinder nichts bekannt, lediglich daß die Mütter in der entsprechenden Schwangerschaft alkoholkrank gewesen waren. Wir führten bei allen Müttern eingehende Suchtanamnesen durch und ordneten den Krankheitsverlauf den von *Jellinek* angegebenen drei Phasen prodromal, kritisch und chronisch zu. Es ergab sich ein deutlicher Einfluß der mütterlichen Krankheitsphase auf die Häufigkeit der AE. Vier Kinder wurden in der prodromalen Phase geboren, keines war geschädigt. In der kritischen und chronischen Phase, den Phasen der

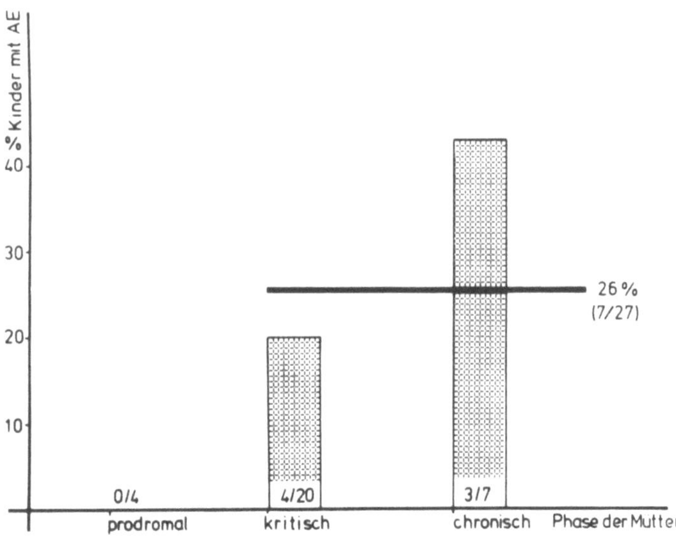

Abb. 20. Häufigkeit der AE in Abhängigkeit von der Phase der mütterlichen Alkoholkrankheit

eigentlichen Alkoholkrankheit, wurden 27 Kinder geboren, 26% von ihnen hatten Anzeichen einer AE. Allein in der kritischen Phase waren 20% geschädigt, in der chronischen 43% (Abb. 20). Weder in der Studie von *Jones* et al. (1974) noch in unserer konnten genügend große Fallzahlen für eine Signifikanzberechnung erreicht werden. Da in beiden Studien übereinstimmend 43% der Kinder von Alkoholikerinnen in der chronischen Phase im Sinne der AE geschädigt waren, kann angenommen werden, daß die Größenordnung in etwa richtig ist.

5 Prognose und Förderungsmöglichkeiten

Die geistigen Fähigkeiten der Kinder mit AE werden einerseits durch das mangelhafte Hirnwachstum, andererseits durch das fast immer ungünstige häusliche Milieu limitiert. 4% unserer Patienten wiesen einen geistigen Defektzustand auf. 88% waren geistig retardiert. Die meisten Kinder waren in Grenzen bildungsfähig, für viele kamen jedoch nur Sonderschulen in Betracht. Auch bei den Kindern mit der Schwachform der AE zeigten sechs von neun getesteten Kindern unterdurchschnittliche Leistungen (IQ = 65–93). Demnach können auch von den Patienten mit AE Grad I nur wenige eine Normalschule besuchen. Weiterführende Schulen kamen nur für einen unserer Patienten mit AE in Betracht.

Bei der Mehrzahl unserer Patienten war ab dem 3. Lebensjahr eine deutliche Besserung der geistigen Fähigkeiten zu beobachten, insbesondere dann, wenn die Kinder bei Pflegeeltern aufwuchsen. Nach unserer Erfahrung lassen sich die geistigen Fähigkeiten der Kinder mit AE durch intensive Zuwendung und individuelle Spiel- und Lernprogramme bessern. Sofern sich die Notwendigkeit und Möglichkeit ergibt, Kinder mit AE durch Pflegeeltern aufziehen zu lassen, sollte zugeraten werden.

Eine weitere Ursache für die Lernbehinderung ist sicher die erhebliche motorische Unruhe und Konzentrationsschwäche. Die motorische Unruhe zeigt zwar bei vielen Patienten eine spontane Besserungstendenz, sie sollte jedoch so früh wie möglich durch intensive Zuwendung und heilpädagogische Maßnahmen beeinflußt werden.

6 Pathogenese

6.1 Tierversuche

Die Pathogenese ist noch nicht geklärt. Zur Diskussion stehen eine direkte teratogene Wirkung des Alkohols oder seiner Metaboliten, Auswirkungen des Leberschadens der Mutter, sekundäre Mangelerscheinungen, wie z.B. Vitamin B_1- oder B_6-Mangel oder eine Kombination dieser Faktoren.

Fehlernährung der Mutter scheint im Hinblick auf die Fehlbildungen keine Rolle zu spielen. Die während der Hungerzeiten des Zweiten Weltkrieges geborenen Kinder waren zwar hypotroph, nicht jedoch fehlgebildet (203).

Die alkoholbedingte Leberschädigung der Mütter scheint ebenfalls nicht in einem Kausalzusammenhang mit den Fehlbildungen der Kinder zu stehen; nicht alle Mütter, die Kinder mit einer AE geboren hatten, wiesen eine Leberschädigung auf. *Chernoff* (1977) konnte in seinen Tierexperimenten zeigen, daß die Lebern der alkoholisierten Muttertiere, die fehlgebildete Nachkommen hatten, histologisch nicht verändert waren. Demnach kommt dem Alkohol oder einem seiner Metaboliten eine entscheidende Rolle im Hinblick auf die Entstehung der AE zu.

Es konnte nachgewiesen werden, daß Alkohol die Placenta ungehindert passiert (u.a. *Mann* et al., 1975a). Durch Tierexperimente erscheint es gesichert, daß Äthanol mittelbar oder unmittelbar als teratogene Noxe wirkt (23, 24, 91, 176, 188, 189, 190, 224).

Vor allem *Chernoff* (1977) gelang es, die Symptome der humanen AE bei Mäusen zu reproduzieren. Er gab den Muttertieren vor und während der Schwangerschaft Alkohol oral in solchen Mengen, daß Blutalkoholkonzentrationen zwischen 1 und 4‰ erzielt wurden. Es resultierten gehäufter Fruchttod, intrauterine Hypotrophie und zahlreiche Fehlbildungen bei den Nachkommen. In diesem Experiment korrelierten Häufigkeit und Schweregrad der Fehlbildungen der Nachkommen enger mit dem mütterlichen Blutalkoholspiegel als mit den oral zugeführten Mengen. *Pikkarainen* und *Räihä* (1967) wiesen nach, daß die Alkoholdehydrogenase (ADH), durch die die Metabolisierung des Äthanols in der menschlichen Leber vorwiegend erfolgt, in der Embryonalzeit praktisch nicht vorhanden ist. Auch beim Feten liegt die ADH-Konzentration unter 10% der beim Erwachsenen gefundenen Werte. Äthanol kann demnach vom menschlichen Embryo überhaupt nicht metabolisiert werden. Dieses führt wahrscheinlich zu einer niedrigeren Konzentration von Acetaldehyd im Blut des Feten als im Blut der Mutter. *Kesäniemi* und *Sippel* (1975) setzten trächtige Ratten unter Alkohol und maßen die Äthanol- und Acetaldehydkonzentrationen im mütterlichen Blut, der Placenta und im Fetus. Während die Alkoholspiegel nahezu identisch waren, betrug die Acetaldehydkonzentration in der Placenta nur 25% des mütterlichen Wertes. Im Fetus konnte kein Acetaldehyd nachgewiesen werden. Entweder wird der Acetaldehyd in der Placenta vollständig metabolisiert oder er passiert die Placenta nicht. Der Acetaldehyd scheint demnach im Hinblick auf die Entstehung der AE ohne Bedeutung zu sein.

Rawat (1976) und *Obe* et al. (1977) konnten nachweisen, daß bei mütterlichem Alkoholkonsum die RNA-Synthese und die ribosomale Proteinsynthese in der Leber und im ZNS der Rattenembryonen vermindert sind. Durch diesen Effekt erklären sich möglicherweise Wachstumsretardierung und Mikrocephalie bei den Patienten mit AE.

6.2 Alkoholanamnese der Mütter

In oft mühseligen Gesprächen erfragten wir die täglich von den Müttern während der Schwangerschaft aufgenommenen Alkoholmengen und rechneten sie in Gramm reinen Alkohols um. Wir fanden keine Korrelation zwischen den von Müttern aufgenommenen Alkoholmengen und dem Schädigungsgrad der Kinder (122). Auch die der Schwangerschaft vorausgegangene Dauer der Trunksucht spielt im Hinblick auf die Fehlbildungen keine Rolle (Abb. 21). Durchschnittlich tranken die Mütter von Kindern mit AE I 161 g, bei AE II 193 g und bei AE III 157 g reinen Alkohols täglich während des

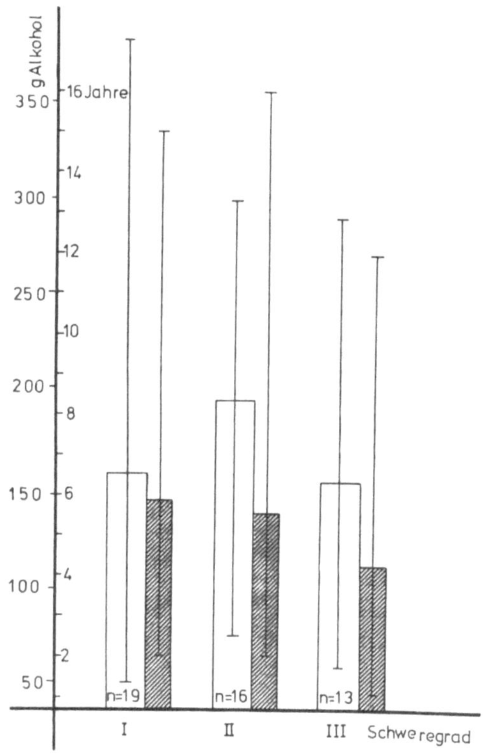

Abb. 21. Trinkmenge, Trinkdauer und Schädigungsgrad der Kinder (*schraffierte Säulen:* Trinkdauer, *leere Säulen:* mittlere Trinkmengen)

1. Trimenons. Die der Geburt vorausgegangene Dauer des Alkoholabusus betrug in allen drei Gruppen ähnlich 4–6 Jahre, ein signifikanter Unterschied ergab sich nicht. Eine entscheidende Bedeutung scheint jedoch dem Stadium der mütterlichen Alkoholkrankheit zuzukommen. Mütter in der chronischen Phase der Alkoholkrankheit gebaren signifikant mehr Kinder mit Schädigungsgrad III als Mütter in der prodromalen oder kritischen Phase. Nur eine Mutter befand sich in der Prodromalphase (sie gebar ein Kind mit AE I), alle übrigen befanden sich in der kritischen oder chronischen Phase der Alkoholkrankheit. In der kritischen Phase wurden dagegen signifikant mehr Kinder mit AE I geboren als in der chronischen Phase (Abb. 22). Demnach ist neben dem Alkohol die fortgeschrittene mütterliche Erkrankung Voruassetzung für die Entstehung einer AE. Diesen Befunden widersprechen die Angaben von *Hanson* et al. (1978). Die Autoren fanden in einer prospektiven Studie an 163 Neugeborenen, daß die Möglichkeit einer Schädigung bei täglichen Trinkmengen der Mütter von weniger als 28 g reinen Alkohols täglich sehr gering ist. Tranken die Mütter zwischen 28 und 56 g Alkohol täglich, betrug das Risiko für eine kindliche Schädigung 10%. Bei über 56 g Alkohol täglich erhöhte sich das Risiko auf 19%. Allerdings tranken die drei Mütter der letzteren Gruppe (über 56 g) alle wesentlich mehr, alle waren sie alkoholkrank. Die Schädigungen der Kinder der zweiten Gruppe (28–56 g) waren meist nur leicht, keines dieser Kinder hatte das Vollbild der AE. In unserem Kollektiv trank eine Mutter in der kritischen Phase im 1. Trimenon täglich bis zu 300 g Alkohol, „um das Kind abzutöten". Im Alter von 5 Jahren wies das Kind allenfalls minimale Zeichen der AE auf, insbeson-

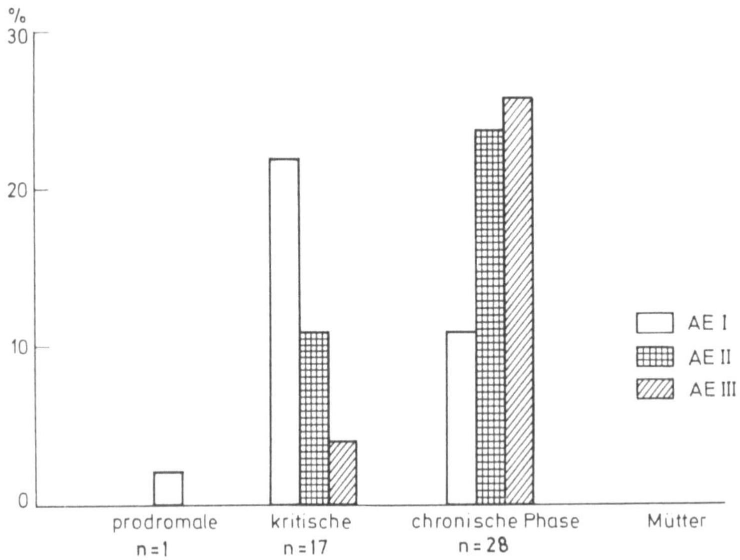

Abb. 22. Einfluß der Krankheitsphase der Mütter auf den Schädigungsgrad der Kinder

dere war die geistige Entwicklung normal. Bis auf eine befanden sich alle von uns explorierten Mütter von Kindern mit AE in der kritischen oder chronischen Phase der Alkoholkrankheit, alle tranken erheblich mehr als 56 g täglich. Wir können uns die differierenden Angaben nur durch unterschiedliche Anamneseerhebung erklären. Nach unseren Erhebungen dürfte die kritische „Schwellendosis" bei schätzungsweise 80–100 g reinen Alkohols täglich liegen. Für unsere Befunde spricht die Studie von *Oisund* et al. (1978): Durch mäßige Gaben von Alkohol vor und während der Schwangerschaft konnten keine Fehlbildungen und auch keine Hypotrophie bei Rattennachkommen erzeugt werden.

Die Leberfunktionstests waren bei 88% der daraufhin untersuchten Mütter unserer Patienten mit einer AE III pathologisch, dagegen nur bei 50% der Mütter von Kindern mit der Schwachform der AE. Es wäre denkbar, daß die Mütter mit einer Leberschädigung den Alkohol langsamer metabolisieren als Lebergesunde. Dagegen spricht die Beobachtung von *Mallach* et al. (1972), daß der Abbau des Alkohols auch bei Patienten mit bioptisch nachgewieseneer Lebercirrhose im Vergleich zu Gesunden nicht verlangsamt ist. Erst bei dekompensierter Lebercirrhose kann es im Finalstadium zu einem verzögerten Abbau kommen.

Auch die von uns untersuchten 20 Geschwisterfälle sprechen für einen Einfluß des Verlaufs der mütterlichen Alkoholkrankheit auf die Ausprägung der AE bei den Kindern. In der Regel waren die später geborenen Kinder stärker geschädigt als die früher geborenen. Da offensichtlich eine verzögerte Metabolisierung des Äthanols nicht in Betracht kommt, könnten sich anhäufende Metaboliten oder sekundäre Mangelerscheinungen, wie z.B. Mangel an Vitamin B_1 oder B_6, eine Rolle im Hinblick auf die Teratogenese spielen.

Es wurde vermutet, daß Konsum stärkerer Getränke auch stärkere Wirkungen auf die Kinder zeigen müßte; reine Biertrinkerinnen würden weniger geschädigte Kinder gebären als reine Schnapstrinkerinnen, da letztere schneller höhere Blutalkoholspiegel erreichten. Um diese Hypothese zu überprüfen, erfragten wir von den Müttern die bevorzugte Trinksorte und brachten sie in Relation zum Schädigungsgrad der Kinder. In Abbildung 23 ist die Häufigkeit der drei Schädigungsgrade der Kinder von reinen Bier-, Wein- und Schnapstrinkerinnen aufgetragen. Die meisten Mütter (47%) tranken „gemischt", d.h. alle erreichbaren Alkoholsorten durcheinander. Zwar entsteht aus Abbildung 23 der Eindruck, reine Biertrinkerinnen hätten mehr Kinder mit der Schwachform der AE (57%) geboren als mit Schädigungsgrad III (21,5%) und reine Schnapstrinkerinnen hätten mehr schwergeschädigte Kinder geboren (33%) als Kinder mit Schädigungsgrad I (22,3%). Statistisch sind diese Unterschiede jedoch nicht signifikant, so daß aus den bisher vorliegenden Daten die oben genannte Hypothese nicht bestätigt werden kann.

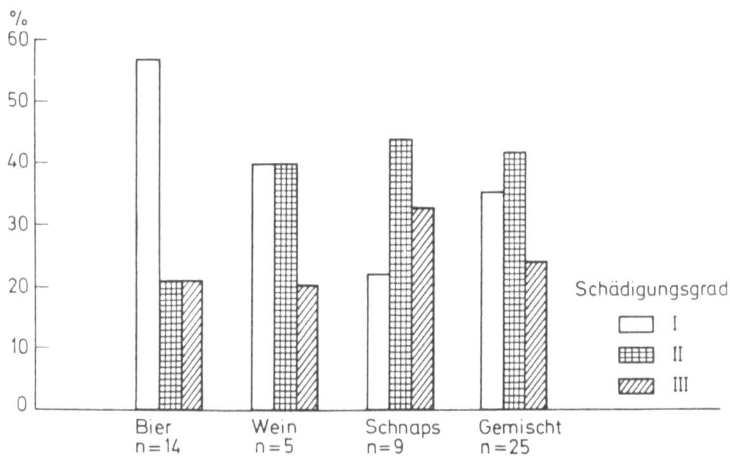

Abb. 23. Einfluß der Trinksorte auf den Schweregrad der Fehlbildungen der Kinder

Von Wartburg et al. (1965) entdeckten eine genetische Variante der ADH, die „atypische" Leber-ADH. Träger dieser atypischen ADH metabolisieren Äthanol zwar genau so schnell wie Träger der üblichen ADH, wahrscheinlich haben sie aber höhere Acetaldehydkonzentrationen (*von Wartburg*, 1976). In neuerer Zeit wird dem Acetaldehyd für die Pathogenese verschiedener Folgekrankheiten der erwachsenen Alkoholiker eine große Rolle beigemessen. Nachdem aber offenbar Acetaldehyd die Placenta nicht passiert (87), erscheint eine direkte teratogene Wirkung ausgeschlossen. Dagegen könnte ein Vitamin B_6-Mangel für die Entstehung der AE in Betracht gezogen werden. *Li* und *Magnes* (1975) fanden einen Vitamin B_6 Mangel bei Alkoholikern ohne Leberschädigung in 30–50%, bei Alkoholikern mit Leberschädigung dagegen in 80–100% der Fälle. Nach *Veitch* (1975) könnte dieser Vitamin B_6-Mangel durch eine durch Alkohol induzierte Verminderung der Phosphorylierung von Vitamin B_6 zu Pyridoxal-5-

phosphat, dem Coenzym von Vitamin B_6, bedingt sein. Da dieser Effekt jedoch durch Hemmung der ADH mit Pyrazolonderivaten aufgehoben werden kann, scheint der Acetaldehyd im Hinblick auf den Vitamin B_6-Mangel eine große Rolle zu spielen. Die Hypothese, Vitamin B_6-Mangel sei als teratogenes Prinzip für die AE anzuschuldigen, könnte unsere Beobachtung, daß Mütter in der chronischen Phase signifikant mehr schwerstgeschädigte Kinder gebären als solche in der kritischen Phase, besser erklären als die Annahme, Äthanol selbst wirke teratogen. Bestimmungen des Vitamin B_6-Spiegels bei schwangeren Alkoholikerinnen könnten diese Hypothese stützen.

Neben den Dehydrogenasen und ihren Isoenzymen sind davon unabhängige Abbauwege des Alkohols über ein mikrosomales Alkohol-oxidierendes System bekannt (219). Die ADH kann durch Alkoholabusus nicht induziert werden (235), das mikrosomale oxidierende System kann jedoch adaptiv einen höheren Alkoholabbau bewirken. Es ist wahrscheinlich, daß die bei Alkoholikern längere Zeit erhöhte Toleranz gegenüber Alkohol mit den adaptiven Prozessen in den ADH-unabhängigen System in Zusammenhang steht. Möglicherweise lassen sich unterschiedliche Schweregrade der AE bei den Kindern auch mit Unterschieden im mikrosomalen oxidativen System erklären, doch stehen die Forschungen auf diesem Gebiet erst am Anfang. Zusammenfassend kann vermutet werden, daß es wahrscheinlich nicht der Alkohol alleine ist, der teratogen wirkt; in Betracht gezogen werden müssen noch unbekannte Metaboliten, ein Vitamin B_6-Mangel, andere sekundäre Mangelerscheinungen infolge chronischen Alkoholkonsums der Mutter oder die in Abschnitt 6.1 angeführte Hemmung der ribosomalen Proteinsynthese in der embryonalen Leber. Auch genetische Einflüsse, die für erwachsene Alkoholiker gesichert sind (155), könnten eine Rolle spielen.

6.3 Nicotin- und Medikamentenabusus

Aus der Literatur ist bekannt, daß Raucherinnen leichtere Kinder gebären als Nichtraucherinnen (19, 33, 131, 192). Wir überprüften, ob dieser Einfluß auch bei den Kindern mit AE zu beobachten war, indem wir das mittlere Geburtsgewicht von Kindern von Raucherinnen (mehr als 10 Zigaretten täglich) und von Kindern von Nichtraucherinnen vergleichen. 20 zum Termin geborene Kinder von Raucherinnen wogen im Mittel 2.210 g, 12 zum Termin geborene Kinder von Nichtraucherinnen im Mittel 2.645 g. Dieser Unterschied von 435 g ist signifikant, $p < 0{,}02$. Demnach wird der gewichtsreduzierende Effekt des Alkohols durch Gebrauch von Nicotin während der Schwangerschaft verstärkt. Alle Kinder von Raucherinnen ($n = 29$) wurden im Mittel mit 38,2 SSW geboren, die Kinder von Nichtraucherinnen ($n = 14$) im Mittel mit 39,2 SSW. Dieser Unterschied von 1 SSW ist statistisch jedoch nicht signifikant.

Zahlreiche Alkoholkranke neigen sowohl zum Nicotin- als auch zum Medikamentenabusus, insbesondere zu Gebrauch von Analgetica und Sedativa. Wir überprüften, ob ein Einfluß des Medikamentenabusus während der Schwangerschaft auf den Schweregrad der Fehlbildungen der Kinder besteht. 18 Kinder von alkoholkranken Müttern, die während der Schwangerschaft auch zu Medikamentenabusus neigten, wiesen im Mittel Schädigungsgrad 1,72 auf; 17 Kinder von Müttern ohne Medikamentenabusus im Mittel 1,76. Ein signifikanter Unterschied besteht nicht. Demnach erscheint es nicht sehr wahrscheinlich, daß Sedativa und Analgetica den Schädigungsgrad bei Kindern mit AE verstärken können.

6.4 Einfluß des Trinkverhaltens der Väter?

Es konnte bisher noch durch keine Studie nachgewiesen werden, daß Alkoholabusus des Vaters teratogen auf die Nachkommen wirkt (s. Abschnitt 2.1). 53% der Väter unserer Patienten mit AE waren ebenfalls Alkoholiker.

Wir schlüsselten die Häufigkeit des Alkoholismus unter den Vätern nach dem Schädigungsgrad der Kinder auf (Tabelle 6). Zwar sind Alkoholiker bei den Vätern der Kinder mit Schädigungsgrad III etwas häufiger als bei den Vätern von Kindern mit der Schwachform der AE, doch ist dieser Unterschied nicht signifikant. Auch aus unserer Studie kann demnach nicht auf einen Einfluß des väterlichen Alkoholismus auf die Ausprägung der AE geschlossen werden. Deutlicher wird aus Tabelle 6 wiederum der Einfluß des Stadiums der mütterlichen Alkoholkrankheit auf den Schweregrad der kindlichen Störungen.

Tabelle 6. Einfluß des väterlichen Trinkverhaltens auf den Schädigungsgrad der Kinder

Schädigungsgrad der Kinder	I	II	III	Gesamt
Alkoholiker unter den Vätern	15%	19%	19%	53%
Mütter in chronischer Phase der Alkoholkrankheit	11%	24%	26%	61%

6.5 Soziale Lage der Eltern

Tabelle 7 gibt Auskunft über die prozentuale Verteilung der Berufe der Eltern unserer Patienten mit AE. Als Vergleich wurden Angaben des Statistischen Landesamtes in Stuttgart über die 1976 in Baden-Württemberg vertretenen Berufsgruppen verwendet.

Tabelle 7. Soziale Lage der Eltern von Kindern mit AE im Vergleich zur Gesamtbevölkerung Baden-Württembergs 1976

Berufsgruppe	Eltern von Kindern mit AE	Baden-Württemberg 1976
1. Selbständige	4,68%	8,61%
2. Beamte	6,25%	7,11%
3. Angestellte	25,02%	32,99%
4. Arbeiter	42,18%	43,88%
5. Mithelfende Familienangehörige	0,0%	4,83%
6. Erwerbslose	21,87%	2,58%

Bis auf Berufsgruppe 5 sind alle Berufsgruppen bei den Eltern von Patienten mit AE vertreten. Die Berufsgruppen Selbständige, Beamte und Angestellte sind etwas seltener bei den Eltern von Kinder mit AE als im Bevölkerungsdurchschnitt; Arbeiter sind etwa gleichhäufig. Es fällt auf, daß Arbeitslosigkeit bei den Eltern von Kindern mit AE mehr als 8mal so häufig ist wie in der Gesamtbevölkerung. 15,6% der Mütter unserer Patienten waren ledig, 12,5% geschieden, die meisten davon ohne eigenes Einkommen.

7 Prävention

Die AE wäre vermeidbar, gelänge es, alkoholkranke Frauen vor Eintritt der Schwangerschaft zu heilen. Selbst bei 6monatigen Entziehungskuren liegt jedoch die Erfolgsquote nur bei 40–60%. Die Menses sind bei Alkoholikerinnen oft sehr unregelmäßig. Dadurch und auch bedingt durch die intrauterine Hypotrophie des Embryos und Feten wird Alkoholikerinnen eine Schwangerschaft oft erst im 4.–5. Monat bewußt. Da die Fehlbildungen in der Embryonalzeit induziert werden, kommt Aufklärung hier zu spät. Aufklärung der Bevölkerung kann zwar einige wenige Fälle mit AE verhüten, die meisten Alkoholkranken sind jedoch durch Information oder einmalige Gespräche nicht zu beeinflussen. Bei derart ungünstigen Voraussetzungen sollte bei chronisch alkoholkranken Schwangeren die Schwangerschaftsunterbrechung befürwortet werden. In der Literatur gibt es bisher noch keine Berichte über Interruptiones bei chronischem Alkoholabusus der Mutter. Fast alle Autoren sind sich jedoch einig, daß in diesem Falle eine Indikation zur Interruptio aus eugenischen Gründen befürwortet werden sollte. *Hüter* (1976) hält chronischen Alkoholabusus der Mutter für eine absolute Indikation zur Interruptio. Da die Angaben zur Häufigkeit der AE unter den Nachkommen alkoholkranker Mütter bisher auf sehr kleinen Fallzahlen beruhen, sollte die Indikationsstellung in jedem Einzelfall erneut diskutiert werden. Nicht nur die eugenischen, sondern auch die sozialen und psychologischen Gesichtspunkte sollten mit einbezogen werden. Wir befürworteten bei drei schwer alkoholkranken Müttern (zwei in chronischer Phase, eine in kritischer Phase) eine Interruptio, in jedem Fall trat die Mutter selbst an uns heran. Die Interruptiones wurden mit Prostaglandin jeweils in der 17., 18. und 20. SSW durchgeführt. Alle Feten waren bezogen auf die Schwangerschaftsdauer erheblich hypotroph: der Fetus aus der 17. SSW wog 140 g anstelle von 180 g, der der 18. SSW 150 g statt 220 g und der der 20. SSW 40 g anstelle von 300 g. Nur bei einem Feten fanden sich makroskopisch und mikroskopisch keine Fehlbildungen. Der Fetus aus der 17. SSW wies eine hochgradige Tricuspidalstenose auf, der rechte Ventrikel war hypoplastisch. Außer einer Hypospadie fanden sich keine weiteren Fehlbildungen, insbesondere erschien das Gehirn makroskopisch unauffällig. Der Fetus der 20. SSW war erheblich fehlgebildet (Abb. 24). Die Facies war dysplastisch, es bestanden eine ausgeprägte Trichterbrust, eine Eventeration des gesamten Darmes einschließlich der linken Niere und der Milz infolge eines Bauchwandbruches. Zwar war das Gehirn schon teilweise maceriert, so daß eine histologische Untersuchung kaum noch möglich war, makroskopisch lag jedoch eine schwerste Hirnfehlbildung in Form einer Holoprosencephalie vor (165).

Nach unseren Erfahrungen kann bei erheblichem Alkoholabusus der Mutter die Indikation zur Interruptio gestellt werden, insbesondere dann, wenn die Mutter sich bereits in der chronischen Phase der Alkoholkrankheit befindet. Ist die Mutter in der

Abb. 24. Fetus mit AE, Interruptio in der 20. SSW

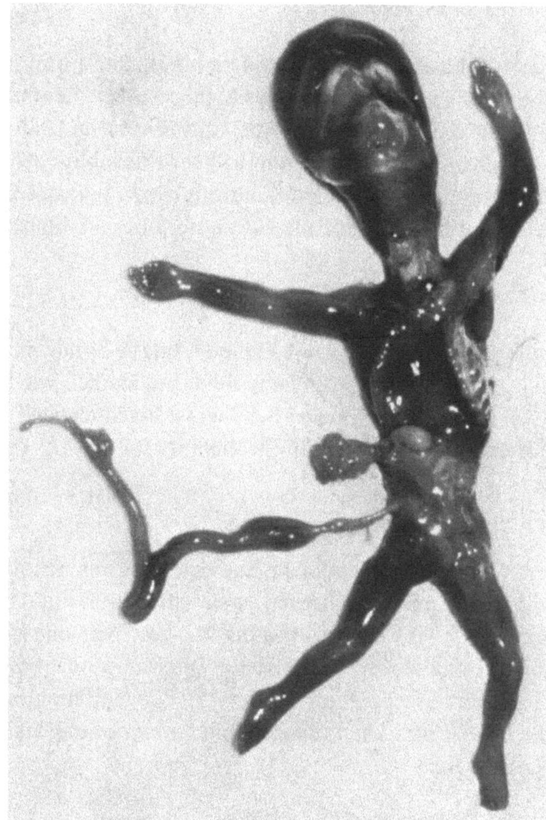

kritischen Phase, sollten psychische und soziale Faktoren mitberücksichtigt werden. In der prodromalen Phase erscheint uns eine Indikation allein aus eugenischer Indikation nicht gegeben (124).

8 Differentialdiagnose

Die craniofaciale Dysmorphie in Kombination mit intrauteriner Hypotrophie, Mikrocephalie, Herzfehlern, Anomalien der Genitalien und Gelenke ist so charakteristisch, daß die Diagnose einer AE im allgemeinen nicht schwierig ist. Differentialdiagnostisch abgegrenzt werden muß jedoch eine Reihe von Formen intrauteriner Hypotrophie, teils genetischer, teils unklarer Ätiologie. Alle abzugrenzenden Formen sind erheblich seltener als die AE. Mit Ausnahme des Bloom-Syndroms sahen wir von jedem genannten Syndrom jeweils eigene Patienten.

Silver-Russell-Syndrom (8)

Über 100 Fälle mit dieser ätiologisch unklaren Form intrauteriner Hypotrophie sind bisher publiziert. Durch relative Makrocephalie der jüngeren Kinder wird die Differentialdiagnose erleichtert. *Spranger* und *Friedrich* (1965) wiesen darauf hin, daß das Hirnwachstum bei Patienten mit Silver-Russell-Syndrom oft ungenügend ist, so daß ältere Patienten mit diesem Syndrom häufig mikrocephal sind. Die Anomalien der Facies sind beim Silver-Russell-Syndrom der AE nicht ähnlich.

C. de Lange-Syndrom (6)

Ätiologisch ist dieses nicht seltene Dysplasie-Syndrom noch unklar. Die Ausbildung von Nase, Mund und Kinn ist verblüffend ähnlich wie bei der AE. Abweichend besteht jedoch eine Synophrys. Der Schädel ist brachycephal. Häufig besteht eine Oligodactylie. Herzfehler gehören zum Erscheinungsbild des C. de Lange-Syndroms.

Trisomie 18 (217)

Diese Chromosomenanomalie hat vieles mit der AE gemeinsam. Mit einer Häufigkeit von 1:3000 Lebendgeborenen ist sie seltener als die AE. Herzfehler (vornehmlich VSD) sind typisch. Abweichend von der AE bestehen eine Mikrostomie, ein verkürztes Sternum und eine verkürzte Großzehe. Die Kamptodactylie ist bei der Trisomie 18 erheblich stärker ausgeprägt als bei der AE, Urogenitalfehlbildungen werden in 50–80% der Fälle beobachtet. Die Prognose quod vitam ist ungünstig, 90% der Fälle sterben im 1. Lebensjahr.

Andere Chromosomenanomalien

Fast alle Chromosomenanomalien mit Ausnahme der Polyploidien des Y-Chromosoms sind durch mehr oder minder deutlich ausgeprägten intrauterinen und postnatalen Minderwuchs gekennzeichnet. Bei den autosomalen Trisomien und strukturellen Anomalien sind Mikrocephalie und geistige Retardierung ein konstanter Befund. Als Pars pro toto sei das de Grouchy II-Syndrom genannt (60): Etwa 60 Patienten mit diesem durch eine Deletion am langen Arm von Chromosom Nr. 18 (18 q–) bedingten Syndrom sind bisher publiziert. Die craniofaciale Dysmorphie mit Mikrocephalie, Hypoplasie des Mittelgesichtes, „Karpfenmund", prominenter Antihelix und Gehörgangsstenose (-atresie) ist unverwechselbar. Die Finger sind lang und verjüngen sich konisch. Die geistige Retardierung ist erheblich. Herzfehler und Nierenfehlbildungen sind selten.

Dubowitz-Syndrom (121)

Bisher sind 20 Patienten mit diesem autosomal recessiv erblichen Syndrom beschrieben. Bezüglich vieler Symptome ist das Dubowitz-Syndrom der AE so ähnlich, daß eine Differentialdiagnose nur aufgrund der mütterlichen Anamnese möglich ist. Herzfehler gehören jedoch nicht zum Erscheinungsbild des Dubowitz-Syndroms. Der Mund ist breiter als bei der AE, die Lippen sind nicht schmal. Die Zähne erscheinen unproportional groß, ein Ekzem und cutane Syndactylien der zweiten und dritten Zehen sind nicht typisch für die AE. Hyperexcitabilität, Muskelhypotonie und geistige Entwicklungsverzögerung sind sehr ähnlich wie bei der AE ausgeprägt.

Seckel-Syndrom (198)

Diese vermutlich autosomal recessive Zwergwuchsform ist extrem selten, bisher wurden nur neun eindeutige Fälle beschrieben (120). Intrauterine Hypotrophie, postnataler Minderwuchs und Mikrocephalie sind erheblich stärker als bei der AE ausgeprägt. Die Facies ist charakterisiert durch fliehende Stirn, schnabelförmig hervorspringende Nase und erhebliche Retrogenie.

Brachymeler primordialer Zwergwuchs (120)

Erst zwei Fälle mit dieser vermutlich recessiv erblichen Zwergwuchsform sind bekannt. Von allen anderen Formen des intrauterinen Minderwuchses abweichend ist der dysproportionierte Minderwuchs. Die Facies ist dem Seckel-Syndrom sehr ähnlich.

Bloom-Syndrom (55)

Es sind erst knapp über 40 Patienten mit diesem autosomal recessiven Minderwuchssyndrom bekannt. Trotz Mikrocephalie sind die meisten Patienten mit Bloom-Syndrom normal intelligent. Es bestehen sonnenlichtabhängige Exantheme an den Wangen. Die Chromosomen von Patienten mit Bloom-Syndrom sind abnorm brüchig. Herzfehler oder sonstige Fehlbildungen sind nicht typisch für das Bloom-Syndrom.

Hydantoinembryopathie (66)

Etwa 11% der Kinder von mit Hydantoinen behandelten Epileptikerinnen weisen dieses Syndrom auf, das durch intrauterinen und postnatalen Minderwuchs, Mikrocephalie, geistige Entwicklungsverzögerung, craniofaciale Dysmorphie und Hypoplasie der Endphalangen und Nägel gekennzeichnet ist.

Pseudoalkoholsyndrom (bisher nur eine eigene Beobachtung)

Nur in einem Fall stellten wir zunächst die Fehldiagnose Alkoholembryopathie. Das Kind zeigte alle typischen Symptome der AE, es bestanden ein VSD, eine ausgeprägte Muskelhypotonie und eine erhebliche Trinkschwäche (Abb. 25). Die Mutter kennen wir bereits seit 1 Jahr. Alkoholabusus hat weder vor noch während der Schwangerschaft vorgelegen. Im 3. Schwangerschaftsmonat nahm sie wegen Hyperemesis gravidarum 20 Dragees Lenotan (Dicycloverinhydrochlorid, Doxylaminosuccinat, Pyridoxinhydrochlorid, Calciumhydrogenphosphat). Ob ein ursächlicher Zusammenhang zwischen Medikamenteneinnahme und kindlicher Schädigung besteht, ist noch nicht geklärt.

Mit Ausnahme der Trisomie 18 sind alle genannten Minderwuchsformen sehr selten. Bei jedem Kind mit intrauterinem Minderwuchs ist deshalb die Diagnose AE zunächst die wahrscheinlichste. Eine Verwechslung ist bei Neugeborenen mit AE mit der Triso-

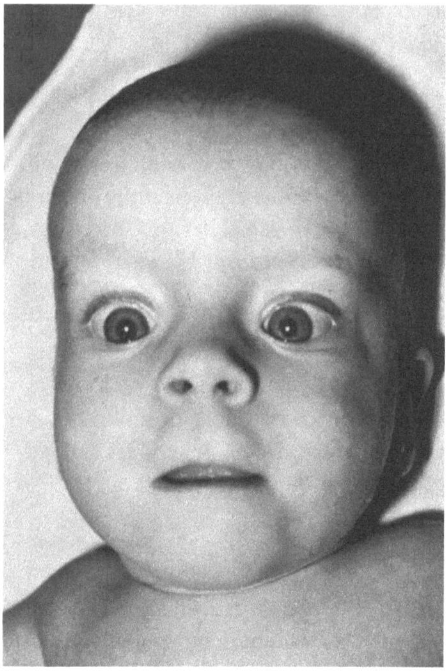

Abb. 25. U.F., 6 Monate: Pseudoalkoholsyndrom

mie 18, dem C. de Lange-Syndrom und dem Dubowitz-Syndrom möglich. Bei größeren Kindern muß vor allem das Dubowitz-Syndrom ausgeschlossen werden.

9 Zusammenfassung

Die Literaturkasuistiken über die Alkoholembryopathie werden referiert; bis 1978 sind über 450 Fälle publiziert worden. 95 Kinder mit Alkoholembryopathie wurden eingehend untersucht. Führende Symptome sind intrauteriner und postnataler Minderwuchs, Mikrocephalie und statomotorische und geistige Retardierung. Die Manifestation dieser Embryopathie ist sehr variabel von leichtester bis zur schwersten Störung. Es wird eine Einteilung in die Schädigungsgrade Alkoholembryopathie I–III vorgenommen.

Zumindest bei Kindern mit Alkoholembryopathie III ist die craniofaciale Dysmorphie (Mikrocephalus, enge Lidspalten, Epicanthus, verkürzter Nasenrücken, schmales Lippenrot, Nasolabialfalten und Retrogenie) derart charakteristisch, daß die Diagnose Alkoholembryopathie bereits vor Kenntnis des mütterlichen Alkoholabusus gestellt werden kann. Relativ häufige Fehlbildungen sind Herzfehler – meist in Form von Scheidewanddefekten –, Anomalien des Urogenitalsystems und der Extremitäten. Die Diagnose Alkoholembryopathie beruht auf dem Erkennen morphologischer Veränderungen; es gibt bisher keine laborchemischen Parameter, die die Diagnose beim Kind stützen könnten.

Die Mehrzahl der explorierten Mütter war alkoholkrank. Es wird gezeigt, daß bei etwa gleichen konsumierten Alkoholmengen dem Stadium der mütterlichen Alkoholkrankheit ein deutlicher Einfluß sowohl auf den Schweregrad als auch auf die Häufigkeit der Alkoholembryopathie unter den Nachkommen zukommt.

Dies läßt darauf schließen, daß neben dem Alkohol sekundäre Faktoren teratogen wirksam werden. In Anbetracht der Schwere der Erkrankung und der Häufigkeit der Alkoholembryopathie unter den Nachkommen erscheint zumindest bei Müttern in der chronischen Phase der Alkoholkrankheit die Interruptio aus eugenischer Indikation gerechtfertigt, da es eine wirksame Prophylaxe zur Zeit noch nicht gibt. Die Alkoholembryopathie ist heute die bei weitem häufigste Störung embryonaler Entiwcklung durch eine teratogene Noxe, ihre Häufigkeit ist etwa gleich der des Morbus Down.

Summary

Up until 1978 more than 450 cases of alcohol embryopathy had been published; this literature is discussed. Ninety-five children with alcohol embryopathy are studied in detail. The main symptoms are intrauterine and postnatal growth retardation, microcephalus, and mental retardation. The manifestation of this embryopathy ranges from the most mild to the most severe damage. With respect to this variability a classification into three degrees of severity (alcohol embryopathy I = light, II = medium, III = severe) is proposed.

In children with alcohol embryopathy III the craniofacial dysmorphia (microcephalus, narrow palpebral fissures, epicanthus, shortened bridge of the nose, small vermilion border of lips, sharp nasolabial furrows, and hypoplasia of the mandible) is sufficiently characteristic to establish the diagnosis prior to the knowledge of maternal alcoholism. Congenital heart disease (mostly atrial and ventricular septal defects) and anomalies of the urogenital tract and the extremities are relatively common malformations.

The diagnosis of alcohol embryopathy is dependent upon morphologic anomalies only; as yet there are no laboratory parameters that could form a basis for diagnosis in the child.

The majority of the examined mothers were severe alcoholics. The stage of maternal alcoholic illness is demonstrated to influence the severity and frequency of alcohol embryopathy in the progeny of alcoholic mothers more than does the amount of daily alcohol consumption. On these grounds it is hypothesized that alcohol abuse and some unknown secondary factors due to alcoholic illness are teratogenic.

Considering the severity of manifestation as well as the frequency of alcohol embryopathy among the offspring of chronically alcoholic mothers, the eugenic indication for interruption of pregnancy seems to be absolute in these cases. Alcohol embryopathy is at present the most frequent embryonic damage due to a teratogenic agent; it seems to occur as often as Down's syndrome.

Addendum. Bei allen Schwestern und Kollegen der Universitäts-Kinderklinik Tübingen, insbesondere Prof. Dr. Bierich, Prof. Dr. Michaelis und Priv.Doz. Dr. Löser, möchte ich mich für wertvolle Mithilfe bedanken.

Literatur

1. Athen D, Ackenheil M, Beckmann H, Markianos E (1976) Biochemische Untersuchungen beim Alkoholdirium. 6. Internationales Seminar zur Verhütung und Behandlung der Drogenabhängigkeit, Hamburg 28. Juni – 2. Juli
2. Ballantyne JW (1898) The pathology of antenatal life. Glasg Med J 49:241–258
3. Barry RGG, O'Nuallain S (1975) Case report, foetal alcoholism. Ir J Med Sci 144: 286–288
4. Becker MH, Genieser NB, Feingold M, Spackman T (1975) Chondrodysplasia punctata. Is maternal warfarin therapy a factor? Am J Dis Child 129:356–359
5. Belinkow S, Hall J (1950) Intravenous alcohol during labor. Am J Obstet Gynecol. 59:429–432
6. Berg JM, McCreary BD, Ridler MAC, Smith GF (1970) The de Lange syndrome. Pergamon Press, Oxford
7. Bezzola D (1901) A statistical investigation into the role of alcohol in the origin of innate imbecility. Q J Inebr 23:346–354
8. Bierich JR (1973) Silver-Russell-Syndrom und andere Formen von intrauterinem Zwergwuchs. Monatsschr Kinderheilkd 121:286–289
9. Bierich JR (1978) Pränatale Schäden durch Alkohol. Internist (Berlin) 19:131–139
10. Bierich JR, Majewski F, Michaelis R, Tillner I (1976) Das embryofetale Alkoholsyndrom. Eur J Pediat 121:155–177
11. Bluhm A (1930) Zum Problem Alkohol und Nachkommenschaft. Arch Rass Ges Biol 24:12–82
12. Bolte H-D (1976) Alkoholkardiomyopathie. Münch Med Wochenschr 118:355–360
13. Bonnichsen R, Dienberg R, Maehly A, Åquist S (1968) Die Alkoholverbrennung bei Alkoholikern und bei übrigen Versuchspersonen. Blutalkohol 5:301–317
14. Brandner T (1939) Ein Gesichtspunkt zur Frage „Alkohol und Nachkommenschaft". Z Menschl Vererb Konstitionsl 22:61–68
15. Brugger C (1934) Familienuntersuchungen bei chronischen Alkoholikern. Z Ges Neurol Psychiatr 151:103–128
16. Brugger C (1934) Familienuntersuchungen bei Alkoholdeliranten. Z Ges Neurol Psychiatr 151:740–788
17. Brugger C (1936) Untersuchungen an Kindern, Neffen und Enkeln von chronischen Trinkern. Z Ges Neurol Psychiatr 154:223–241
18. Burton R (1906) The anatomy of melancholy, vol 1, part I, Causes of melancholy. Tegg, London (Original 1621)
19. Butler NR, Goldstein H, Ross EM (1972) Cigarette smoking in pregnancy: Its influence on birth weight and perinatal mortality. Br Med J II:127–130
20. Castrén O, Gummerus M, Saarikoski S (1975) Treatment of imminent premature labor. Acta Obstet Gynecol Scand 54:95–98
21. Chafetz ME, Blane HT, Hill MI (1971) Children of alcoholics. Observations in a child guidance clinic. Q J Stud Alcohol 32:687–689
22. Chapman ER, Williams PT (1951) Intravenous alcohol as an obstetrical analgesia. Am J Obstet Gynecol 61:676–679
23. Chernoff GF (1975) A mouse model of the fetal alcohol syndrome. Teratology 11: 14A
24. Chernoff GF (1977) The fetal alcohol syndrome in mice: an animal model. Teratology 13:223–230
25. Chessler A, La Belle GC, Himwich HE (1942) The relative effects of toxic doses of alcohol on fetal, newborn and adult rats. Q J Stud Alcohol 3:1–4

26. Chouke KS (1929) The epicanthus or mongolian fold in caucasian children. Am J Phys Anthropol 13:225–273
27. Christoffel KK, Salafsky J (1975) Fetal alcohol syndrome in dizygotic twins. J Pediat 87:963–967
28. Clarren SK, Smith DW (1978) The fetal alcohol syndrome. Experience with 65 patients and a review of the world literature. N Engl J Med 298:1063–1067
29. Clarren SK, Alvord EC, Sumi SM, Streissguth AP, Smith DW (1978) Brain malformations related to prenatal exposure to ethanol. J Pediatr 92:64–67
30. Cole LJ, Davis CL (1914) The effect of alcohol on the male germ cells studied by means of double matings. Science 39:476–477
31. Criteria Committee (1972) National Council on Alcoholism. Criteria for the diagnosis of alcoholism. Ann Int Med 77:249–254
32. Davenport CB (1932) Effects of alcohol on animal offspring. In: Emerson H (ed) Alcohol and man. MacMillan, New York, pp 120–125
33. Davies DP, Gray OP, Ellwood PC, Abernethy M (1976) Cigarette smoking in pregnancy: Associations with maternal weight gain and fetal growth. Lancet I:385–387
34. De Beukelaer MM, Randall CL (1977) Renal anomalies in the fetal alcohol syndrome. J Pediatr 91:759–760
35. Dehaene P, Titran M, Samaille-Villette C, Samaille PP, Crepin G, Delahousse G, Walbaum R, Fasquelle P (1977) Frequence du syndrome d'alcoolisme foetal. Nouv Presse Med 6:1763
36. Demling L (1973) Klinische Gastroenterologie. Thieme, Stuttgart
37. Dopfer R (1976) Häufigkeit und Verteilung von optimalen obstetrischen und postnatalen Faktoren bei Kindern aus dem Einzugsbereich von Tübingen. Med. Dissertation, Universität Tübungen
38. Feingold M, Bossert WH (1974) Normal values for selected physical parameters. Birth Defects X, 13:1–15
39. Feller P (1978) Häufigkeit und Verteilung von optimalen obstetrischen und postnatalen Faktoren bei Kindern aus einem Kreiskrankenhaus. Med. Dissertation, Universität Tübingen
40. Féré C (1894) Présentation des poulets vivants provenant d'oeufs ayant subi des injections d'alcool éthylique dans l'albumen. CR Soc Biol (Paris) 46:646
41. Ferrier PE, Nicod J, Ferrier S (1973) Fetal alcohol syndrome. Lancet II:1496
42. Feuerlein W (1975a) Alkoholismus – Mißbrauch und Abhängigkeit. Thieme, Stuttgart
43. Feuerlein W (1975b) Alkohol und Schwangerschaft. Baden-Baden: Sendung 3. Dtsch Fernsehen, 14. November 1975
44. Feuerlein W, Heyse H (1970) Die Weite der 3. Hirnkammer bei Alkoholikern. Ergebnisse echoencephalographischer Messungen. Arch Psychiatr Nervenkr 213: 78–85
45. Feuerlein W, Kunstmann G (1973) Die Häufigkeit des Alkoholismus. Vergleich zwischen verschiedenen Krankenanstalten. Münch Med Wochenschr 115:1991–1996
46. Fischer E (1950) Beitrag zur Wirkung des chronischen Alkoholkonsums auf die Entwicklung des Kindes. Arch Kinderheilkd 138:199–211
47. Fogel BJ, Nitwosky HM, Gruenwald P (1965) Discordant abnormalities in monocygotic twins. J Pediatr 66:64–69
48. Foldenauer A (1976) Zur Diagnose des chronischen Alkoholismus. Dtsch Med Wochenschr 101:1506–1507
49. Ford FR (1960) Diseases of the nervous system in infancy, childhood and adolescence. Thomas, Springfield, p 1097
50. Forel A-H (1893) The effect of alcoholic intoxication upon the human brain and its relation to the theories of heredity and evolution. Q J Inebr 15:203–221
51. Foster E (1781) The principles and practises of midwifery. Baldwin, London

52. Fuchs F (1976) Letter to the editor. Acta Obstet Gynecol Scand 55:379–380
53. Fuchs F, Fuchs AR, Problete VF, Risk A (1967) Effect of alcohol on threatened premature labor. Am J Obstet Gynecol 99:627–637
54. Gabriel E (1934) Die Nachkommenschaft von Alkoholikern. Arch Psychiatr 102:506–537
55. German J (1969) Bloom's syndrome. I. Genetical and clinical observations in the first twenty-seven patients. Am J Hum Genet 21:196–227
56. Goetsch C (1962) An evaluation of aminopterin as an abortifacient. Am J Obstet Gynecol 83:1474–1477
57. Goetzman BW, Kagan J, Blankenship WJ (1975) Expansion of the fetal alcohol syndrome. Clin Res 23:100A
58. Goldstein L, Murphy DP (1929) Etiology of ill-health in children born after maternal pelvic irradiation. II. Defective children born after postconception pelvic irradiation. Am J Roentgenol Rad Ther Nucl Med 22:322–331
59. Greulich WW, Pyle SJ (1959) Radiographic atlas of skeletal development of the hand and wrist, 2nd edn. Stanford University Press, Stanford
60. De Grouchy J (1969) The 18p-, 18q-and 18r syndromes. Birth Defects V, 5:74–82
61. Günther H (1933) Konstitutionelle Anomalien des Augenabstandes und der Interorbitalbreite. Virchows Arch (Pathol Anat) 290:373–384
62. Haggard HW, Jellinek EM (1942) Alcohol explored. Doubleday, Garden City, New Jersey
63. Hallen O, Neundörfer B, von Rad M (1971) Neurologische Erkrankungen bei chronischem Alkoholismus. Nervenarzt 42:57–65
64. Hanson FB (1923) Modifications in the albino rat following treatment with alcohol fumes and X-rays; and the problem of their inheritance. Proc Am Phil Soc 62: 301–310
65. Hanson FB, Cooper ZK (1930) The effects of ten generations of alcoholic ancestry upon learning ability in the albino rat. J Exp Zool 56:369–392
66. Hanson JW, Smith DW (1975) The fetal hydantoin syndrome. J Pediatr 87:285–290
67. Hanson JW, Jones KL, Smith DW (1976) Fetal alcohol syndrome. Experience with 41 patients. J A M A 235:1458–1460
68. Hanson JW, Streissguth AP, Smith DW (1978) The effects of moderate alcohol consumption during pregnancy on fetal growth and morphogenesis. J Pediatr 92: 457–460
69. Haug S (1979) Häufigkeit und Verteilung von optimalen obstetrischen und postnatalen Faktoren bei Kindern mit Alkoholembryopathie. Med. Dissertation, Universität Tübingen
70. Havers W, Majewski F, Olbing H, Eickenberg HU (to be published) Anomalies of the urinary tract in alcohol embryopathy. Urology
71. Havlicek V, Childaeva R (1976) EEG component of fetal alcohol syndrome. Lancet II:477
72. Heck J, Gehrmann G (1972) Alkoholische Thrombocytendepression. Dtsch Med Wochenschr 97:1088–1092
73. Hermier M, Leclercq F, Duc H (1976) Le nanisme intrautérin avec débilité mentale avec malformations dans le cadre de l'embryofetopathie alcoolique. Pédiatrie 31: 749–762
74. Hill DE, Myers RE, Holt AB, Scott RE, Cheek DB (1972) Fetal growth retardation produced by experimental placental insufficiency in the rhesus monkey. II. Chemical composition of the brain, liver, muscle and carcass. Biol Neonate 19:68–76
75. Ho, BT, Fritchie E, Idänpään-Heikilä JE, McIsaac WM (1972) Placental transfer and tissue distribution of ethanol-1-^{14}C. A radioautographic study in monkeys and hamsters. Q J Stud Alcohol 23:485–493
76. Howe SG (1848) Report made to the legislature of Massachusetts upon idiocy. Coolidge & Wiley, Boston

77. Hüter J (Hrsg) (1976) Wann stellt sich eine Indikation zum Schwangerschaftsabbruch nach Einwirkung von Pharmaka? Berichtsband der 148. Tagung der Mittelrheinischen Gesellschaft für Geburtshilfe und Gynäkologie, März 1976, Demeter, Stuttgart, S 106–113
78. Ijaiya K, Schwenk A, Gladke E (1976) Fetales Alkoholsyndrom. Dtsch Med Wochenschr 101:1563–1568
79. Janz D (1973) Die epileptischen Anfallskrankheiten, 3. Aufl. Heidelberger Verlagsanstalt, Heidelberg
80. Jellinek EM (1946) Phases in the drinking history of alcoholics; analysis of a survey conducted by the official organ of A.A. Q J Stud Alcohol 7:1–88
81. Jellinek EM (1960a) The disease concept of alcoholism. Yale University Press, New Haven
82. Jellinek EM (1960b) Alcoholism, a genus and some of its species. Can Med Assoc J 83:1346–1347
83. Jones KL, Smith DW (1973) Recognition of the fetal alcohol syndrome in early infancy. Lancet II:999–1001
84. Jones KL, Smith DW (1975) The fetal alcohol syndrome. Teratology 12:1–10
85. Jones KL, Smith DW, Ulleland C, Streissguth AP (1973) Pattern of malformation in offspring of chronic alcoholic mothers. Lancet I:1267–1271
86. Jones KL, Smith DW, Streissguth AP, Myrianthopoulos NC (1974) Outcome in offspring of chronic alcoholic women. Lancet I:1076–1078
87. Kesäniemi YA, Sippel HW (1975) Placental and foetal metabolism of acetaldehyde in rat. I. Contents of ethanol and acetaldehyde in placenta and foetus of the pregnant rat during ethanol oxidation. Acta Pharmacol Toxicol (Kbh) 37:43–48
88. Kielholz P (1972) Erscheinungsformen und Verbreitung des Alkoholismus. Dtsch Med J 23:502–505
89. Korany G (1977) Embryopathia alcoholica. Orv Hetil 118:504–507
90. Kousseff B (1975) A possible new syndrome. Birth Defects XI, 2:459–463
91. Kronick JB (1976) Teratogenic effects of ethyl alcohol administered to pregnant mice. Am J Obstet Gynecol 124:676–680
92. Kulpe W, Mallach HJ (1960) Blutalkoholkurven bei Leberkranken. Med Sachverst 56:270–274
93. Kunze D, Murken JD (1974) Diagnostik von Längenalter und Gewichtsalter mit neuen Somatogrammen. Kinderarzt 5:1077–1085
94. Kyllerman M, Olegard R, Sabel K-G (1977) Fetal alcohol syndrome. Dev Med Child Neurol 19:695
95. Laale HW (1971) Ethanol induced spinal cord and notochord duplications. J Exp Zool 177:51–64
96. Ladraque P (1901) Alcoholisme et enfants. Steinheil, Paris
97. Landauer W (1960) Nicotine-induced malformations of chicken embryos and their bearing on the phenocopy problem. J Exp Zool 143:107–122
98. Langman J (1974) Medizinische Embryologie, 3. Aufl. Thieme, Stuttgart
99. Lauerson NH, Fuchs F (1972) Behandlung von drohender Frühgeburt mit Alkoholinfusion. Perinat Med 2:87–89
100. Lausecker C, Withops L, Ritz N (1976) A propos du syndrome dit "d'alcoolisme foetal". Pédiatrie 31:741–747
101. Leiber B (1976) Embryopathisches Alkoholismus-Syndrom in tausenden Fällen übersehen! Medizin 4:1365–1371
102. Leiber B, Olbrich G (1976) Embryopathisches Alkoholismus-Syndrom (Embryopathia alcoholica). Monatsschr Kinderheilkd 124:43–46
103. Lemoine P, Harousseau H, Boteyru JP, Menuet JC (1968) Les enfants de parents alcooliques anomalies observées. A propos de 127 cas. Quest Med 25:477–482
104. Lenz W (1966) Malformations caused by drugs in pregnancy. Am J Dis Child 112:99–106

105. Lenz W (1971) Wachstum und körperliche Entwicklung. In: Opitz H, Schmid F (Hrsg), Handbuch Kinderheilkunde, Bd. I/1. Springer, Berlin Heidelberg New York, S 44
106. Lenz W, Knapp K (1962) Foetal malformations due to Thalidomide. German Med Monthly 7:253–258
107. Lenz W, Pfeiffer RA, Tünte W (1966) Chromosomenanomalien durch Überzahl (Trisomien) und Alter der Mütter. Dtsch Med Wochenschr 91:1262–1267
108. Li TK, Magnes L (1975) Identification of a distinctive molecular form of alcohol dehydrogenase in human livers with high activity. Biochem Biophys Res Commun 63:202
109. Lochner A, Wulff J, Madison LL (1967) Ethanol-induced hypoglycemia. I. The acute effects of ethanol on hepatic glucose output and peripheral glucose utilization in fasted dogs. Metabolism 16:1–18
110. Löser H, Majewski F (1977) Type and frequency of cardiac defects in embryofetal alcohol syndrome (report on 16 cases). Br Heart J 39:1374–1379
111. Löser H, Majewski F, Apitz J, Bierich JR (1976) Kardiovaskuläre Fehlbildungen bei embryofetalem Alkohol-Syndrom. Klin Paediatr 188:233–240
112. Loiodice G, Fortuna G, Guidetti A, Ria N, D'Elia R (1975) Considerazioni cliniche intorno a due casi di malformazioni congenite in bambini nati da matri affette da alcoholismo cronico (primi casi italiani). Minerva Pediatr 27:1891–1893
113. Lopez R, Montoya MF (1971) Abnormal bone marrow morphology in the premature infant associated with maternal infusion of alcohol. J Pediatr 79:1008–1010
114. Loughnan PM, Gold H, Vance JC (1973) Phenytoin teratogenicity in man. Lancet I:70
115. MacDowell EC (1922) The influence of alcohol on the fertility of white rats. Genetics 7:117–141
116. MacNish R (1835) The anatomy of drunkeness, 5th Glasgow ed. Appleton, New York
117. Madison LL, Lochner A, Wulff J (1967) Ethanol-induced hypoglycemia. II. Mechanism of suppression of hepatic gluconeogenesis. Diabetes 16:252–258
118. Majewski F (1977) Über einige durch teratogene Noxen induzierte Fehlbildungen. Monatsschr Kinderheilkd 125:609–620
119. Majewski F (1978) Über schädigende Einflüsse des Alkohols auf die Nachkommen. Nervenarzt 49:410–416
120. Majewski F, Spranger J (1976) Über einen neuen Typ des primordialen Zwergwuchses: Der brachymele primordiale Zwergwuchs. Monatsschr Kinderheilkd 124:499–503
121. Majewski F, Michaelis R, Moosmann K, Bierich JR (1975) A rare type of low birthweight dwarfism: The Dubowitz-syndrome. Z Kinderheilkd 120:283–292
122. Majewski F, Bierich JR, Löser H, Michaelis R, Leiber B, Bettecken F (1976) Zur Klinik und Pathogenese der Alkoholembryopathie (Bericht über 68 Patienten). Münch Med Wochenschr 118:1635–1642
123. Majewski F, Bierich JR, Seidenberg J (1978) Zur Häufigkeit und Pathogenese der Alkoholembryopathie. Monatsschr Kinderheilkd 126:284–285
124. Majewski F, Fischbach H, Peiffer J, Bierich JR (1978) Zur Frage der Interruptio bei alkoholkranken Frauen. Dtsch Med Wochenschr 103:895–898
125. Mallach HJ, von Oldershausen H-F, Springer E (1972) Der Einfluß oraler Alkoholzufuhr auf den Blutalkoholspiegel von Gewohnheitstrinkern und Leberkranken unter verschiedenen alimentären Bedingungen. Klin Wochenschr 50:732–738
126. Mann LJ, Bhakthavathsalan A, Liu M, Makowski P (1975a) Placental transport ot alcohol and its effect on maternal and fetal acid-base balance. Am J Obstet Gynecol 122:837–844

127. Mann LJ, Bhakthavathsalan A, Liu M, Makowski P (1975b) Effect of alcohol on fetal cerebral function and metabolism. Am J Obstet Gynecol 122:845–851
128. Manzke H, Grosse FR (1975) Inkomplettes und komplettes „fetales Alkoholsyndrom" bei drei Kindern einer Trinkerin. Med Welt 26:709–712
129. Mau G, Netter P (1974) Kaffee- und Alkoholkonsum – Risikofaktoren in der Schwangerschaft? Geburtshilfe Frauenheilkd 34:1018–1022
130. Mehra P, Raghavan KS, Devi PK, Chaudhury RR (1970) Effect of alcohol on premature labor. Int J Obstet Gynecol 8:160–163
131. Miller HC, Hassanein K (1973) Fetal malnutrition in white newborn infants: Maternal factors. Pediatrics 52:504–512
132. Miller RW (1956) Delayed effects occurring within the first decade after exposure of young individuals to the Hiroshima atomic bomb. Pediatrics 18:1–18
133. Mirone L (1952) The effect of ethyl alcohol on growth, fecundity and voluntary consumption of alcohol by mice. Q J Stud Alcohol 13:365–369
134. Mizoi Y, Ohga N (1963) Studies on the acetaldehyde concentration of blood in alcohol intoxication. Jpn J Leg Med 17:21–27
135. Moe PJ (1965) Normal red blood picture during the first three years of life. Acta Paediatr Scand 54:69–80
136. Morel BA (1857) Traité des dégénérescences physicques, intellectuelles et morales de l'espèce humaine et des causes qui produisent ces variétés maladives. Bailliere, Paris, London, New York
137. Morris CA (1759) A collection of the yearly bills of mortality from 1657 to 1758 inclusive. III. Observations on the past growth and present state of the city of London reprinted from the edition at London in 1751. Millar, London
138. Müting D, Ecknauer R, Fünfgeld EW, Schiefer HF (1973) Untersuchungen zur Pathogenese und Biochemie des Alkoholdelirs. Med Welt 24:1441–1445
139. Mulvihill JJ, Klimas JT, Stokes DL, Risemberg HM (1976) Fetal alcohol syndrome: seven new cases. Am J Obstet Gynecol 125:937–941
140. Myers RE, Holt AB, Scott RE, Cheek DB (1971) Fetal growth retardation produced by experimental placental insufficiency in the rhesus monkey. I. Body weight, organ size. Biol Neonate 18:379–384
141. Nellhaus G (1968) Head circumference from birth to eighteen years. Practical composite international and interracial graphs. Pediatrics 41:106–114
142. Nice LB (1912) Comparative studies on the effects of alcohol, nicotine, tobacco smoke and coffeine on white mice. J Exp Zool 12:133–152
143. Nice LB (1917) Further observations on the effects of alcohol on white mice. Am Nat 51:596–607
144. Nichols MM (1967) Acute alcohol withdrawal syndrome in a newborn. Am J Dis Child 113:714–715
145. Nicholson HO (1968) Cytotoxic drugs in pregnancy. J Obstet Gynecol Br Commonw 75:307–312
146. Nickl R (1972) Standardkurven der intrauterinen Entwicklung von Gewicht, Länge und Kompfumfang. Med. Dissertation, Universität München
147. Nishimura H, Nakai K (1958) Developmental anomalies in offspring of pregnant mice treated with nicotine. Science 127:877–878
148. Noonan J (1976) Congenital heart disease in the fetal alcohol syndrome. Am J Cardiol 37:160
149. Nylander J (1960) Children of alcoholic fathers. Acta Paediatr Scand 49 (Suppl) 121:12–127
150. Obe G, Herha J (1975) Chromosomal damage in chronic alcohol users. Humangenetik 29:191–200
151. Obe G, Majewski F (1978) No elevation of exchange type aberrations in lymphocytes of children with alcohol embryopathy. Hum Gen 43:31–36
152. Obe G, Ristow H, Herja J (1977) Chromosomal damage by alcohol in vitro and in vivo. In: Gross MM (ed) Alcohol intoxication and withdrawal – IIIa. Plenum Press, New York, pp 47–70

153. Øisund JF, Fjorden AE, Mørland J (1978) Is moderate ethanol consumption teratogenic in the rat? Acta Pharmacol Toxicol (Kbh) 43:145–155
154. Olegard R, Johnasson PR, Kyllerman M, Sabel KG (1977) Alkohol och graviditet. Läkartidningen 74:3074–3080
155. Omenn GS (1975) Alcoholism. A pharmacogentic disorder. In: Mendlewicz J (ed) Genetics and psychopharmacology. Karger, Basel
156. Ouellette EM, Rosett HL, Rosman NP (1976) A prospective study of the fetal alcohol syndrome. Pediatr Res 10:450
157. Palmer RH, Quelette EM, Warner L, Leichtmann SR (1974) Congenital malformations in offspring of a chronic alcoholic mother. Pediatrics 53:490–494
158. Palmisano PA, Sneed RC, Cassady G (1969) Untaxed whiskey and fetal lead exposure. J Pediatr 75:869–972
159. Panse F (1930) Alkohol und Nachkommenschaft. Allg Z Psychiatr 92:72–90
160. Papara-Nicholson D, Telford JR (1957) Effect of alcohol on reproduction and fetal development in the guinea pig. Anat Rec 127:438–439
161. Patel N, MacNaughton MD (1971) Intravenous ethyl alcohol infusion in the prevention of premature labor. Abstr. 19th Congr. Obstet. Gynecol. Dublin
162. Patry E, Ferrier A (1934) Action de l'alcool éthylique sur le developement de l'embryo de poulet. CR Soc Biol (Paris) 116:928–929
163. Pearl R (1917) The experimental modification of germ cells. J Exp Zool 22: 125–186, 241–310
164. Peden V, Sammen TJ, Downey D (1973) Intravenously infantile intoxication with ethanol. J Pediatr 83:490–493
165. Peiffer J, Majewski F, Fischbach H, Bierich JR, Volk B (1979) Alcohol embryopathy. Neuropathology of 3 children and 3 fetuses. J Neurol Sci 41:125–137
166. Peters G (1970) Klinische Neuropathologie, 2. Aufl. Thieme, Stuttgart
167. Pförringer JR (1912) Tierversuche über den erblichen Einfluß des Akohols. Allg Z Psychiatr 69:734
168. Pierog S, Chandavasu O, Wexler I (1977) Withdrawal symptoms in infants with the fetal alcohol syndrome. J Pediatr 90:630–633
169. Pikkarainen P, Räihä NCR (1967) Development of alcohol dehydrogenase activity in the human liver. Pediatr Res 1:165–168
170. Pilström L, Kiesling KH (1967) Effect of ethanol on the growth and on the liver and brain mitochondrial function of the offspring of rats. Acta Pharmacol Toxicol (Kbh) 25:225–232
171. Pohlisch K (1927) Die Nachkommenschaft Delirium tremens-Kranker. Ein Beitrag zur Frage: Alkohol und Keimschädigung. Monatsschr Psychiatr Neurol 64:108–121
172. Prechtl HFR (1968) Neurological findings in newborn infants after pre- and paranatal complications. In: Jonxis JHP, Visser HKA (eds) Aspects of prematurity and dysmaturity. Troelstra, Leiden
173. Prechtl HFR, Touwen BCL (1970) The neurological examination of the child with minor nervous dysfunction. Heinemann, London
174. Quazi QH, Masakawa A (1976) Altered sex ratio in fetal alcohol syndrome. Lancet II:42
175. Randall CL (1977) Teratogenic effects of in utero ethanol exposure. In: Alcohol and opiates. Neurochemical and behavioral mechanisms. Academic Press, New York, pp 91–107
176. Randall CL, Taylor WJ, Walker DW (1977) Ethanol-induced malformations in mice. Alcoholism: Clin Exp Res 1:219–224
177. Rawat AK (1976) Effect of maternal ethanol consumption on foetal and neonatal rat hepatic protein synthesis. Biochem J 160:653–661
178. Reinhold L, Hütteroth H, Schulte-Wissermann H (1975) Das fetale Alkohol-Syndrom. Fallbericht über 2 Geschwister. Münch Med Wochenschr 117:1731–1734

179. Remy D (1973) Die internistischen Komplikationen des Alkoholismus. Allgemeinmedizin 49:955–958
180. Robinovitch LG (1903) Infantile alcoholism. Q J Inebr 25:231–236
181. Roe A (1944–1945) The adult adjustment of children of alcoholic parents in foster-homes. Q J Stud Alcohol 5:378–393
182. Root AW, Reiter EO, Andriola M, Duckett G (1975) Hypothalamic pituitary function in the fetal alcohol syndrome. J Pediatr 87:585–588
183. Rubin E, Lieber CS (1968) Hepatic microsomal enzymes in man and rat. Induction and inhibition by ethanol. Science 162:690–691
184. Rush D, Kass EH (1972) Maternal smoking: a reassessment of the association with perinatal mortality. Am J Epidemiol 96:183–196
185. Ryan M (1837) The philosophy of marriage in its social, moral and physical relation. Churchill, London
186. Salum J (1972) Delirium tremens and certain other acute sequels of alcohol abuse. Acta Psychiatr Scand (Suppl) 235
187. Samaille-Villette C, Samaille PP (1976) Le syndrome d'alcoolisme foetal. A propos de 47 observations.Thèse Médicine, Lille
188. Sandor S (1968) The influence of aethyl-alcohol on the development of the chick embryo II. Rev Roum Embryol Cytol, Ser Embryol 5:167–171
189. Sandor S, Amels D (1971) The action of aethanol on the prenatal development of albino rats. Rev Roum Embryol Cytol, Ser Embryol 8:105–118
190. Sandor S, Elias S (1968) The influence of aetyl-alcohol on the development of the chick embryo. Rev Roum Embryol Cytol, Ser Embryol 5:51–167
191. Saule H (1974) Fetales Alkoholsyndrom. Klin Pädiatr 186:452–455
192. Savel LE, Roth E (1962) Effects of smoking in pregnancy. A continuing retrospective study. Obstet Gynecol 20:313–316
193. Schachter M, Cotte S (1950) Maladies sociales et niveau mental de la descendence (alcoolisme, syphilis, tuberculose, paludisme). Pediat prat 21:215–222
194. Schaeffer O (1962) Alcohol withdrawal syndrome in a newborn infant of a Yukon Indian mother. Can Med Assoc J 87:1333–1334
195. Scharlieb M (1913) Alcohol and the child-bearing woman. Br J Inebr 11:62–66
196. Scheppe KJ (1977) Alkohol-Embryopathie. Zur Differentialdiagnose prä- und postnatal retardierter Kinder. Pädiatr Prax 18:207–218
197. Schwaighofer J (1912) Alkohol und Nachkommenschaft. Österr Sanitätswesen 14:567–572
198. Seckel HPG (1960) Bird headed dwarfs. Thomas, Springfield
199. Sedgewick (1725) A new treatise on liquors, wherein the use and abuse of wine, maltdrinks, water etc. are particularly considr'd in many diseases, constitutions and ages; with the propper manner of using them, hot, or cold, either as physick, diet or bath. Rivington, London
200. Seidenberg J, Majewski F (1978) Zur Häufigkeit der Alkoholembryopathie in den verschiedenen Phasen der mütterlichen Alkoholkrankheit. Suchtgefahren 24: 63–75
201. Seppälä M, Räihä NCR, Tamminen U (1971) Ethanol elimination in a mother and her premature twins. Lancet I:1188–1189
202. Shurygin GI (1974) Characteristics of the mental development of children of alcoholic mothers (russisch). Pediatria 11:71–73
203. Smith CJ (1947) Effects of maternal undernutrition upon the newborn infant in Holland (1944–1945). J Pediatr 30:229–243
204. Smith DW, Jones KL, Hanson JW (1976) Perspectives on the cause and frequency of the fetal alcohol syndrome. Ann Acad Sci NY 273:138–139
205. Smith M, Hopkinson DA, Harris H (1973) Studies on the subunit structure and molecular size of the human alcohol dehydrogenase isoenzymes determined by the different loci ADH1, ADH2, and ADH3. Ann Hum Genet 36:401–409

206. Spohr HL, Timm J (1977) Das fetale Alkoholsyndrom. 26. Tgg. Nordwestdtsch. Ges. Kinderheilkd. Bremen, Juni 1977
207. Spranger J, Friedrich J (1965) Primordialer Zwergwuchs Typ Russell-Silver. Pädiatr Prax 4:507–518
208. Spranger J, Ochsenfahrt A, Kock HP, Henke J (1968) Anthropometrische Normdaten im Kindesalter. Z Kinderheilkd 103:1–12
209. Stankusev T, Hinova L, Razboynikova E (1975) Pecularities in the psychic development and behavior of children from alcoholic parents (russisch). Pediatria 17:25–29
210. Stein Z, Susser M (1975) The Dutch famine, 1944–1945, and the reproducitve process. I. Effects on six indices at birth. Pediatr Res 9:70
211. Stevens JP (1857) Some of the effects of alcohol upon the physical constitution of man. South Med Surg J 13:451–462
212. Stockard CR (1913) The effect on the offspring of intoxicating the male parent and the transmission of the defects to subsequent generations. Am Nat 47:641–682
213. Stockard CR (1914) The artificial production of eye abnormalities in the chick embryo. Anat Rec 8:33–38
214. Stockard CR, Papanicolaou GA (1916) A further analysis of the hereditary transmission of degeneracy and deformities by the descendants of alcoholized mammals. Am Nat 50:65–88, 144–177
215. Streissguth AP, Herman CS, Smith DW (1978) Intelligence, behavior, and dysmorphogenesis in the fetal alcohol syndrome: A report on 20 patients. J Pediatr 92:363–367
216. Sullivan WC (1899) A note on the influence of maternal inebriety on the offspring. J Ment Sci 45:489–503
217. Taylor AI (1968) Autosomal trisomy syndromes: a detailed study of 27 cases of Edwards' syndrome and 27 cases of Patau's syndrome. J Med Genet 5:227–241
218. Tenbrinck MS, Buchin SY (1975) Fetal alcohol syndrome. JAMA 232:1144–1147
219. Teschke R, Hasamura Y, Lieber CS (1975) Hepatic microsomal alcohol-oxydizing system. J Biol Chem 250:7397
220. Thalhammer O (1971) Embryopathien. In: Opitz H, Schmid F (Hrsg), Handbuch der Kinderheilkunde, Bd I/1. Springer, Berlin Heidelberg New York, S 730–768
221. Thiersch JB (1952) Therapeutic abortions with a folic acid antagnoist, 4-Aminopteroylglutamic acid (4-Amino-P.G.A.) administered by the oral route. Am J Obst Gynecol 63:1298–1304
222. Tillner I, Majewski F (1978) Furrows and dermal ridges of the hand in patients with alcohol embryopathy. Hum Genet 42:307–314
223. Trotter T (1813) An essay, medical philosophical, and chemical, on drunkenness, and its effects on the human body. Bradford & Read, Boston
224. Tze WJ, Lee M (1975) Adverse effects of maternal alcohol consumption on pregnancy and foetal growth in rats. Nature (New Biol) 257:479–480
225. Tze WJ, Friesen HG, MacLeod PM (1976) Growth hormone response in fetal alcohol syndrome. Arch Dis Child 51:703–706
226. Ulleland C, Wennberg RP, Igo RP, Smith NJ (1970) The offspring of alcoholic mothers. Pediatr Res 4:474
227. Ulleland CN (1972) The offspring of alcoholic mothers. Ann NY Acad Sci 197: 167–169
228. Vargas GC, Pildes RS, Vidyasager D, Keith LG (1975) Effect of maternal heroin addiction on 67 liveborn neonates. Withdrawal symptoms, small body size and small head circumference were frequent findings. Clin Pediatr 14:751–753

229. Veith S, Sitzmann F, Prestele H (1975) Normalwerte für Lactat- und Glutamatdehydrogenase sowie Leucinarylamidase, erstellt mit optimierten Standardansätzen. Klin Pädiatr 187:244–251
230. Veitch RL, Lumeng L, Li TK (1975) Vitamin-B6-metabolism in chronic alcohol abuse. J Clin Invest 55:1026–1029
231. Victor M, Adams RD, Collins GH (1971) The Wernicke-Korsakow-Syndrome. A clinical and pathological study of 245 patients with post mortem examination. Davis, Philadelphia
232. Volk B (1977) Hirnbefunde bei der Ratte im Rahmen des „embryofetalen Alkoholsyndroms". Unfall- und Sicherheitsforschung, Straßenverkehr 10:125–128
233. Wagner L, Wagner G, Guerrero J (1970) Effect of alcohol on premature newborn infants. Am J Obstet Gynecol 108:308–315
234. Warner RH, Rosett HL (1975) The effects of drinking on offspring. Q J Stud Alcohol 36:1395–1420
235. Wartburg JP von (1976) Metabolic consequences of alcohol consumption. 2nd Eur. Nutr. Conf. München, 14–17 September 1976
236. Wartburg JP von, Papenberg J, Aebi H (1965) An atypical human alcohol dehydrogenase. Can J Biochem 43:889–891
237. Wietholz H, Colombo JP (1976) Enzyme signalisieren den Effekt der Alkohol-Entziehungskur. Schweiz Med Wochenschr 106:981–986
238. Wilson GS, Desmond MM, Verniaud WM (1973) Early development of infants of heroin-addicted mothers. Am J Dis Child 126:457–462
239. Wilson JG (1973) Environment and birth defects. Academic Press, New York, London
240. Wilson JG (1974) Teratologic causation in man and its evaluation in non-human primates. In: Motulsky AG, Lenz W (eds) Birth defects: Proceedings of the 4th International Conference, Vienna 1973. Excerpta Medica, Amsterdam
241. Wu A, Chanarin I, Levi AJ (1974) Macrocytosis of chronic alcoholism. Lancet I:829
242. Zackai EH, Mellmann WJ, Neiderer B, Hanson JW (1975) The fetal trimethadione syndrome. J Pediatr 87:280–284
243. Zelson C, Rubio E, Wassermann E (1971) Neonatal narcotic addiction: Ten year observation. Pediatrics 48:178–189

Pulmonary Sequestration

B. SAVIĆ, F.-J. BIRTEL, R. KNOCHE, W. THOLEN, and H. SCHILD[1]

[1] Chirurgische Klinik und Poliklinik, Venusberg, D-5300 Bonn

Key words: *Intralobar and extralobar pulmonary sequestration – development theories – frequency – arterial supply – venous drainage – histologic findings – concomitant anomalies – treatment.*

1 Introduction

This paper is based on 462 intralobar (IPS), 150 extralobar (EPS) and 6 combined intra- and extralobar pulmonary sequestrations, as well as 5 sequestrations of a total lung, 2 bilateral IPSs and 1 bilateral EPS. All have been reported in worldwide literature between 1862 and 1978. However, whether a sequestration was of the intra- or extralobar variety was not distinguished in some papers. Eight IPSs and two EPSs were diagnosed and treated in the Chirurgische Universitätsklinik, Bonn.

The Index Medicus was reviewed back to 1955 under the following headings: Intra- and extralobar pulmonary sequestration, *Nebenlunge,* accessory lung, and congenital bronchopulmonary cyst. Older bibliography was drawn from indexes of separate papers. Original publications were borrowed from libraries abroad in more than 250 cases. We could not secure all of the titles, especially publications from Eastern Europe, China, and Turkey. However, publications came from nearly all European and North and South American countries. The great majority of papers from the African continent came from South Africa and those from Asiatic countries, mainly from the U.S. S.R. and Japan.

After translation only those publications that included tables or a detailed description of a case were considered. Frequency, location, sex ratio, vascular supply, pathology, concomitant anomalies, clinical findings, diagnosis, and therapy were specifically emphasized in evaluation of publications. Histologic data were only interpreted when detailed information was given in the papers.

2 Definition and Classification

It took more than a century until it became possible to clearly separate the different forms of inborn anomalies of arteries and parenchyma of the lung.

Since the first description of an aberrant pulmonary artery [*Huber* and *Schubert* in 1777, cited by *Hertzog* et al. (92)], of an EPS [*Rokitansky* (171) and *Rektorzik* (165) in 1861], and of an IPS [*Fischer* in 1928 (57)] many efforts have been made to define and systematize these abnormalities (Table 1). Today the following definition of pulmonary sequestration has become clear:

1) The affected part of the lung has no connection with the bronchial tree of the normal lung parenchyma.
2) Arterial supply is by one or more arteries arising from the aorta or its branches.

Table 1. References to intra- and extralobar pulmonary sequestration under different names

IPS	Author	Year
Intralobar sequestration of lung	*Pryce*	1946
Congenital cystic disease of lung	*Ravitch* et al.	1949
Aberrant systemic arteries to lower lung	*Cole* et al.	1951
Congenital bronchopulmonary cyst associated with an anomalous artery	*Abul-Wafa*	1954
Bronchopulmonary sequestration	*Bergmann* et al.	1956
Congenital bronchopulmonary foregut malformation	*Gerle* et al.	1958
Congenital cystic adenomatoid malformation with anomalous blood supply	*Hutchin* et al.	1971
EPS		
Akzessorische Lungenlappen	*Rektorzik*	1861
Abdominales Lungengewebe	*Vogel*	1899
Nebenlunge	*Lewisohn*	1902
Bauchlunge	*Beneke*	1905
Rokitanskyscher Lappen	*Peter*	1930
Lower accessory lung	*DeBakey* et al.	1950
Pulmonary aberration	*Gans* et al.	1951
Lower pulmonary aberrent lobe	*Song*	1956
Supernümery lung	*Raymond* et al.	1956
Cystic aberrant lobe	*Brea* et al.	1958

In IPS the respective tissue has a pleural covering in common with a lung lobe, and venous drainage is usually via a lung vein. With EPS the affected tissue has a pleural envelope of its own and may be found in the abdominal cavity. Venous drainage is mostly by veins of the systemic circulation.

By means of this definition pulmonary sequestration is clearly separated from other lung abnormalities.

Pryce (160, 160a) injected contrast medium into arteries of normal and sequestrated lung parenchyma. As a result of his investigations he postulated the following types of IPS:

Type I; This type shows a connection between the anomalous artery and a hypoplastic pulmonary artery. There is no malformation of lung parenchyma ("arterial sequestration").

Type II: The anomalous artery shows ramifications in the affected lung region and anastomoses with the pulmonary artery in the normal parenchyma ("mixed form of sequestration").

Type III: The anomalous artery shows ramifications in the affected lung region, but there are no anastomoses with the pulmonary artery. Some segmental bronchi are hypoplastic or totally absent ("pure sequestration").

Le Brigand et al. (127) designate a further subgroup based on the bronchial component of the malformation.

The anomalous artery divides in the affected lung region; the pulmonary artery is normal. The nonaffected parenchyma and segmental bronchi are displaced by the anomalous tissue ("bronchogenic sequestration").

The classifications mentioned above were not taken into further consideration in this paper for two reasons:

1) These are special forms that seem to be of primarily embryologic interest.
2) A very specialized classification has the drawback that only a few cases belong to the different categories.

Therefore just two groups are dealt with, i.e., IPS and EPS, only considering major anatomic characteristics. It must be emphasized that anomalous arteries to the lung are not only described in connection with pulmonary sequestration; by definition this is the exceptional item in whcih abnormalities of both lung tissue and vessels coexist. The frequency with which these lung and vessel abnormalities coexist and the preference for some locations suggest a common pathogenic mechanism for both findings.

It is significant that due to its diagnostic and therapeutic consequences, pulmonary sequestration is a peculiar finding as compared with other malformations of the lung.

It is our opinion that the term sequestration first used by *Pryce* (16o, 16oa) should continue to be used despite all criticism, since all other suggested terms (25, 78, 167, 198) are less accurate, and any new designation by the authors would only bring about greater confusion.

3 Theories for Development of Pulmonary Sequestration

Since the first description of a pulmonary sequestration the following questions continue to be a matter for discussion: Is pulmonary sequestration inborn or is it an acquired anomaly? What are the pathogenetic mechanisms? Is the abnormal artery or the malformation of the lung the primary lesion, or do both findings simply coexist by chance? Do intra- and extralobar pulmonary sequestration have a pathogenetic mechanism in common? At what embryologic age do pulmonary sequestrations start to develop?

Approximately 40 different hypotheses were presented in answer to these questions [*Biancalana* (18)]. Nevertheless, the different opinions can be reduced to two fundamental theories: excess theory and theory of tractioning.

3.1 Theory of Tractioning

This is the most widely accepted theory; according to it the cause of pulmonary sequestration is the deficient development of the pulmonary artery. Thus, the anomalous artery exerts traction on the developing lung tissue and so progressively displaces it caudally. The following possibilities then exist:

1) Normal growth of the lung without separation; the aberrant artery persists (Type I, as defined by *Pryce*).
2) Separation of the part that is likewise "captured" by the anomalous artery; this pulmonary tissue survives and becomes a pulmonary sequestration.
3) Separation and mortification of the "captured" part without any other variations. If this takes place in a very early embryologic period, partial or total agenesis of the lung results.

In accordance with the theory of tractioning, the following mechanisms may lead to sequestration:

1) Maldevelopment of the interlobar fissure [*Rektorzik* (165)]
2) A partitioning process by the aortic arch [*Vogel* (210)]
3) For those cases in the abdomen: separation by the developing septum pleuroperitoneale [*Carter* and *Osborne* (42)]
4) Embryional adhesions between the developing lung buds and neighboring organs [*Cockayne* and *Gladstone* (46)].

Pryce and other authors contend that the anomalous vessel is derived from a branch of the right or left dorsal aorta (160, 160a, 26).

Smith (191) specifically calls attention to the hypoplastic pulmonary artery found in some cases. His theory is the following: The hypoplastic pulmonary artery leads to hypoperfusion of some lung regions, which in turn favors persistence of other vessels that supply the same area; these arteries, e.g., branches of the dorsal aorta, would normally vanish. The first areas to be hypoperfused are the lower lobes since they are more distant from the pulmonary artery. This condition explains the frequency of pulmonary sequestrations in the lower lobes.

Cystic changes of the lung tissue are a postnatal development. These changes are caused by the higher systemic blood pressure and the increased oxygen load of blood in the aberrant vessel [*Smith* (191)]. In contrast *Boyden* (27) doubts that embryonal capillaries can exert traction on lung tissue, especially since lung tissue at this time consists of a massive cuboidal epithelium. *Boyden* maintains that the lung changes are caused by some presently unknown metabolic processes.

3.2 Excess Theory

According to excess theory, pulmonary sequestration consists of abundant embryonal lung tissue. In 1878 *Ruge* (174) considered that this finding could possibly be derived from a third pulmonary primordium. The frequent connections of pulmonary sequestrations with the esophagus or the stomach would suggest that this third unpaired primordium originates in the foregut too (14, 62, 64).

Schuster and *Huzly* (186) deny a pathogenetic relationship between the aberrant artery and the pulmonary sequestration; instead they emphasize that the histologic picture is that of a hamartoma.

In some papers concerning embryology the 18th to 40th day of embryologic age is given as the period in which the pulmonary sequestration forms (10, 65, 68, 69, 87, 118, 160, 160a). Despite the different theories and hypotheses, embryonal development of pulmonary sequestration still has to be elucidated. The coincidental occurrence of diagnosis of pulmonary sequestration and other anomalies in many premature babies is a convincing argument for pulmonary sequestration as an inborn anomaly that is also known in animals (190).

The occurrence of an anomalous artery to the lung without pulmonary sequestration argues against the aberrant artery as the only cause of pulmonary sequestration. It is still in question whether a certain part of the lung tissue stimulates new growth of the anomalous vessel or whether the abnormal artery is a vessel that did not regress during embryonal development. In 7.25% of our cases the position of pulmonary sequestrations was in the dorsobasal parts of the lower lung lobes and the hypoplastic pulmonary artery on the side of the pulmonary sequestration. This might lead to the following theory: A primarily insufficient vascular supply of some area might cause production of factors that stimulate growth of vessels.

In view of the size of the anomalous artery and the frequency with which it arises close to the diaphragm, it seems possible that this vessel is derived from a persistent part of the dorsal aorta (27, 160, 160a). On the other hand, this cannot explain vessels coming from other branches of the aorta, e.g., subclavian artery, internal thoracic artery, and intercostal arteries.

As the anomalous artery is often of great dimensions, sometimes even comparable with aortic size, we think it is a persistent vessel; it is hard to believe that one or more vessels of this size can be of secondary origin.

In summary: We think that an area with a primary lack of blood supply causes persistence of vessels that would normally regress. Simultaneous appearance of intra- and extralobar pulmonary sequestrations and transitional forms [see survey, *Blesovsky* (23)] may indicate a common pathogenesis of both forms. Whether the development of pulmonary sequestration is by separation of an already formed part of lung tissue, as assumed in the Pryce hypothesis (160), or whether sequestration is an additional bronchopulmonary mass, as assumed in the excess theory, cannot be established with certainty. There is probably no single theory valid for all cases [see also *Bolck* (26)].

4 Intralobar Pulmonary Sequestration (IPS)

4.1 Frequency

Up to the beginning of 1978, 462 well-documented cases have been reported in world literature, including eight from the Chirurgische Universitätsklinik, Bonn. In some reports IPS were found in 0.15%–1.7% of all operations performed for inborn pulmonary anomalies (48).

4.2 Location

Analysis of the literature shows that IPS are located on the left side in 55.8% and on the right in 44.2% (Fig. 1). In 98% of cases the lower lobe was affected, in 2%, the upper lobe (involvement of the middle lobe was described in only one case). In the majority (81%) the posterobasal segment of the lower lobe showed the sequestration, in 16% several segments were involved, and in 5% the pulmonary sequestration included all but the apical segment of the lower lobe.

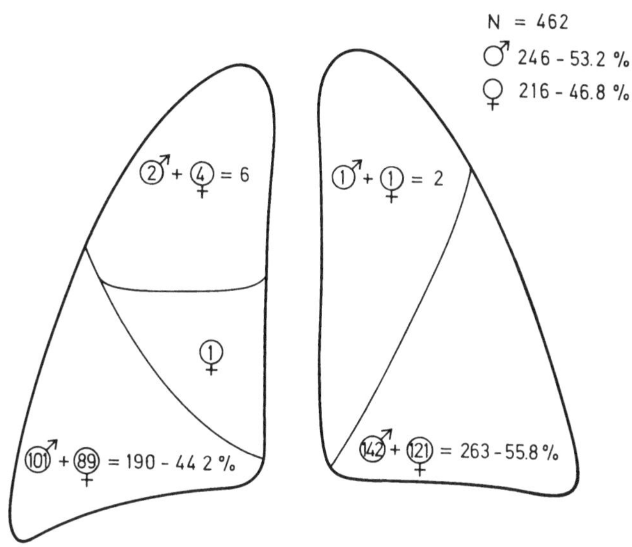

Fig. 1. Location of IPS

4.3 Sex Ratio

Of the 462 IPS cases, 53.2% were male and 46.8% female.

4.4 Arterial Supply

Normally the supplying vessel(s) originates from the aorta and runs through the inferior pulmonary ligament. Dorsally they gain access to the affected pulmonary tissue where they ramificate. At times this ramification is found before the artery enters the lung tissue. In six cases the course of the artery was behind the esophagus. A concomitant hypoplastic pulmonary artery on the side of the pulmonary sequestration was found in 7.25% of the cases.

4.4.1 *Origin of Arterial Supply*

In 435 documented IPS cases and 8 personally treated in our hospital, the exact origin of the anomalous vessel(s) was described. The artery was a branch of the descending thoracic aorta in 323 cases, 84 times it originated from the abdominal aorta, and in 36 cases arteries were the site of origin (Table 2).

Table 2. Origin of the anomalous vessel(s)

Source	Number	Percentage
Descending thoracic aorta	323	72.8
Abdominal aorta	84	18.7
Intercostal artery	17	3.7
Subclavian artery	3	
Arteria anonyma	3	
Internal thoracic artery	4	
Pericardiacophrenic artery	1	
Celiac artery	6	
Splenic artery	2	
Total	443	

4.4.2 *Number of Arteries*

In 366 (84.2%) of the 435 cases one single artery was found; the presence of more than one artery was described in 69 (15.8%) cases. It is of particular interest that in rare cases pulmonary sequestrations are supplied by several vessels, all of which have different origin. For example, in one patient the sequestration was supplied at the same time from the thoracic aorta, the internal thoracic artery, and the celiac trunk (157). In one of our cases there were four vessels branching from intercostal arteries, and four others coming through the diaphragm from the abdominal aorta (Fig. 2).

4.4.3 *Size of the Anomalous Arteries*

In 206 cases the size of the anomalous arteries was measured. The average diameter was 6.3 mm for vessels originating from the descending thoracic aorta and 6.6 mm for those coming from the abdominal aorta. The smallest anomalous artery described measured about 1 mm in diameter, the largest, about 25 mm.

4.4.4 *Histology of the Anomalous Arteries*

Depending on the amount of elastic or muscular elements, the anomalous arteries are grouped into elastic or muscular vessels: arteries of pulmonary or systemic type, re-

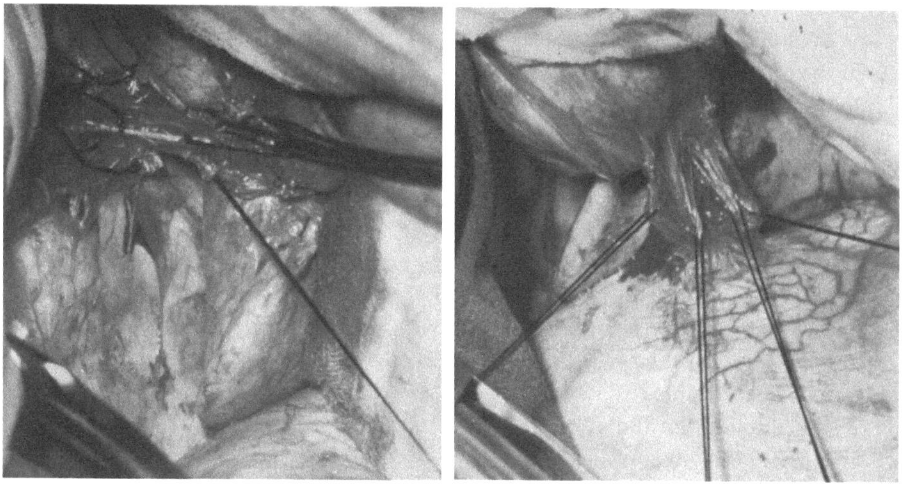

Fig. 2a, b. Intralobar pulmonary sequestration supplied by eight anomalous arteries, four of which originated from intercostal arteries; the others were branches of the abdominal aorta

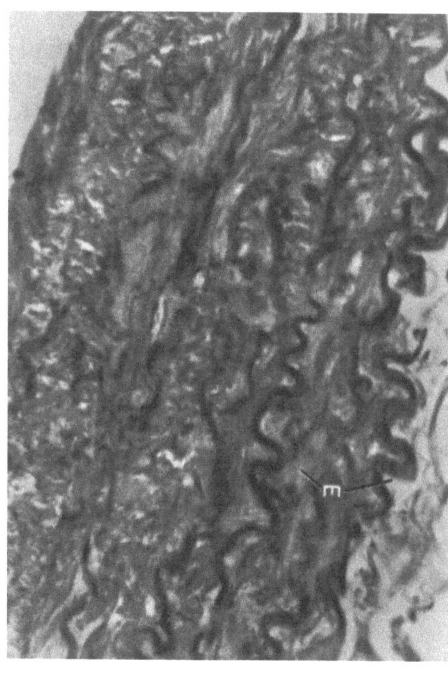

Fig. 3. Shunt vessel with hypertrophic smooth muscle cells

spectively. The latter is also called bronchial type. A third group is the elastic–systemic type, i.e., both histologic elements are combined.

Of the 60 histologic descriptions that can be taken into account, most arteries were elastic type, less were muscular type, and those of the mixed type constituted the smallest group. In a case described by *Simopoulos* et al. (189) there were three anomalous arteries, two elastic type and one muscular type, supplying one pulmonary sequestration.

Anastomoses or shunts have been found in IPS that were different from both arteries and veins in that their wall consisted of hypertrophic smooth muscle fibers (Fig. 3).

Often arteriosclerotic changes were found in the anomalous vessels, in rare cases already in children at the age of 5–16 years. These changes sometimes narrowed the lumen to a great extent.

Classification of the abnormal artery is difficult because muscular elements may prevail close to the origin of the vessel, while close to the lumen elastic fibers may predominate (134). Definite typing of vessels therefore depends on the direction of the section. Also it is not certain whether differentiation has been based on common criteria, e.g., those given by *Mannix* and *Haight* (134).

We do not attach special significance to the type of artery and, for the above-mentioned reasons, we do not draw any pathogenetic conclusions from his classification. Arteriosclerotic changes of the elastic vessels can be related to age, blood pressure, and possibly existing sepsis (36, 191). The correlation with age of the patient is very marked, but significant changes in vessel walls have even been seen in childhood. In contrast, arteries of the muscular type did not show arteriosclerotic changes, which may be explained by the higher power of resistance to high blood pressure (68, 198).

4.4.5 *Distribution of the Anomalous Arteries*

Detailed information about the ramification of the anomalous artery – according to *Pryce*'s classification – was found in 35 cases only:

Type II *(Pryce)* was found in 12 cases.

Type III *(Pryce)* was found in 16 cases.

Type Le Brigand was found in 7 cases.

Type I *(Pryce)*, an anomalous vessel without anomaly of the pulmonary parenchyma, by definition is not included in IPS.

4.5 Venous Drainage and Shunts

With IPSs blood is normally drained by pulmonary veins to the left heart. Sometimes an exceptionally large lower lung vein was documented. In 23 cases veins drained the affected area into the inferior vena cava, superior vena cava, hemiazygos vein, azygos vein, or intercostal veins (Table 3).

As a rule, the veins go with the anomalous arteries, but exceptions are well-known, e.g., in one patient the anomalous artery originated from the thoracic aorta, while the vein penetrated the diaphragm draining the affected area into the hemiazygos vein (35).

Also, simultaneous drainage by pulmonary veins and an accessory vein accompanying the artery is known (167).

Table 3. Intralobar pulmonary sequestration: Venous drainage by veins of the systemic circulation (n = 23)

Venous drainage	Number
Superior vena cava	3
Inferior vena cava	5
Azygos vein	7
Hemiazygos vein	5
Intercostal vein	3
Total	23

In the most cases of IPS there is a left-to-left shunt. Shunt volume has been measured accurately in the case of a 23-year-old patient with IPS [*Solit* et al. (192)]. On a retrograde aortography the investigators had found an anomalous artery emanating from the thoracic aorta. Venous blood was drained via the right lower lung vein. The patient showed no symptoms, but a preoperative cardiac catheterization was performed and a cardiac output of 6.71 liters per minute was measured. Eight months after the operation this output had fallen to 4.6 liters per minute. For *Solit* and co-workers this is evidence for a significant left-to-left shunt. They explain the reasoning for the absence of hypertrophy patterns in the ECG by the patient's young age and the small shunt volume compared, e.g., with that in the case of a persistent arterial duct.

A shunt between the abnormal artery and the pulmonary artery was demonstrated by other authors (155). They showed that the partial pressure of oxygen in the right pulmonary artery was 6 mm higher than that in the left pulmonary artery. This finding was confirmed by a krypton 85 inhalation test, which showed a higher percentage of gas in the right pulmonary artery. *Findlay* and *Maier* (66) operated on a 28-year-old patient who suffered from dyspnea on physical excercise. Performing a lobectomy they first ligated the lower branch of the pulmonary artery, then the vein, and finally the abnormal artery, which measured 10 mm in diameter. After the ligature of the anomalous artery, blood pressure increased to about 200 mm Hg, subsequently decreasing to normal values. This finding can be interpreted as continuous volume load on the left ventricle, and the temporary increase in blood pressure was due to the sudden increase of resistance after closure of the anomalous artery. A machinery murmur as manifestation of a shunt was found in a 15-year-old boy who did not show any symptoms. This murmur disappeared after ligature of the particular vessel (2).

Apart from some indirect hints in the above-mentioned cases, e.g., dyspnea on exertion, heart or vessel murmurs, or an obviously large pulmonary vein, we could not find particulars about clinical manifestations of shunts in pulmonary sequestrations. Left or right ventricular hypertrophy patterns in the ECG were found in very few cases. Hence the only thing we can state is that shunts have been demonstrated in both forms of pulmonary sequestration, but to date constant clinical findings could not be correlated to them.

4.6 Macroscopic Findings

The affected tissue is located within a lung lobe, with which it has a pleural envelope in common. The finding is mostly limited to one segment; more than one segment, or even a whole lobe, were affected in only 16% of IPSs. The color of the pulmonary sequestration varies from blue to pale gray-red to yellow, and the IPS is clearly demarcated from the normal lung parenchyma. Rarely did the sequestration appear like normal lung tissue. Sometimes borderline to the normal tissue a 1–2 mm deep depression of the pleura was noted. The pleura over the affected area may be adherent to the diaphragm, the mediastinum, or the chest wall. The arterial vessels enter the affected area in the dorsal mediobasal part, running in the pulmonary ligament or free in the phrenicocostal sinus. The area where the artery enters the affected pulmonary parenchyma is called a hilus by some authors, because sometimes the tissue is slightly indented in this location.

The consistency of an IPS is tense, elastic to fleshlike, or fast to hard. On the cut surface cysts in different numbers and sizes have been found. They may show mucous discharge that may be bloody or purulent (Fig. 4).

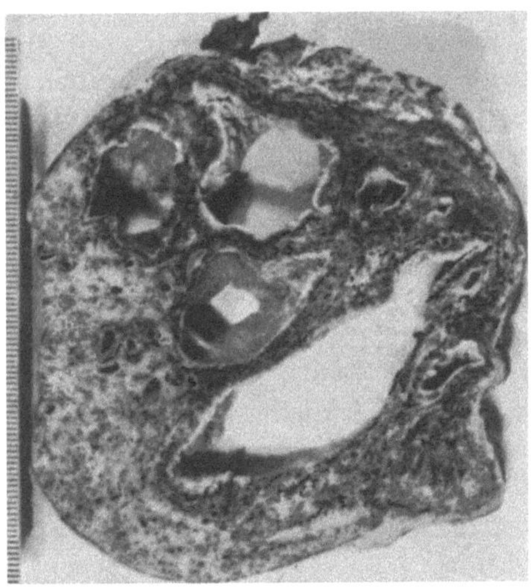

Fig. 4. Cut surfaces of IPS

4.7 Histologic Findings

Bikfalvi and *Balas* (19) distinguish two forms of IPS by means of clinical and radiologic findings. Their differentiation was also used as a basis for histologic grouping by *Stoecker* (198). The two forms are:

1) Cystic–bronchiectatic (patients present with many symptoms)
2) Pseudotumorous (patients present with few symptoms).

While the pseudotumorous form is found very rarely (only six cases in the literature), cysts are almost always present. Depending on the number and distribution of cysts one can distinguish between the following varieties:

1) Monocystic: One large cyst occupies the affected area.
2) Polycystic: Many smaller cysts are distributed all over the affected tissue; in part they communicate with each other.
3) Mixed-cystic: The affected tissue consists of one larger cyst which is surrounded by many smaller ones.

In a survey of 100 reports with detailed histologic descriptions the monocystic variety was found in 28 cases, the polycystic form in 64, and the mixed cystic variety in 8.

Most of the cysts were lined with columnar epithelium; defects in the lining were frequent. Sometimes the walls of cysts consist of inflammatory granulation tissue that contains giant cells, or are made out of hyaline tissue without epithelial lining. In addition, fibrous connective tissue with dilated bronchi and sclerosed vessels was found in the vicinity of cysts.

The lumen of the vessels may be obstructed totally by thrombosis or a marked endarteriitis of the small arterioles. The contiguous normal lung parenchyma is atelectatic and infiltrated by inflammatory tissue; in some cases it is carnificated. Bronchiectatic changes were described in 18% of the cases, and in some patients the lower lobes showed a compensatory emphysema.

The above-mentioned cystic changes have been demonstrated shortly after birth.

5 IPS and Other Lung Diseases

In 10 cases a tuberculosis was found in the sequestrated part of the lung (26, 63, 102, 107, 157, 191). The tuberculous process may be restricted to the IPS (106, 191).

Caseous penumonias, caseous necroses, epitheloid cells, and Langhans' giant cells, as well as acid-fast bacteria, were described.

A nocardia mycel was found in the pulmonary sequestrations of 44- and 26-year-old patients (44, 119).

5.1 Concomitant Anomalies

In 11.9% of IPSs additional anomalies were found; further varieties of pulmonary tissue, bronchi, or arteries in the same case are not included in this percentage.

Most frequently anomalies affected the esophagus, the diaphragm, and the skeleton. Anomalies of the diaphragm consisted mainly of hernias; in the esophagal region, diverticula and fistulas dominated. Anomalies of the bony skeleton in most cases affected the spine and consisted of scoliosis and abnormal vertebrae (Table 4).

Anomalies of the heart, the pericardium, and the great vessels were seen in 2% of all IPSs. Among these were tetralogy of Fallot, patent arterial duct, and anomalies of the aortic arch. In one patient a defective pericardium is mentioned (73).

Table 4. Intralobar pulmonary sequestration: Concomitant anomalies in 462 cases

Anomaly	Number	Percentage
Esophagobronchial fistulas and diverticula	17	3.67
Hernia of diaphragm	12	2.59
Skeleton	17	3.67
Heart, pericardium, great vessels	8	1.73
Kidney	4	0.86
Brain	1	0.26
Aplasia of uterus	1	0.26
Total	60	11.9

5.2 Symptoms and Signs

In 37.2% of the patients, initial symptoms appeared in the first years of life. A total of 56% had symptoms before the end of the second decade and in 71% symptoms were found before the 30th year of age. Very rarely were the first complaints made beyond the 50th year.

A total of 15.5% of the patients showed no symptoms, and in these cases the anomaly was found by chance through mass survey, examinations for other diseases, or routine checkups.

The predominating symptoms were cough, sputum, and recurrent pneumonias. The severity of symptoms increase with time: sputum becomes purulent, hemoptysis occurs, and finally the patient is chronically ill. In childhood the disease can lead to maldevelopment. Rarely do symptoms develop suddenly without previous signs, e.g., a sudden hemoptysis or a spontaneous pneumothorax as first manifestation of pulmonary sequestration. Nausea, dysphagia, anorexia, nightsweats, oppressive feelings, or asthmatic complaints and sometimes loss of weight were found more rarely as sole symptoms. The majority of complaints in cases of IPS were caused by recurrent inflammations; these are promoted by retention of secretions in the cysts (178). *Stoecker* (198) recognized that inflammations in the sequestrated part often appear subsequently to other infectious diseases, often those of childhood. He thinks of IPS as a "locus minoris resistentiae" to inflammatory stimuli.

The clinical picture of recurrent inflammations is in accordance with the histologic finding of inflammatory infiltrations. When inflammation encroaches upon normal lung parenchyma additional symptoms, e.g., sputum, pneumonias, or hemoptysis appear in addition to the dry cough that had often already existed for a longer time. Dyspnea can be explained by the loss of lung tissue and also by the increased cardiac output due to the shunt (see above).

5.3 Diagnosis

In the typical case physical examination reveals dullness of percussion and diminished or absent breath sounds over the affected area. On inspection, cyanosis, clubbed fingers, asymmetric chest, rib anomalies, funnel chest, local signs of inflammation, or, in a rare case, a fistula can be found.

By means of an exercise tolerance test the severity of dyspnea can be judged. Auscultation sometimes reveals murmurs. In 4% of the cases a pleuritis with concomitant pleural effusion was found.

The frontal chest x-ray showed a cystic picture or a homogenous or inhomogenous opacification, particularly in the cardiophrenic angle (Fig. 5). Calcifications in the cyst walls have rarely been seen. A lateral view should be obtained in all cases as retrocardial lung changes can be hidden on the frontal chest x-ray. By means of tomography the structure and extension of the lesion can be judged more thoroughly. Sometimes the anomalous artery may be demonstrated; this establishes the diagnosis of a pulmonary sequestration in 5% of the cases.

Often there were no findings on bronchoscopy, but sometimes bloody or purulent mucus was aspirated out of lower lobe bronchi, or there were obvious anomalies of bronchi.

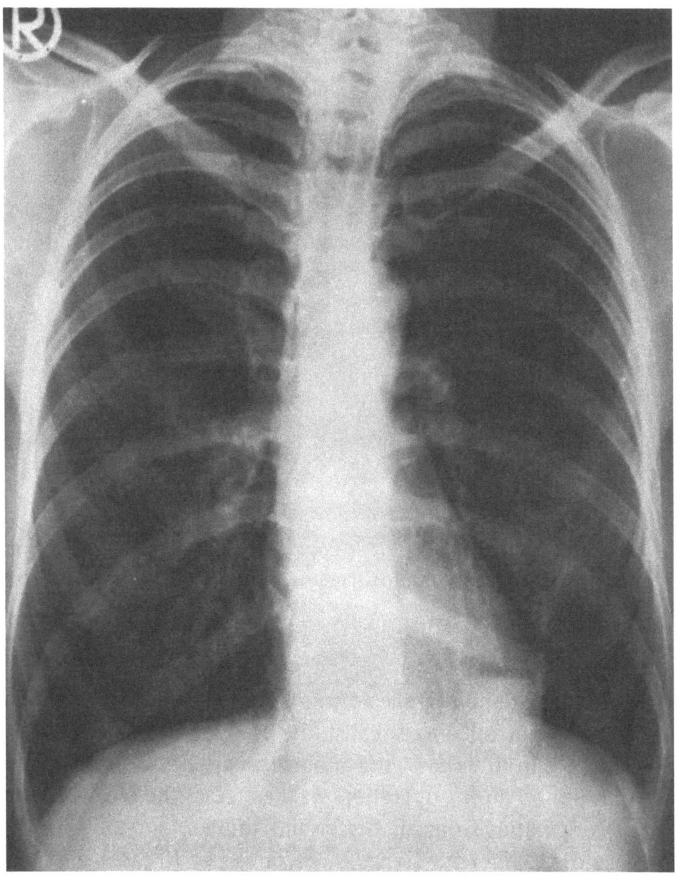

Fig. 5. Frontal x-ray showing a cystic picture

On bronchography, displacement of normal bronchi was observed and at most times an area devoid of bronchi was found where plain chest roentgenography showed an opacification (according to the definition given above, the sequestratet part has no connection to the normal bronchial tree) (Fig. 6).

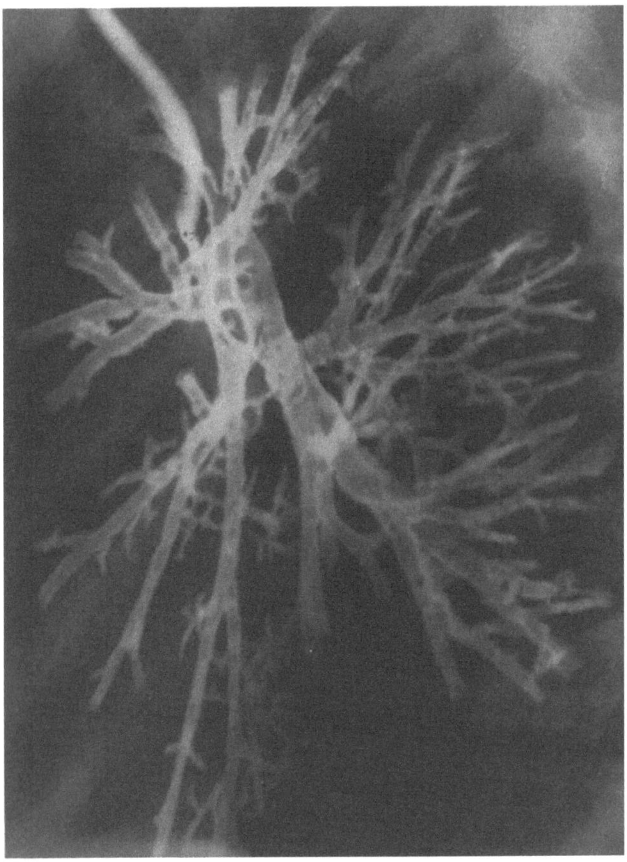

Fig. 6. Bronchography demonstrating absence of communication between bronchial tree and IPS

By means of a retrograde aortography the abnormal artery can be demonstrated, and it may be possible to establish the preoperative diagnosis of pulmonary sequestration (Fig. 7). In three cases the anomalous artery could not be seen on aortography and was only found during operation. In these cases the IPS was supplied by several smaller arteries originating from the descending thoracic aorta.

A cardiac catheterization was performed in 20 cases, and in 15 the anomalous artery could be demonstrated. In the other five cases the artery was found only on operation. By means of a selective angiography of the bronchial arteries we could show

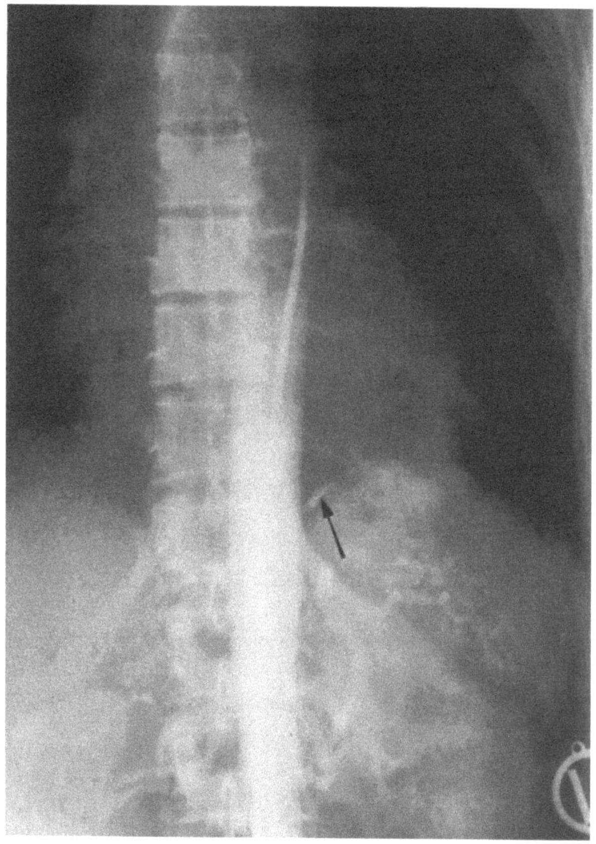

Fig. 7. Anomalous artery demonstrated by aortography

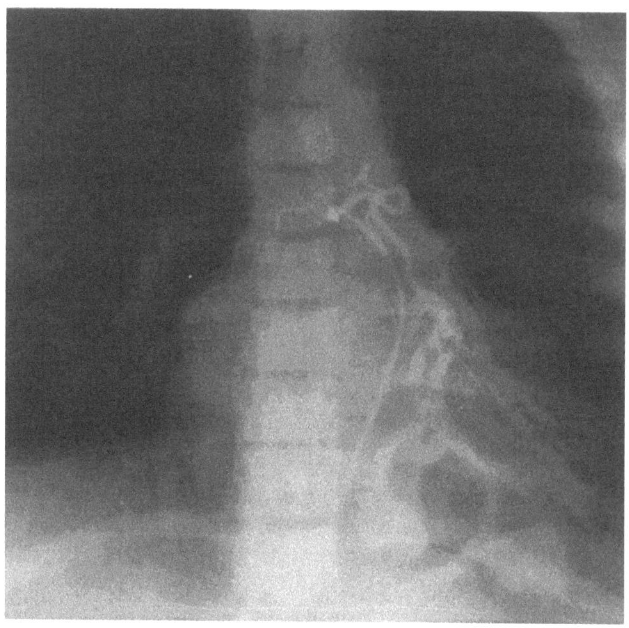

Fig. 8. Bronchial arteriography: the sequestration is not supplied by bronchial arteries

in two cases that the affected pulmonary parenchyma was not supplied by bronchial arteries (Fig. 8).

As a rule, pulmonary function tests show only a few restrictions and are not necessary for routine diagnostic workup. Apart from an increased number of leukocytes, a shift to the left, or an increased erythrocyte sedimentation rate as evidence for an inflammatory process, laboratory results were mostly inconspicuous. Tests for tuberculosis, histoplasmosis, or *Echinococcus* infestation were negative in the great majority. ECG analysis was without findings in most cases, but a few tracings showed hypertrophic patterns.

5.3.1 Differential Diagnosis

Intralobar pulmonary sequestration has to be differentiated from many other diseases. Table 5, in which the preoperative diagnoses or suspected findings of 100 cases are listed, can serve as a survey of differential diagnosis.

Table 5. Preoperative and tentative diagnosis in 100 cases of IPS

Diagnosis	Number
IPS	39
Suspicion of IPS	8
Pulmonary cyst	29
Abscess	9
Bronchiectasis	9
Tumor of the lung	6
Adenoma	2
Neurinoma	2
Pericardial cyst	1
Echinococcus cyst	2
Tuberculosis	6
Empyema	2
Hernia	1
Aortic aneurysma	1
Spontaneous pneumothorax	1

5.4 Treatment

Surgical removal of the IPS is the ideal therapy and should be performed as early as possible. In many cases, patients had been treated with antibiotics for pulmonary infections. Despite clinical amelioration in these cases, the chest x-ray still showed an opacification, and infection recurred shortly after stopping the medication. Of the patients, 10% had been treated with antituberculous agents, and some had even stayed for an extended period in hospitals that specialized in lung diseases.

Upon operation performed as an exploratory thoracotomy in 16 cases, pronounced pleural adhesions were found in the majority; sometimes these were restricted to the affected part of the lung.

In most cases lobectomies were performed; pneumonectomy was used in very rare cases. With increasing frequency, resections of segments are reported. This is true of cystectomies in cases of still restricted inflammatory processes (Table 6).

Table 6. Intralobar pulmonary sequestration: performed operations (n = 422)

Surgical procedure	Number	Percentage
Lobectomy	322	76.3
Resection of segment	67	15.8
Cystectomy	17	4.0
Pneumonectomy	4	0.9
Bisegmentectomy	9	2.1
Bilobectomy	3	0.7

5.4.1 Intraoperative Complications

In two cases a cyst was opened during operation with discharge of purulent material. In two other cases an additional thoracotomy had to be performed because of insufficient access to the origin of the anomalous vessels. Removal of adhesions in the area of the pulmonary ligament caused severe bleeding in 14 cases.

5.4.2 Postoperative Complications

These were as follows: four cases of hematothorax, three of which led to reoperations; nine pleural empyemas; two pulmonary abscesses; and four bronchocutaneous and one bronchopleural fistulas.

Cases of Death. In the literature six cases of patients bleeding to death were reported, and in all the anomalous artery, being embedded in adhesions, had been transsected. An 18-year-old patient died on the second postoperative day; no information was given as to the cause of death. Another patient died of pericarditis on the seventh postoperative day (38, 60, 69, 89, 137, 145).

5.4.3 Results of Treatment

When there were no surgical complications from the initial operation, results of treatment were always satisfying. After the operation the patients were immediately free of complaints. Follow-up studies showed the patients to be in good health.

6 Extralobar Pulmonary Sequestration (EPS)

6.1 Frequency

Up to the beginning of 1978, 150 cases of EPS had been described. We saw two patients at our hospital. The reports analyzed came from all over the world; no racial preponderance was obvious.

6.2 Location

Extralobar pulmonary sequestration was found basally on the diaphragm in 77.4% and in an additional 8.27% below the diaphragm in the abdominal cavity. In one of our cases the EPS was found in part above and in part below the diaphragm (Fig. 9).

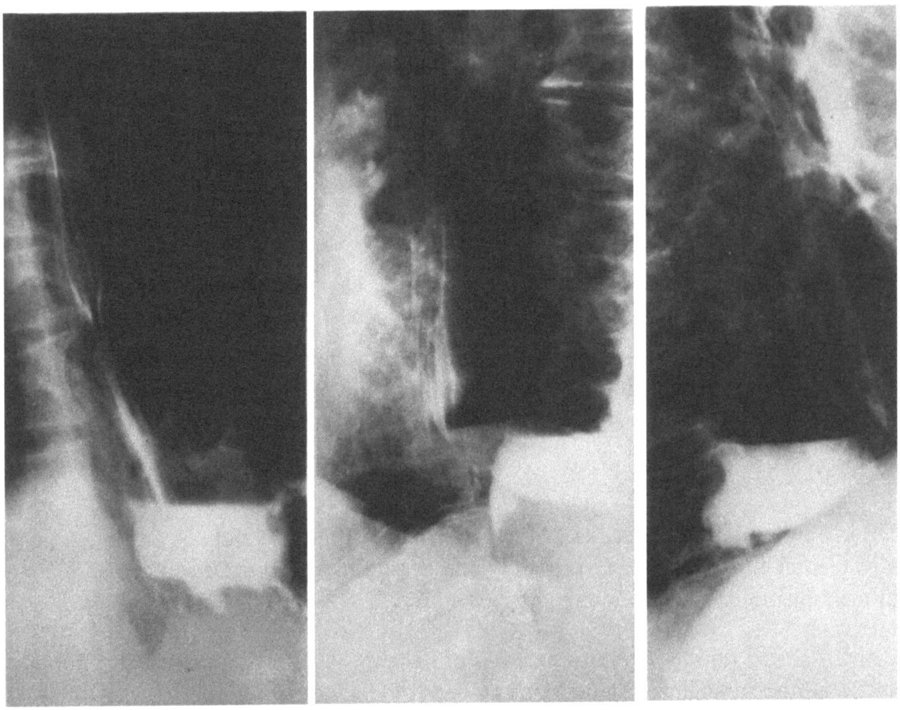

Fig. 9. Extralobar pulmonary sequestration located in part above and in part below the diaphragm

6.3 Sex Ratio

As 51.1% of the cases were found in male patients no sexual preponderance was obvious.

6.4 Arterial Supply

Detailed information about the origin of the supplying arteries was given in 108 cases (Table 7). In five cases the EPS was supplied with venous blood by a branch of the pulmonary artery and it was drained by the pulmonary vein. Being exact, these cases might not be considered EPSs, but because of the similarity they were added to this anomaly. With IPS cases are also known in which branches of the pulmonary artery, alone or together with anomalous arteries of the greater ciruculation, supply the affected area. This obviously shows that in cases of pulmonary sequestration one has to be aware of several varieties of arterial supply.

Table 7. Extralobar pulmonary sequestration: origin of anomalous arteries (n = 108)

Origin	Number	Percentage
Descending thoracic aorta	51	47.2
Ascending thoracic aorta	1	0.9
Intercostal arteries	5	4.6
Pericardiacophrenic artery	3	2.7
Pulmonary artery	5	4.6
Abdominal aorta	36	33.3
Splenic artery	2	1.8
Left gastric artery	2	1.8

In 19 cases (20.87%) more than one abnormal artery was found. A double artery came from the thoracic aorta in seven cases and from the abdominal aorta in four. In one patient, three, and in another, four arteries came from the thoracic aorta. Four anomalous arteries originating from the splenic artery were found in two patients.

In four cases the abnormal tissue was supplied by several arteries of different origin; the following combinations of origin have been described: left gastric artery with abdominal aorta, left gastric artery with splenic artery, a rudimentary branch of the pulmonary artery with the descending thoracic aorta, and celiac trunk with the left gastric artery.

In the majority of cases, the aberrant artery was found in an extension of the pulmonary sequestration together with the abnormal vein. Sometimes the artery ran in the pulmonary ligament. In 21 cases, including two of our own patients, the anomalous artery came from the abdominal cavity through the hiatus esophagus, the aortic hiatus, or a gap in the diaphragm.

Only a little information could be obtained about the size of the anomalous artery. The greatest diameter described was 12 mm (two cases), the smallest, about 1 mm. In one of our cases the diameter measured 11 mm. The calculated average diameter of the arteries in EPS was about 6 mm. In several cases several smaller arteries, instead of a single larger one, were described.

In 12 cases, including 2 of our own, histologic typifying of the artery was given, notwithstanding the fact that histologic typifying has to face the same difficulties as the typifying of arteries in IPS, which was mentioned above. In nine cases the artery was of the elastic and in three cases of the muscular type. In three patients – 16, 35, and 53 years old – arteriosclerotic changes in the anomalous artery were found.

6.5 Venous Drainage

In 60 cases detailed information about the venous drainage of the affected area could be obtained. In most (82.69%) the blood flowed off through veins of the greater circulation (Table 8). In 13 cases backflow to the left heart was by a pulmonary vein; of these 13, the arterial supply came from a branch of the pulmonary artery in six, from the descending thoracic artery in five and from the abdominal aorta in two cases.

Table 8. Extralobar pulmonary sequestration: Venous drainage (n = 60)

Venous drainage	Number	Percentage
Hemiazygos vein	21	35.0
Azygos vein	5	8.3
Inferior vena cava	9	15.0
Intercostal vein	1	1.6
Pulmonary vein	14	23.3
Portal vein	4	6.6
Suprarenal veins	1	1.6
"Abdominal" (no further information given)	5	8.3

The vessels in EPS run mostly in extensions of the sequestration; these extensions are themselves connected to the mediastinum, esophagus, diaphragm, or stomach. Besides the vessels, nerves and bronchi were found in these extensions. The bronchi end up blind after a short course or communicate with the esophagus or the stomach (Fig. 10). Table 9 lists the connections to the surroundings in 60 cases.

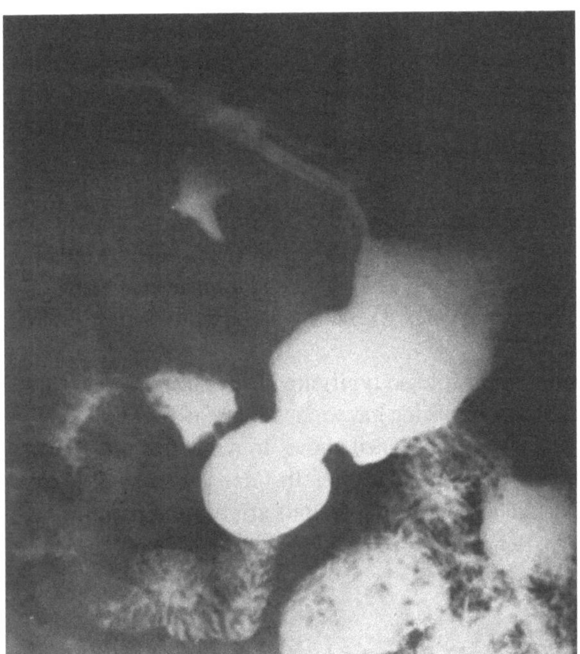

Fig. 10. Same case as in Figure 9. The sequestration communicates with esophagus

Table 9. Extralobar pulmonary sequestration: course/direction of tissue extention, communications, hernias (n = 60)

Connection to	Number	Percentage	Communication	Hernia
Mediastinum	25	41.6	–	1
Esophagus	13	21.6	–	2
Diaphragm	12	20.0	–	2
Stomach	7	11.6	6	3
Lower lobe	5	8.3	–	3
Chest wall	4	6.6	–	2

6.6 Macroscopic Findings

EPS are mostly pyramid shaped, more rarely, round or oval. In 42 cases the size of the EPS was given; on average they measured about 6 X 5 X 3 cm. The largest ever described was in a 26-year-old patient; its measurements were 15 X 8 X 6 cm. Compared to the size of the thorax the largest space is occupied by sequestrations in the newborn or in children: in one case the sequestration comprised two-thirds of the left lung [*Robinson* (170)]. In another patient the sequestration was larger than the left atelectatic lung and comprised more than half of the thorax [*Nordman* (149)]. The weight of the EPS was between 11 and 113 g. The color was gray, gray-red, or dark-red with a shiny homogenous surface. Sometimes cysts were recognized underneath the surface. Consistency was solid, like that of liver or spleen, however, if containing cysts it was elastic and fluctuating. On the cut surface either many smaller cysts were seen, which made the tissue look spongy, or there were fewer but larger cystic cavities which were often filled with viscid fluid. In the interior of the EPS a larger bronchus was often described. This extended into an outgrowth of the sequestration, where it ended up blind or communicated with the esophagus or stomach.

We calculated the average volume of the pyramid-shaped EPSs and found that the size of the sequestration varies widely when diagnosed in newborns or in children. Between the ages of 15 and 35 the volume was above the calculated average volume, while from 35 to 81 years it was below. From these findings it might be concluded that EPS enlarges by growth or backup of mucus up to the middle of life and shrinks with further ageing.

6.7 Histologic Findings

Several adjectives were given to the affected lung tissue: atelectatic, typically embryonal, or dysplastic or hyperplastic lung parenchyma. Depending on the number of cysts present, one can distinguish between monocystic and polycystic varieties. That cystic changes in the sequestration were found in newborns is evidence for their congenital origin.

Bronchi can nearly always be found with cuboid epithelium, hyaline cartilage, and mucus glands. Sometimes cells of the epithelium are shed into the lumen. Alveoli were often described, but were not found in some cases. Some authors (46, 70, 84) emphasize the preponderance of bronchial over alveolar elements.

After entering the EPS, arteries, veins, and nerves were seen predominantly in the surroundings of cysts. Rarely does the artery show findings of an endarteriitis, and sometimes the lumen is obliterated (56, 193).

Grond et al. (84) found cystic enlargements of bronchi on autopsy of a newborn who died of a subarachnoidal hemorrhage 1 h after birth; pregnancy in this case had lasted 43 weeks. In a 4-week-old baby who died of heart failure, *Meltzer* (144) found many cystic cavities glimmering through the thin capsule of an intrapericardially situated EPS.

Inflammations of the EPS have been described as pneumonic infiltrations or fibrinous pleuritis. In three cases the EPS showed hemorrhagic infarctions.

In one case [*Horn* (96)] a 49-year-old woman was admitted to hospital with suspected pulmonary cavern bleeding; the patient died on the same day, and necropsy showed that she had bled to death as a result of an EPS. The arteries in this case showed marked sclerotic changes.

On histology there were no remarkable differences between IPS and EPS. The most obvious finding was that inflammatory infiltrations were found in 80% of IPSs in contrast to only 12% of EPSs. Both varieties of pulmonary sequestration are made out of lung tissue that differs from normal parenchyma, mainly in the ratio of the several histologic elements.

6.8 Concomitant Diseases

In six cases tuberculous changes were found in the EPS. These were probably caused by hematogenous spread. Hyaline membranes were found in the normal lung as well as in the EPS of a newborn that had died shortly after birth (43, 150). In a 36-year-old patient with an EPS a cornifying carcinoma encroaching upon vessels and bronchi was found. A botryomycosis has also been described in an EPS (137). In 74 cases of EPS (49.6%) other anomalies were found in addition to the lung changes; in five of these there were combinations of multiple anomalies (Table 10).

6.9 Course of Pregnancy and Birth of Children with EPS

Wilutzky (214) reported an influenzalike infection at the end of the first trimenon in a mother who gave birth to a child with an EPS and a hiatus hernia. Six stillbirths with EPS have been described. An EPS and a gap in the diaphragm with prolapse of abdominal contents were found in a 33-week-old fetus of a 39-year-old woman [*Davies* and *Gunz* (54)]. Similar cases with displacement of the heart were reported by other authors (86, 109). There is also a report of a female stillbirth in the 8th month of pregnancy with a huge left-sided EPS, displacement of heart and mediastinum, atelectatic left lung, and concomitant hydrops placentae (184). Another female stillbirth with multiple malformations born after an abruptio placentae was born to a mother with an

Table 10. Extralobar pulmonary sequestration: concomitant anomalies[a] (n = 74)

Anomaly	Number	Percentage
Hernia (total)	41	27.3
Hernia with defective diaphragm	24	16.0
Relaxation of diaphragm	5	3.3
Lung	14	9.3
Esophagustracheal fistula	2	1.3
Epiphrenic diverticulum	3	2.0
Heart	8	5.3
Pericardium	4	2.6
Funnel chest	1	0.6
Duplication of esophagus	2	1.3
Megacolon	1	0.6
Others (see below)	11	7.3
Hip	2	1.3
Idiocy	1	0.6

[a] A combination of several anomalies is often found. Percentage is based on total number of EPSs.

uterus arcuatus (199). In one case an acute hydramnion preceded delivery of a female stillbirth in the 8th month of pregnancy; in this case a hydrothorax and ascites coexisted with the EPS (181). Pronounced edemas (hydrops congenitus universalis) or anasarca were found in five cases (149, 181). Premature births were seen in ten cases; in seven of them the child was alive, but some of them suffered from considerable anomalies. A prolonged pregnancy up to the 43rd week was seen in one case (30,43,69,83).

Whether this anomaly is inheritable or not cannot be judged from our studies. No case is known yet where parents, brothers, or sisters of the patient showed the same anomaly. *Flye* and co-workers (68) did chromosomal studies on a newborn girl who had an EPS communicating with the esophagus and also a duplication of the colon. They found a chromosome of group 0 that seemed to be slightly longer than normal. In another patient a case of Down's syndrome was in the family; another patient also had a Turner's syndrome (69). A genetical predisposition in these cases can neither be excluded nor proven.

6.10 Symptoms and Signs

The complaints in cases of EPS can be caused by the EPS itself, concomitant malformations, or both. In 33 cases the first symptoms developed shortly after birth, in the majority consisting of dyspnea, cyanosis, and feeding difficulties. Twenty-five of these children died shortly after birth, but eight newborns were operated upon. Of patients with EPS, 62% exhibited symptoms in the first 10 years of life, while 72% did so in the first 20 years. The oldest patient in whom an EPS was ever diagnosed was an 81-year-old woman who died from sequelae of a gall-bladder empyema with icterus (151).

About 10% of patients had no complaints at all, and in these cases EPS was diagnosed at routine checkups (Table 11). Thus the opinion that EPS in general shows no symptoms [*Lüdecke* and *Pöschl* (131)] is disproved.

Table 11. Extralobar pulmonary sequestration: complaints given at first examination (n = 58)

	Location of anomaly			
Complaints	Basal on left	With hernia	Basal on right	Abdominal
Dyspnea	7	5	3	–
Chest pain	7	2	2	–
Abdominal pain	1	5	–	2
Vomiting	1	7	–	–
Cough	3	2	3	–
Sputum	–	1	1	–
Fever	4	–	5	–
Bronchitis	3	–	3	–
Pneumonia	2	1	3	1
Loss of weight	2	–	2	–
No sympstoms	5	–	9	–
Total	35	23	31	3

The sequestration often comprises a large volume of the thorax and can result in atelectasis, which may lead to insufficient ventilation. Simultaneous displacement of the heart toward the opposite side adds an increasing failure of the circulation. This combined ventilation and circulation failure was the cause of death in seven newborns who showed progressively deteriorating health with dyspnea and cyanosis.

When the sequestration is situated in the hilus area it can lead to compression of normal lung parenchyma, bronchi, and vessels, e.g., the lower lung vein (70). This might explain the frequent bronchial infections and pneumonias aside from the respiratory insufficiency.

Particularly dangerous are intrapericardially located sequestrations. In three patients sudden death was caused by compression of the pulmonary artery by the sequestrated tissue that was freely moving in the pericardial space (12, 104, 144). Other symptoms can be caused by infection of the sequestration itself, which can result from hematogenous spread from an open communication with other organs.

6.11 Diagnosis

As already mentioned, there are no typical symptoms and therefore a correct preoperative diagnosis of EPS is very difficult (as clearly showsn by the fact that a correct preoperative diagnosis was obtained in only six cases). On physical examination there are very few findings, as with IPS. X-rays mostly showed a homogenous opacification or, in case of cystic degeneration, they revealed a cavity with a fluid level. As with cases of IPS, an aortography is a very important diagnostic tool. Others, like bronchography, can give valuable hints.

6.12 Treatment

With EPS, operations often had to be performed in the first hours of life. Of 30 newborns in whom symptoms developed shortly after birth, 23 died after a short time. The other seven newborns were operated upon with good results. Four children, between 6 days and 8 months old, died of pneumonia, and a meningitis was the cause of death in three children aged between 4 months and 5 years. In two cases the meningitis was of the tuberculous type.

Of the 150 cases of EPS, 83 were operated upon, and 4 of them died postoperatively. In the 67 other cases diagnosis was made at necropsy; in 27 of these the EPS was not correlated to death of the patient. Of the 150 patients with EPS, 44 died of it or of sequelae of the concomitant anomalies. If one adds the six reported stillbirths, there were 50 cases of death. Besides the few complicated cases mentioned above, the results of treatment were satisfying.

In summary one can state that removal of an EPS is always indicated. The date of operation depends on the clinical picture, so that in anomalies without complaints the best possible date can be selected. In these cases there are only few postoperative complications and nearly no mortality. The choice of the surgical procedure depends on location, on vascular supply of the EPS, and on concomitant anomalies.

7 Simultaneous IPS and EPS

Six cases with contemporary IPS and EPS have been described in literature. The complaints in these cases were caused predominantly by inflammatory processes or by concomitant anomalies. One patient bled to death during an operation.

8 Summary

The presented paper is based on 462 cases of IPS, including 8 cases of our own, and on 150 cases of EPS, including 2 of our own. For this purpose literature from all over the world was reviewed. By definition pulmonary sequestration consists of lung tissue that has no communication with the normal bronchial tree, and also is supplied by one or more anomalous arteries. These arteries in most cases originate from the descending thoracic artery.

With IPS the affected tissue has a pleural envelope in common with the normal lung, and venous drainage is mostly by pulmonary veins. With EPS, on the other hand, the affected tissue has a pleural envelope of its own, and venous drainage mostly is by veins of the systemic circulation.

An IPS was found in 0.15%–1.7% of all operations performed for lung diseases. No side of the lung is predominantly affected, nor is one sex. Of all cases, 98% were found in the lower lobes, mostly in the posterobasal segments.

EPS is located basally on the diaphragm in 77.4% of the cases; no sex is affected significantly more often. Arterial supply is by one or more anomalous arteries that mostly originate from the descending thoracic aorta.

In the intralobar variety of pulmonary sequestration cysts are very often found, and they are nearly always present in cases of EPS. Both forms of pulmonary sequestration can be affected by other lung diseases, e.g., tuberculosis, carcinoma, fungus, infections. Concomitant malformations and anomalies were observed in 12% of the cases of IPS, and in 49% of the cases of EPS. In the latter the concomitant anomalies were especially serious.

Symptoms of EPS often develop shortly after birth, and early surgical intervention may be life saving. On the other hand, in cases of IPS the complaints develop more slowly in most cases. History, chest x-ray and radiologic demonstration of the anomalous arteries are of paramount importance for diagnosis. The only effective treatment is surgical removal of the pulmonary sequestration. A constant threat during operation is uncontrollable bleeding from the anomalous arteries, which may be transsected inadvertently. Several cases of death due to this complications are known.

References [1]

1. Abu Dalu J (1970) Sequestration of lung. Harefuah 79:254
2. Abul Wafa M (1954) A congenital bronchopulmonary cyst associated with an anomalous artery. Thorax 9:167
3. Agebal R (1961) Secuestracion broncopulmonar. Prensa Med Argent 49/27:1940
4. Adams FH (1966) Functional development of the fetal lung. J Pediatr 68:794
5. Anderson AE, Brown JB, Roesch CB (1957) Alberrant pulmonary arteries with intralobar sequestration. Ann Intern Med 46:1092
6. Asp K, Heikel PE, Pasila M, Sulamaa M (1963) Pulmonary sequestration in children. Ann Pediatr Fenn 9:270
7. Bariffi F, Carratu L, Aliperta A, Guidi V, Ferone A (1974) Intralobar pulmonary sequestration (Review of the literature and case contribution). Arch Monaldi 29: 400
8. Bates M (1968) Total unilateral pulmonary sequestration. Thorax 23:311
9. Baumgartl F, Gremmel H (1960) Die Lungensequestration und ihre klinische Bedeutung. Thoraxchirurgie 7:547
10. Beneke R (1905) Über Bauchlunge und Hernia diaphragmatica supria. Verh Dtsch Ges Pathol 9:202

[1] Please note: Papers about cases of pulmonary sequestration without further information about symptoms, therapy etc. are not cited in the text.

11. Bennek J (1973) Mangelbildungen und Lappungsanomalien der Lunge. Z Erkr Atmungsorgane 138:205
12. Bergmann M, Flange IJ (1956) Vascular changes in bronchopulmonary sequestration. J Thorac Surg 31 (Suppl 2):199
13. Bermann EJ (1958) Extralobar diaphragmatic sequestration of lung. AMA Arch Surg 76:724
14. Bert P, Fischer B (1910) Über Nebenlungen und versprengte Lungenkeime. Frankf Z Pathol 6:27
15. Beskin CA (1961) Intralobar enteric sequestration of the lung containing aberrant pancreas. J Thorac Surg 41:314
16. Besson A, Saegesser F (1974) Extra- and intra-lobar pulmonary sequestrations of the upper and lower lobes. J Fr Otorhinolaryngeol 23:683
17. Bhoola KD (1976) Sequestrated lung (a case report). S Afr Med J 50:1151
18. Biancalana L (1963) Die Lungenzysten. Thoraxchirurgie 11:511
19. Bikfalvi A, Balas A (1955) Weitere fünf Fälle von intralobärer Sequestration in Folge einer anormalen Lungenarterie. Thoraxchirurgie 2:211
20. Binet JP, Chollet M, Lemoine G (1965) Sequestration inferieur et moyenne avec bronche oesophagienne. Ann Chir Thorac Cardiovasc 4:1331
21. Birtel FJ, Clemens W, Savic B (1975) Diagnostik und Therapie des Lungensequesters. Thoraxchirurgie 23:219
22. Blair LG, Pryce DM, Sellors TH (1946) Bronchopulmonary dissociation due to abnormal artery visualized by aortographie. Br J Radiol 19:118
23. Blesovsky A (1967) Pulmonary sequestration. Thorax 22:351
24. Bliek AJ, Mulholland DJ (1971) Extralobar lung sequestration associated with fatal neonatal respiratory distress. Thorax 26:125
25. Body E (1953) Intralobar pulmonary sequestration. Dis Chest 24:162
26. Bolck F (1950) Zur Frage der Entstehung der Nebenlungen. Virchows Arch (Pathol Anat) 319:20
27. Boyden EA (1958) Bronchogenic cyst and the theory of intralobar sequestration: New embryologic data. J Thorac Surg 35/3:604
28. Boyden EA, Bill AH, Creighton SA (1962) Presumptive origin of a left lower accessory lung from an esophageal diverticulum. Surgery 52:323
29. Brancadoro G, Petrassi A, Sposato A, Dagostino F (1975) Intralobar pulmonary sequestration in lymphoid and vascular hamartia. Minerva Chir 30:646
30. Brasfield DM, Longino LA, Hicks GM, Tiller RE (1976) Sequestration of the lung in children. South Med J 69:1572
31. Brea MM, Croxatto OC (1958) Lobulo aberrante quistico con defecto pericardico. Prensa Med Argent 5:1934
32. Bruck H (1955) Doppelseitige abnorme Arterienverhältnisse bei einem Fall von bilateraler Lungenzyste. Thoraxchirurgie 2:192
33. Bruck H (1963) Über einen Fall von echtem aberranten Lungenlappen. Wien Klin Wochenschr 65:304
34. Brünner SA (1958) Intralobar bronchopulmonar sequestration. Nord Med 60:1202
35. Brunner A (1959) Die sog. intralobäre Sequestration der Lunge. Münch Med Wochenschr 101:1545
36. Bruwer A, Clagett OT, MacDonald JR (1950) Anomalous arteries to the lung associated with congenital pulmonary cyst. J Thorac Surg 19:975
37. Buntain WL, Isaacs H, Payne VC, Lindesmith GG, Rosenkrantz JG (1974) Lobar emphysema, cystic adenomatoid malformation, pulmonary sequestration and bronchogenic cysts in infancy and childhood: a clinical group. J Pediatr Surg 9:85
38. Butler EF (1947) Pulmonary cysts. J Thorac Surg 16:179
39. Calabro F, Messina V, Menduri F, Sartori F (1975) Unusual cases of intralobar pulmonary sequestration. Arch Chir Torac Cardiovasc 32:97
40. Caron J, Bennet J, Pinet F, Caron-Pottreau C (1970) Les sequestration pulmonaires intralobaires (20 observations). Poumon Coeur 26:342

41. Carter R (1969) Pulmonary sequestration, collective review. Ann Thorac Surg 7:68
42. Carter H, Osborn NA (1936) Accessory lobe of lung. J Obstet Gynaecol Br Emp 43:1194
43. Ceballos R, Ermocilla R (1974) Extralobar lung sequestration and hyaline membrane in the newborn: Anatomo-pathologic findings and implications in the etiology of hyaline membrane disease. Ala J Med Sci 2:178
44. Charbonneau RV, Jodoin G, Bernier H (1967) Une lesion congenitale vasculair pulmonair: la sequestration. Union Med Can 96:158
45. Claman MA, Ehrenhaft IS (1960) Bronchopulmonary sequestration. J Thorac Surg 39:531
46. Cockayne EA, Gladstone RJ (1917) A case of accessory lungs associated with hernia through a congenital defect of the diaphragm. J Anat 52:64
47. Cole FH, Alley FH, Jones RS (1951) Aberrant systemic arteries to the lower lung. Surg Gynecol Obstet 93:589
48. Coman C, Stan A, Georgescu G, Dobrinov A, Dimitriu M (1973) Les problèmes actuels des séquestrations pulmonaires intra- et extra-lobaires. Poumon Coeur 29: 211
49. Coman C, Kirileanu T, Oncescu A, Zara D, Banicescu M (1976) A case of intralobar pulmonary sequestration and its retrospective classification by injecting the abnormal artery with contrast medium. Rev Med Chir Soc Med Nat Iasi 80: 115
50. Cooley JC (1962) Intralobar bronchopulmonary sequestration. Dis Chest 42:95
51. Coury C, Constans P (1970) Les séquestrations pulmonaires et les problèmes diagnostiques posés par la vascularisation systemique d'anomalies kystiques des lobes inferieurs (A propos des 5 cas). Poumon Coeur 14:304
52. Culiner MM (1968) Intralobar cystic disease "the sequestration complex" and cystic bronchiektasis. Dis Chest 53:462
53. Das JB, Dodge OG, Fawcett AW (1959) Intralobar sequestration of the lung, associated with foregut diverticulum (esophageal fistula) and an aberrant artery. Br J Surg 46:582
54. Davies DV, Gunz FW (1944) Lower accessory lung in the human subject. J Pathol Bacteriol 56:417
55. Deaton WR, Smith RM (1957) Sequestration in the left lower lobe of the lung. Arch Surg 74:149
56. DeBakey M, Arey JB, Brunazzi R (1950) Successful removal of lower accessory lung. J Thorac Surg 19:304
57. De Gasperis A, Nicolai E (1953) Malformazione cistica dei lobi polmanari inferiori con vaso anomalo aortico. Osp Magg 41:2
58. Diemer NH (1975) Intralobar pulmonary sequestration. Ugeskr Laeger 137:2871
59. Douglas R (1948) Anomalous pulmonary vessels. J Thorac Surg 17:712
60. Douglas SJ, Shaw KM (1964) intra-lobar lung sequestration. Ir J Med Sci 6:475
61. Dubler A (1889) Ein Fall von accessorischem retroperitonealen Lungenlappen. Korresp Bl Schweiz Aerzte 8:234
62. Duerck H (1895) Mitteilungen über einen Fall von accessorischer Lunge. Münch Med Wochenschr XLII:456
63. Edge JR, Glennie JS, Lynne R (1957) Sequestrated segment and pulmonary tuberculosis. Tubercle 38:52
64. Eerland LD (1957) Intralobular sequestration of lung-tissue. Med Tijdschr Geneeskd 101:331
65. Eppinger IL, Schauenstein W (1902) Krankheiten der Lunge. Ergeb Allg Pathol Pathol Anat 1:267
66. Findlay DW, Maier HC (1951) Anomalies of pulmonary vessels and their surgical significance with review of literature. Surgery 29:604
67. Fischer P (1928) In: Handbuch der speziellen pathologischen Anatomie und Histologie, Bd. 3, Teil 1. Springer, Berlin, S 577

68. Fi Ye MW, Robert JK (1972) Extralobar pulmonary sequestration with esophageal communication and complete duplication of the colon. Surgery 71:744
69. Fi Ye MW, Conley M, Silver D (1976) Spectrum of pulmonary sequestration. Ann Thorac Surg 22:478–482
70. Freedlander SO, Gebauer I (1939) Aberrant intrathoracic lung tissue. J Thorac Surg 8:581
71. Fry W, Arnold HS, Miller EW (1953) Bronchial cyst associated with anomalous artery. Ann Surg 138:892
72. Fuller DN (1955) Congenital intra-lobar sequestration of the lung. Report on four cases. S Afr Med J 42:987
73. Fusonie D, Molnar W (1966) Anomalous pulmonary venous return, pulmonary sequestration, bronchial atresia, aplastic right upper lobe, pericardial defect and intrathoracic kidney. Am J Roentgenol 97:350
74. Gans SL, Potts WH (1951) Anomalous lobe of the lung arising from esophagus. J Thorac Surg 21:313
75. Gebauer PW, Mason CB (1959) Intralobar pulmonary sequestration associated with anomalous pulmonary vessels: A nonetity. Dis Chest 30:282
76. Geisler P, Beverungen W (1964) Nebenlunge und totale Pericardaplasie. Langenbecks Arch Chir 305:202
77. Geraskin WU, Maschejew JK, Arschamonowa WS (1972) Pulmonary sequestration in children. Khirurgiia (Mosk) 48:49
78. Gerle RD, Jaretzki A, Ashley CA, Berne AS (1968) Congenital bronchopulmonary foregut malformation. New Engl J Med 278:1413
79. Gibson AAM (1970) Accessory lungs with foregut connexion. Arch Dis Child 45: 289
80. Goldblatt E, Vimpani G (1970) Extralobar pulmonary sequestration. Presentation as an arteriovenous aneurysm with cardiac failure in infancy. Am J Cardiol 29:100
81. Golding MK, Kwon, KC, Chin CJ, Nicastri AD (1967) Pulmonary sequestration. A report of an unusual case. J Thorac Cardiovasc Surg 54:121
82. Gooneratne N, Conway JJ (1976) Radionuclide angiographic diagnosis of bronchopulmonary sequestration. J Nucl Med 17:1035
83. Grill W (1957) Nebenlunge bei traumatischer Zwerchfellhernie. Thoraxchirurgie 5:144
84. Grond JTH, van Unnik JAM (1955) Seven cases of accessory lung. Arch Chir Neerl 7:281
85. Groot H (1976) Proceedings: Lung sequestration. Radiol Clin (Basel) 45:49
86. Gruber GB (1914) Über Nebenlungenbildung bei congenitalem Zwerchfelldefekt. Beitr Pathol Anat 59:491
87. Hammar JA (1904) Ein Fall von Nebenlunge bei einem Menschenfoetus von 11,7 mm Nackenlänge. Beitr Pathol Anat 36:518
88. Hanna EA (1964) Broncho-esophageal fistula with total sequestration of the right lung. Am Surg 159:599
89. Harris HA, Lewis J (1940) Anomalies of the lung with special reference to the danger of abnormal vessels in lobectomy. J Thorac Surg 9:666
90. Henneke H, Haas K (1976) Operative Behandlung von Lungen-Sequestrationen. Münch Med Wochenschr 118:1159
91. Hering K, Will C (1974) Zur Lungensequestration. Roentgenblätter 27:450
92. Hertzog P, Roujeau J, Marcou J (1963) Cancer epidermoide develope sur une sequestration. J Fr Med Chir Thorac 17:33
93. Hill MC, Muto CN, Mani JR, Dozier WE (1964) The value of pneumoperitoneum in diagnosis of sequestred lung. Am J Roentgenol 91:291
94. Hinds JR (1958) Bronchiectasis in the Maori. N Z Med J 57:328; cited according to Culiner (52)
95. Hoffmann A, Gubbaway H, Zosak J (1975) Intralobäre Sequestrationen, bronchogene Zysten und Nebenlungen. Prax Pneumol 29:629–634

96. Horn JP (1953) Zur Klinik der Nebenlungen. Langenbecks Arch Chir 275:567; zitiert nach Wachs E (211)
97. Howard R (1963) Conservative excision in intralobar sequestration of the lung. Lancet II:1295
98. Huber JJ (1977) Observations aliquod de arteria singulari pulmoni concessa. Acta Helvet 8:85
99. Humphry L (1884) Accessory lobe to the left lung. J Anat 19:345
100. Hutchin P, Friedmann PJ, Saltzstein SL (1971) Congenital cystic adenomatoid malformation with anomalous blood supply. J Thorac Cardiovasc Surg 62:220
101. Hyrtl J (1839) Venen Varietäten. Med Jahrb Oesterr St 18:3; zitiert nach McCotter (141)
102. Iwai K, Shindo G, Hajikano H, Tagima H, Mosimoto M, Kosuda T, Yoheuda R (1973) Intralobar pulmonary sequestration with special reference to developmental pathology. Am Rev Resp Dis 107:911
103. Jenny H, Kotscher E, Lobenwein E, Schratter H (1974) Die intralobäre bronchopulmonale Sequestration im Röntgenbild. Radiologe 14:495
104. Joel AM (1890) Ein Teratom auf der Arteria pulmonalis innerhalb des Herzbeutels. Virchows Arch (Pathol Anat) 122:381
105. Johnson G (1960) Sequestration of the lung. South Med J 53:1495
106. Johnston DG (1956) Inflammatory and vascular lesion of bronchopulmonary sequestration. Am J Clin Pathol 26:636
107. Jourdan P (1954) Séquestration du lobe inférieur droit avec aplasie du diaphrame Posterieur et rein thoracique. Poumon 10:453
108. Kafka V, Beco V (1960) Simultaneous intra- and extralobar sequestration. Arch Dis Child 35:51
109. Kalter EJ, Bubis JJ, Wolman M, Brazner Y (1962) Diaphragmatic hernia associated with accessory lung report of three cases. Dis Chest 42:429
110. Karp W (1977) Bilateral sequestration of the lung. Am J Roentgenol 128:513–515
111. Kassner EG, Rosen Y, Klotz DH Jr (1975) Mediastinal esophageal duplication cyst associated with a partial pericardial defect. Pediatr Radiol 4:53
112. Kaufmann OY (1965) Intrauterine development of pulmonary vessels in man. Fed Proc 24:584
113. Kaup J (1891) Zwei Fälle von Hernia diaphragmatica congenita und Abtrennung eines Lungenteils. Inaugural Dissertation, Kiel; zitiert nach Gruber (86)
114. Kenney KJ, Eyler WR (1956) Preoperative diagnosis of sequestration of lung by aortography. JAMA 160:1464
115. Kergin FG (1952) Congenital cystic disease of the lung associated with anomalous arteries. J Thorac Surg 23:55
116. Khalil KG, Kilman JW (1975) Pulmonary sequestration. J Thorac Cardiovasc Surg 70:928
117. Klebs E (1874) Mißbildungen der Lunge. Aerztl Korresp Böhmen 2:111
118. Köhler R (1938) Pulmonary sequestration. Acta Radiol (Stockh) 8:337
119. Kolpatrick GR Jr, Koontz C, Nelson RA (1976) Nocardia infection in bronchopulmonary sequestration. Chest 69:786
120. Kyllönen KEJ (1964) Intralobar pulmonary sequestration and a theory as to its atiology. Acta Chir Scand 127:307
121. Kylloenen K, Mattila S, Ketonen P (1975) Diaphragmatic pulmonary sequestration. Ann Chir Gynaecol 64:36
122. Lalli A, Carlson RF, Adams WE (1954) Intralobar pulmonary sequestration: Report of 3 cases with 2 additional cases of agenesis of right middle lobe in combination with anomalous systemic arteries. Arch Surg 19:797
123. Langmann J (1970) Medizinische Embryologie. Thieme, Stuttgart
124. Laumonier P, Freour P, Nicol R, Fourcoud J-P (1955) La séquestration pulmonaire. J Med Bordeaux Sud-Ouest 132:935

125. Leahy JL, Maccallum JB (1950) Cystic accessory lobe: Report of a case. J Thorac Surg 20:72
126. Lebedev VA, Ryndin VD (1974) Cases of diagnosis of intrapulmonary sequestration by the angiographic method. Grudn Khir 109:11
127. Le Brigand M, Hourtoule R, Merlier M, Renaut P, Courdrand R (1954) Séquestrations pulmonaires et artères anormales. Poumon 10:421
128. Lewis E, Murray RE (1968) Pulmonary sequestration with bronchoeosphageal fistula. J Pediatr Surg 3:575
129. Lewison R (1903) Über einen Fall von echter Nebenlunge. Zentralbl Allg Pathol 14:869
130. Löhr HH, Haug P, Altenähr E, Semisch R von, Wichert P (1968) Intra- und extralobäre Lungensequestration. Respiration 25:334
131. Lüdecke H, Pöschl M (1958) Nebenlunge mit Verbindung zum Bronchialsystem. Fortschr Röntgenstr 89:548
132. Mabry E, Gammill S (1975) X-ray of the month. J Tenn Med Assoc 68:117
133. Maier HC (1954) Absence or hypoplasia of pulmonary artery with anomalous arteries to the lung. J Thorac Surg 28:145
134. Mannix EP, Haight C (1955) Anomalous pulmonary arteries and cystic disease of lung. Medicine (Baltimore) 34:198
135. Masaoka A (1975) Pulmonary sequestration (authors transl). Respir Circ (Tokyo) 23:239
136. Mathias B (1923) Über eine Tracheobronchialzyste im Pericard. Verh Dtsch Ges Pathol 19:306; zitiert nach Meltzer (144)
137. Mattila SP, Ketonen PE, Kylloenen KE (1975) Pulmonary sequestration. Ann Chir Gynaecol 64:24
138. Mattila SP, Ketonen PE, Kylloenen KE, Maekinen J (1975) Pulmonary sequestration associated with tuberculosis, aspergillosis and pseudomycosis. Ann Chir Gynaecol 64:30
139. Maugars A (1802) Description d'une artère pulmonaire considérable naissant de l'aorte abdominal. J Med 3:453; cited according to Löhr et al. (130)
140. Maull KI, McElvein RB (1975) Infarcted extralobar pulmonary sequestration. Chest 68:98
141. McCotter RE (1910) On the occurrence of pulmonary arteries arising from the thoracic aorta. Anat Rec 4:291
142. McLaughlin RF Jr, Couacoud J, Reifenstein GH (1966) Bronch vascular anatomy of intralobar bronchopulmonary sequestration. Report of a case studied by thin-slice latex-injection technique. Am Rev Respir Dis 93:452
143. Meckel JF (1820) Über einige merkwürdige Gefäßabweichungen. Dtsch Arch Physiol 6:453; zitiert nach Löhr et al (130)
144. Meltzer J (1942) Tumorförmige Nebenlunge im Herzbeutel. Virchows Arch (Pathol Anat) 14:869
145. Mooney LR, Brown JW, Saunders RL, Saunders JR (1975) Intralobar pulmonary sequestration infect with a mycobacterium of the Battey-Avium complex. Chest 68:594
146. Moore JA (1940) Discussion. J Thorac Surg 10:84
147. Morawetz F (1970) Zur Entwicklung der menschlichen Lunge. Pneumonologie 142:136
148. Moscarella AA, Wylie RH (1968) Congenital communication between the esophagus and isolated ectopic pulmonary tissue. J Thorac Cardiovasc Surg 55:627
149. Nordmann G (1926) Ein Beitrag zur Pathogenese des kongenitalen Hydrops bedingt durch Nebenlunge. Zentralbl Gynaekol 50:2945
150. Novikov BV, Popov IUA (1975) Case of multiple aberrant vessels in pulmonary sequestration in a child. Vopr Okhr Materin Det 20:81
151. Oehlschlägel G (1957) Zur Systematik und Pathogenese der Nebenlungen. Frankf Z Pathol 68:71

152. Pai SH, Cameron CTM, Lev R (1971) Accessory lung presenting as juxtagastric mass. Arch Pathol 91:69
153. Papillon J, Beaujeu JM, Pinet F, Bethenod M, Latreille R (1957) Intérêt de l'angiocardiographie dans les malformations pulmonaires. J Radiol Electrol 38: 602
154. Paul F (1928) Fehlbildungen im Bereich der Atemorgane. Virchows Arch (Pathol Anat) 267:295
155. Payfa M, Muteta JF, van Thiel E, Leblanc F, Vanderhoeft P (1968) Séquestration pulmonaire. Acta Tuberc Belg 59:403
156. Peter R (1930) Ein Fall von Nebenlunge (Rokytansky'scher Lappen). Chir Ginaekol 9:275
157. Petrikova J, Polak F (1969) Pulmonary sequestration origin, preoperativ investigation and surgical difficulties. Int Surg 51:378
158. Pinney CT, Salver JM (1957) Bronchopulmonary sequestration. Some clinical aspects with report of six cases. J Thorac Surg 33:791
159. Piper PG, Kleppe LW (1958) Hyaline-membran disease in the newborn associated with an lower accessory lung. AMA Arch Pathol 65:131
160. Pryce DM (1946) Lower accessory artery with intralobar sequestration of the lung. J Pathol Bacteriol 58:457
160a. Pryce DM, Sellors TH, Blair LG (1947) Intralobar sequestration of lung associated with an abnormal pulmonary artery. Br J Surg 35:18
161. Putov NV, Neklasov IUF, Zabrodina SK (1974) Extra- and intralobar sequestration of the lung with an abnormal vessel. Branching from the abdominal part of the aorta, associated with patent ductus arteriosus. Grudn Khir 99:100
162. Quinlan JJ, Schaffner D, Hiltz JE (1963) Intralobar pulmonary sequestration. Can J Surg 6:418
163. Ranninger K, Valvassori FE (1964) Angiographic diagnosis of intralobar pulmonary sequestration. Am J Roentgenol 92:540
164. Ravitch M, Hardy JD (1949) Congenital cystic disease of the lung in infants and children. Arch Surg 59:1
165. Rektorzik E (1861) Über accessorische Lungenlappen. Z Ges Aerzte Wien 17:4
166. Renaud FJ, Tjon Sien Kiej A (1961) A case of anomalous vascularization of the right lower lobe of the lung associated with other abnormalities of the lung. (Dutch). Maandschr Kindergeneeskd 29:209
167. van Rens TJG (1962) Intralobar sequestration of the lung. A review of its possible origin and a report on five cases. Arch Clin Neerl 14:63
168. Ribet M, Caron J, Houcke M (1963) Vascularisation par des artères intercostales aneurysmales d'une formation kystique pulmonaire acquise. J Radiol Electrol 45:613
169. Riboudo C, Rossi P, Comer JV (1966) Intralobar bronchopulmonary sequestration demonstrated by aortography and selective arteriography of the anomalous vessel. Ann Intern Med 64:381
170. Robertson S (1973) Extralobar lung sequestration in a newborn infant. An unusual cause of respiratory distress. Cent Afr J Med 19:74
171. Rokitansky G (1861) Lehrbuch der pathologischen Anatomie. Schwarzenberg, Wien, p 44
172. Rubin EH, Rubin M, Attai L, Humann WG (1966) Intralobar pulmonary sequestration aortographic demonstration. Dis Chest 50:561
173. Rüppel V, Steinhäuser M (1974) Zum Krankheitsbild der Lungensequestration. Chirurg 45:174
174. Ruge G (1884) Beiträge zur Gefäßlehre des Menschen. Morphol Jb 9:329
175. Saegesser F (1968) Séquestration pulmonaires, 11 observations. Schweiz Med Wochenschr 98:1919
176. Saito H, Tada H, Nagano H, Kawabe H (1976) A case of intrapulmonary sequestration associated with bronchial atresia in 15 years old female (author's tranlat). Jpn J Thorac Dis 14:329

177. Santy P, Berard M, Galy P, Mayer H (1952) La séquestration pulmonaire kystique avec artère anomale d'origine aortique. A propos de 6 cas. J Fr Med Chir Thorac 6:101
178. Savic B, Paquet KJ, Wessel W (1971) Nosologische, pathologisch-anatomische, diagnostische und therapeutische Gesichtspunkte zum Krankheitsbild der intralobären Lungensequestration. Thoraxchirurgie 19:451
179. Schechter DC (1968) Congenital absence or deficiency of lung tissue. Ann Thorac Surg 6:287
180. Scheibe FW (1952) Nebenlunge bei einem Neugeborenen. Zentralbl Allg Pathol 89:1
181. Scheidegger S (1936) Lungenmißbildungen (Beitrag zur Entstehung der Nebenlunge). Frankf Z Pathol 49:363
182. Schneider P (1912) Die Mißbildungen der Atmungsorgane. In: Schwalbe H (Hrsg) Die Morphologie der Mißbildungen der Menschen und der Tiere, 8. Aufl, Bd 3. Fischer, Jena, p 845
183. Schoefer G (1968) Die angeborene Lungenzyste. Zentralbl Tuberk 128:56
184. Schofield GE (1955) A supernumery lung. Br J Surg 43:327
185. Schuster G, Huzly A (1964) Lungensequestrationen, Nebenlunge und aberierende Gefäße. Fortschr Roentgenstr 100:39
186. Schwesinger G, Clemm P (1973) Die „sogenannte" Nebenlunge. Zentralbl Gynaekol 95:764
187. Seldinger SJ (1953) Catheter replacement of the needle in percutaneous arteriographie: a new technique. Acta Radiol (Stockh) 39:368
188. Sergeev VM, Semenikhin BF, Kaldin MI, Katkovskii GB (1974) Diagnostic possibilities of scintipneumography for detection of congenital lung defects in children. Grudn Khir 60:5
189. Simopoulos A, Rosenblum DJ, Mazumdar H, Kiely B (1959) Intralobar bronchopulmonary sequestration in children. Am J Dis Child 97:796
190. Sjolte IP, Christiansen MJ (1938) Zehn Fälle von Nebenlungen bei Tieren. Virchows Arch (Pathol Anat) 302:93
191. Smith A (1956) A theory of the origin of intralobar sequestration of the lung. Thorax 11:10
192. Solit RW, Fraimow W, Wallace S, Cohn HW (1965) The effect of intralobar pulmonary sequestration on cardiac output. J Thorac Cardiovasc Surg 49:844
193. Song S (1956) Lower pulmonary aberrant lobe: Report of two cases with a review of the literature. South Med J 49:1137
194. Spencer H (1962) Pathology of the lung. Pergamon Press, Oxford
195. Sperling D, Fincke E (1973) Intralobar bronchopulmonary sequestration. Am J Dis Child 105:362
196. Springer C (1898) Rudimentäre accessorische Lunge. Prag Med Wochenschr 23: 393
197. Stijns M, Gosseye S, Jaumin P, Vliers A (1976) S'équestration intralobaire causant une d'efaillance cardiaque chez le nouveaunée. Correction chirurgicale. Arch Fr Pediatr 33:83
198. Stöcker E (1958) Über die intralobäre Sequestration der Lunge. Frankf Z Pathol 69:452
199. Stolze E (1952) Beitrag zur Pathogenese der Nebenlunge. Zentralbl Allg Pathol 88:417
200. Sukumalanandana S, Buranasiri S, Boonchoti T (1975) Pulmonary sequestration. J Med Assoc Thai 58:36
201. Szoets I, Toth T (1975) Pulmonary sequestration. Orv Hetil 116:2877
202. Tagliacozzo S (1955) La sequestratione intralobare del polmone. Arch Chir Thorac Cardiovasc 12:205
203. Telander RL, Lennox C, Sieber W (1976) Sequestration of the lung in children. Mayo Clin Proc 51:578

204. Treheux A, Bretagne MC, Pierson M, Frisch R, Deschamps JP, Henry M (1974) Malformation phréno-pulmonaire complexe droite (s'équestration pulmonaire, poumon à lobe unique et hernie postero-lateral). Diagnostique chez un nourrisson de 9 mois). J Radiol Electrol Med Nucl 55:133
205. Tossait E, Gravel JA (1951) Two cases of bronchiogenic cyst associated with anomalous arteries arising from the thoracic aorta. Thorax 6:82
206. Turk LN, Lindskog GE (1961) The importance of angiographic diagnosis in intralobar pulmonary sequestration. J Thorac Surg 41:229
207. Turner RJ, Hayward RW (1977) Calcification in pulmonary sequestration. Radiology 124:15
208. Vaccarezza OA (1954) Sequestracion pulmonar. Rev Med Argent 68:486
209. Valle AR, White ML (1947) Subdiaphragmatic aberrant pulmonary tissue. Dis Chest 12:68
210. Vogel R (1899) Zwei Fälle von abdominalem Lungengewebe. Virchows Arch (Pathol Anat) 155:235
211. Wachs E (1953) Zur Klinik der Nebenlungen. Langenbecks Arch Chir 275:567
212. Wall CA, Lucido JJ (1956) Intralobar bronchopulmonary sequestration. Surg Gynecol Obstet 103:701
213. Wanian AA, Adamian RKH (1974) Xanthomatosis of the sequestrated lung in a child. Vestn Khir 113:69
214. Wellauer J (1962) Die Lungensequestration und die Herzzwerchfellwinkel. Radiologe 2:74
215. Wilutzky H (1959) Akutes Krankheitsbild durch eine Nebenlunge beim Neugeborenen. Aerztl Wochenschr 14:718
216. Witten DM, Clagett OT, Woolner LB (1962) Intralobar bronchopulmonry sequestration involving the upper lobes. J Thorac Surg 43:523
217. Yamazaki S, Kawada K, Soma Y, Fukuda T, Inoue T (1975) Localized bronchial stenosis associated with an aberrant systemic artery in the left lung, with special reference to its relationship to pulmonary sequestration. J Jpn Assoc Thorac Surg 23:1022
218. Yoshitoshi Y, Yamasita S (1963) A case of congenital cardiomegalie (autopsy findings showed fibroelastosis of endomyocardium) in association with three other congenital anomalies, such as accessory lung, hydronephrosis and hyperkeratosis. Jpn Heart J 4:182
219. Zumbro GL, Green DC, Brott W, Treasure RL (1974) Pulmonary sequestration with spontaneous intrapleural hemorrhage. J Thorac Cardiovasc Surg 68:673

Antiepileptica-Embryopathien

E. DIETERICH [1]

Key words: *Antiepileptika – Dysplasie – Epilepsie – Embryopathie – Endphalangenhypoplasie – Fehlbildungen – Hydantoin-Syndrom – Schwangerschaft – Trimethadion-Syndrom.*

1 Einleitung und Fragestellung

Ein sprunghafter Anstieg schwerster Fehlbildungen in den Jahren 1959–1962 durch die teratogene Wirkung eines Medikamentes (Thalidomid) warf die generelle Frage der Teratogenität auch einer antiepileptischen Dauertherapie auf.

Obwohl 0,3–0,5% aller schwangeren Frauen unter antiepileptischer Therapie stehen (7, 22, 67, 68), lag im Jahre 1963 nur die Arbeit von *Conrad* (1937) vor, wonach unter 911 Kindern von Eltern mit „idiopathischer Epilepsie" 3,8% dysplastische Störungen aufwiesen (9). Daraufhin startete die Deutsche Sektion der Internationalen Liga

[1] Universitäts-Kinderklinik (Sektion Neuropädiatrie) der Johannes Gutenberg-Universität, Langenbeckstr. 1, D–6500 Mainz.

gegen Epilepsie eine Umfrage unter ihren Mitgliedern und *Janz* (1964) eine Fragebogenaktion, woraus sich eine Fehlbildungsquote von 2–3% für Kinder antiepileptisch behandelter Mütter ergab (33, 70). Damit war kein Anlaß gegeben anzunehmen, daß die Fehlbildungsrate signifikant höher liegt, als bei Kindern gesunder Mütter (7, 22, 23, 28, 32, 38, 41, 50, 52, 57, 65, 67, 68, 72).

In den folgenden Jahren bis 1977 mehrten sich Untersuchungen zu dieser Frage, und schließlich wurden für Kinder antiepileptisch behandelter Mütter Fehlbildungsraten von 7–9% ermittelt (3, 6, 7, 8, 10, 22, 23, 26, 28, 32, 33, 38, 39, 41, 43, 48, 50, 52, 57, 67–69, 72, 73).

Aufgrund von Einzelfallbeobachtungen nahm man an, daß nahezu jedes Antiepilepticum Fehlbildungen provozieren könne (14, 23, 24, 27, 40, 49, 68, 69) und daß es spezifische Fehlbildungsmuster, z.B. unter Diphenylhydantoin- oder Trimethadiontherapie, gäbe (25, 27, 28, 56, 59, 63, 74). Dies schien mit Tierversuchen untermauert (21, 29, 30, 44, 45).

Mit dieser Arbeit soll die einschlägige Literatur zusammengefaßt, kritisch analysiert und auf folgende Fragen Antwort gesucht werden:

(1) Wie häufig und welcher Art sind Fehlbildungen oder Fehlbildungsmuster bei Kindern antiepileptisch behandelter Mütter?
(2) Bestehen Beziehungen zwischen Fehlbildungen und Fehlbildungsmustern einerseits und Art der eingesetzten Antiepileptica während der Schwangerschaft andererseits, oder spielen übergeordnete Faktoren eine Rolle?

2 Häufigkeit von Fehlbildungen bei Kindern antiepileptisch behandelter Mütter

Nach Literaturangaben (Tabelle 1) liegt die Häufigkeit von Fehlbildungen bei Kindern von Müttern mit Epilepsie mindestens 2–3mal höher als bei Kindern von Müttern ohne Epilepsie. Trotz unterschiedlicher Definitionen des Fehlbildungsbegriffes sowie erheblicher methodischer und geographischer Unterschiede kommen die einzelnen Untersucher relativ übereinstimmend zu diesem Resultat (3, 6, 7, 22, 23, 28, 32, 33, 38, 39, 41, 43, 48, 50, 52, 57, 65, 67–69, 72).

Die Häufigkeit von Fehlbildungen bei Kindern antiepileptisch behandelter und nicht behandelter Mütter mit Epilepsie wird in Tabelle 2 gegenübergestellt. Danach haben Kinder antiepileptisch behandelter Mütter häufiger Fehlbildungen als Kinder von unbehandelten Müttern mit Epilepsie. Ein teratogener Effekt der Antiepileptica kann hieraus nicht abgeleitet werden, da sich die gegenübergestellten Kollektive nach der Behandlungsbedürftigkeit der Grundkrankheit Epilepsie unterscheiden und der Schweregrad des Leidens sowie genetische Faktoren eine wesentliche Rolle spielen können. Ein behandlungsbedürftiges Anfallsleiden bringt notgedrungen weitere Einflüsse mit sich (soziale Umwelt – krankheitsorientierte Partnerwahl mit möglicher negativer Selektion), die das Fehlbildungsrisiko beeinflussen.

Tabelle 1. Häufigkeit von Fehlbildungen bei Kindern von Müttern mit Epilepsie

Autor / Jahr	Mutter mit Epilepsie		Mutter gesund	
	Fehlbildungen von N Kindern in	%	Fehlbildungen von N Kindern in	%
Bjerkedal, 1973	378	4,5	113.511	2,2
Elshove, 1971	65	15,4	11.986	1,9
Fedrick, 1973	217	7,8	649	3,2
Hanson, 1976	104	10,5	100	0,0
Hill, 1974	28	25,0	165	4,0
Koppe, 1973	192	6,8	12.300	3,5
Kuennsberg, 1973	48	6,2	14.620	2,8
Lowe, 1973	245	4,9	31.022	2,8
Millar, 1973	110	6,4	32.227	3,8
Monson, 1973	306	4,5	50.897	2,5
Niswander, 1973	413	4,2	347.097	2,7
Shapiro, 1976	305	4,5	49.590	2,7
South, 1972	31	6,5	7.865	2,4
Speidel, 1972	383	4,7	442	1,5
Watson, 1971	57	6,0	50	0,0

Tabelle 2. Häufigkeit von Fehlbildungen bei Kindern von antiepileptisch behandelten und nicht-behandelten Müttern mit Epilepsie

Autor/Jahr	Mutter mit Epilepsie			
	behandelt		unbehandelt	
	Fehlbildungen von N Kindern in	%	Fehlbildungen von N Kindern in	%
Annegers, 1974	141	7,1	56	1,8
Barry, 1974	73	17,8	20	0,0
Fedrick, 1973	217	7,8	19	3,2
Janz, 1964	225	2,2	120	0,0
Koppe, 1973	125	8,8	67	3,0
Lowe, 1973	134	6,7	111	2,7
Maroni, 1969	21	4,8	14	0,0
Meyer, 1973	199	8,5	114	12,3
South, 1973	22	9,1	9	0,0
Speidel, 1972	324	5,3	59	0,0
Starreveld, 1973	279	7,2	18	11,1

3 Art und Ausmaß von Fehlbildungen und Fehlbildungsmustern bei Kindern antiepileptisch behandelter Mütter

3.1 Fehlbildungen

Janz (1975) analysierte Art und Ausmaß schwerer Fehlbildungen bei Kindern antiepileptisch behandelter Mütter nach Literaturangaben (Tabelle 3). Die erhöhte Fehlbildungsrate resultiert aus einer Häufung orofacialer Spaltbildungen und Herzfehlern. Lippen-Kiefer-Gaumenspalten fanden sich bei Kindern antiepileptisch behandelter Mütter 6–12mal häufiger als bei nicht-epileptischen Kontrollgruppen, Herzfehler etwa 3mal häufiger (22, 41, 67, 68). Als Effekt einer teratogenen Substanz wäre eine gehäufte Kombination dieser beiden Fehlbildungen zu erwarten, was sich jedoch nicht nachweisen ließ, da diese Kombination mit 3–5% aller Fälle von Spaltbildungen nicht die statistisch erwartete Häufigkeit für diese Kombination übersteigt (20, 68).

Tabelle 3. Art und Häufigkeit von Fehlbildungen bei Kindern antiepileptisch behandelter Mütter (nach *Janz*, 1975)

Autor/Jahr	Schwangerschaften	Orofaciale Spaltbildung	Vitium cordis	Mikrocephalus	Hypospadie	Skeletanomalie
Janz, 1964	225	3	1			
Deutsche Liga, 1964	180		1			1
Melchior, 1969	32	2				
Maroni, 1969	21				1	
Elshove, 1971	65	5	2			1
Watson, 1971	51		1			
Speidel, 1972	324	3	6	3	2	1
South, 1972	22	2				
Lowe, 1973	134	1	1			1
Kuenssberg, 1973	48				1	
Michaelis, 1973	17		1	1		
Hill, 1974	20	1	1		1	5
Starreveld, 1973	279	8	7			1
Meyer, 1973	199	5	5			7

3.2 Fehlbildungsmuster

Speidel und *Meadow* (1972) postulierten erstmals ein durch Antiepileptica bedingtes Fehlbildungssyndrom (68):

Kongenitaler Herzfehler
Orofaciale Spaltbildung
Trigono- oder Mikrocephalie
Hypertelorismus
Niedersitzende, abnormale Ohren
Kurzer Nacken, niedere hintere Haarlinie
Bilaterale Querfalten der Hohlhand
Kleinere Skeletanomalien.

Für diese Fehlbildungsmuster wurden Hydantoin und Phenobarbital verantwortlich gemacht. *Loughnan* et al. (1973) schrieben den gleichen Antiepileptica als „wesentliche Anomalien" folgendes Muster kleinerer Fehlbildungen zu (42):

Hypoplasie distaler Phalangen
Unregelmäßige Ossifikation der Hand
„Mißgeformte Finger und Zehen".

Hill et al. (1971) beschrieben zunächst in drei Kasuistiken ähnliche Muster kleiner Fehlbildungen wie *Speidel* oder *Loughnan* und fanden in einer prospektiven Studie dieses Muster bei 25% von 28 Kindern wieder (Abb. 1); als verantwortliche Antiepileptica wurden weiterhin Diphenylhydantoin oder Phenobarbital angegeben (31, 32).

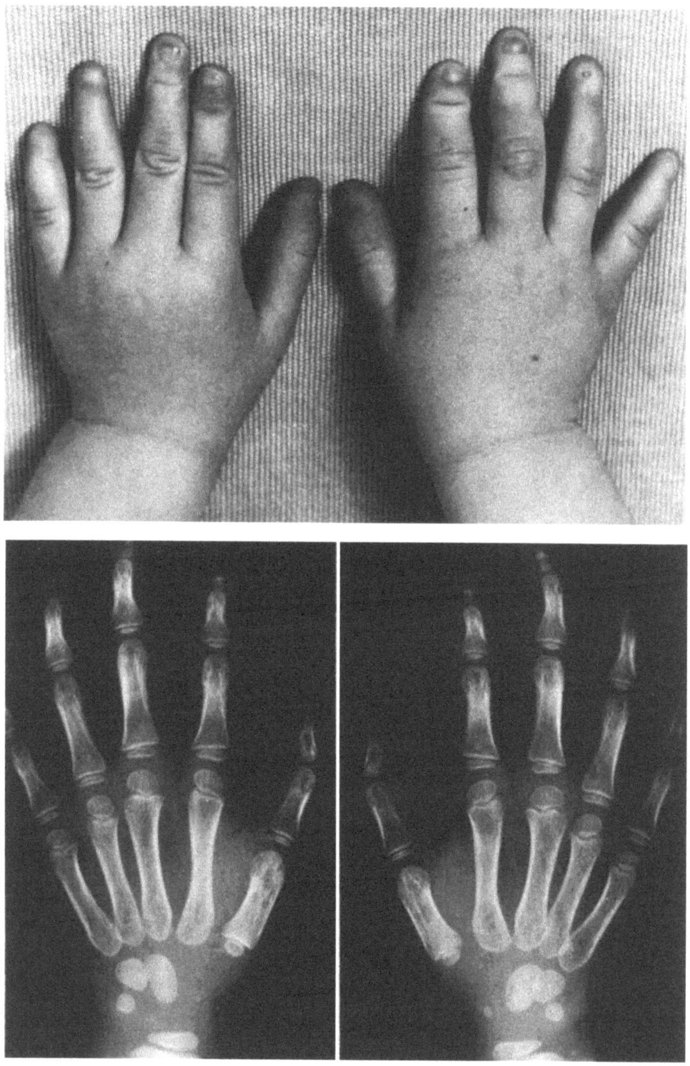

Abb. 1. Hypoplasie der Endphalangen nach Hydantoin-Behandlung der Mutter während der Schwangerschaft

Im Jahre 1975 erfolgte die Beschreibung des *„Hydantoin-Syndroms"* durch *Hanson* et al., das als variables Muster beeinträchtigter Wachstumspotenz und endgültiger Gestaltung folgende Symptome aufweisen könne:

Motorische und geistige Retardierung
Mikrocephalie
Pränatales und postnatales Wachstumsdefizit
Kurze, nach oben stehende Nase, niederer Nasenrücken
Hypertelorismus
Ptosis der Augenlider und Strabismus
Tiefsitzende, abnorm konfigurierte Ohren
Großer Mund mit prominenten Lippen
Orofaciale Spaltbildung
Hypoplasie der distalen Phalangen
Abnorme Handlinienmuster
Kurzer Nacken, tiefe Haaransatzlinie.

Hanson et al. hielten dieses Fehlbildungsmuster (Abb. 2) für hydantoinspezifisch, nachdem sie es bei 11% von 35 Kindern, deren Mütter während der Schwangerschaft Hydantoinen ausgesetzt waren, fanden und weitere 34% der Kinder geringere Veränderungen im Sinne des Syndroms aufwiesen. *Zackai* et al. (1975) stellten diesem Hydantoin-Syndrom aufgrund ihrer Beobachtungen in drei Familien das „*Trimethadion-Syndrom*" gegenüber:

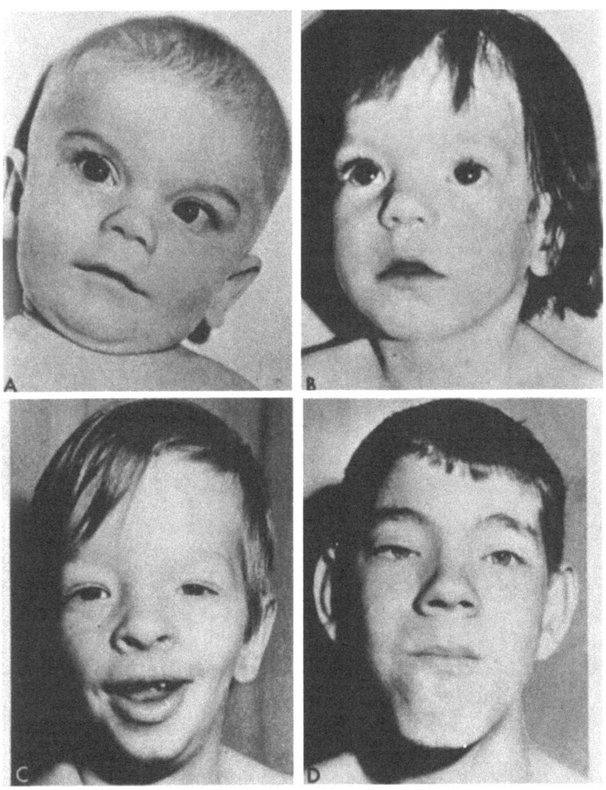

Abb. 2A–D. Typische Facies bei vier Kindern mit „Hydantoin-Syndrom" [aus: J Pediatr *87*, 286 (1975)]

Geistige Retardierung
Pränatale und postnatale Wachstumsminderung
Mikrocephalie
Tief sitzende, abnorm konfigurierte Ohren
Strabismus und Myopie
Sprachstörungen
V-förmige Augenbrauen
Epicanthus
Gaumenabnormitäten
Zahnunregelmäßigkeiten
Herzfehler.

Diese Fehlbildungen seien häufig und für Trimethadion spezifisch (74). Die faciale Dysmorphie des „Hydantoin-Syndroms" und des „Trimethadion-Syndroms" sind in den Abbildungen 2–4 gegenübergestellt.

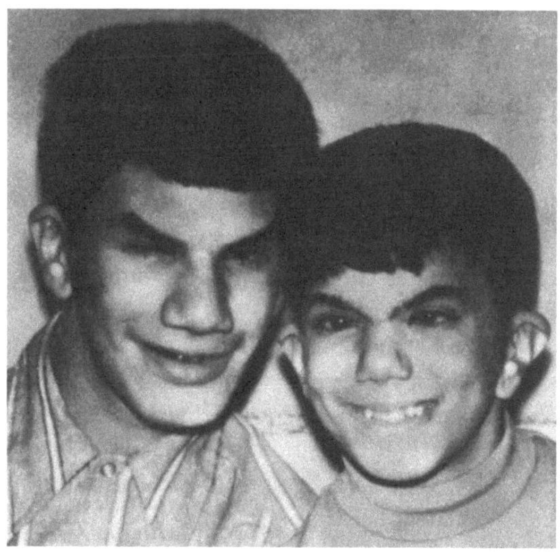

Abb. 3. Typische Facies von zwei Brüdern mit „Trimethadion-Syndrom" [aus: J Pediatr *87*, 282 (1975)]

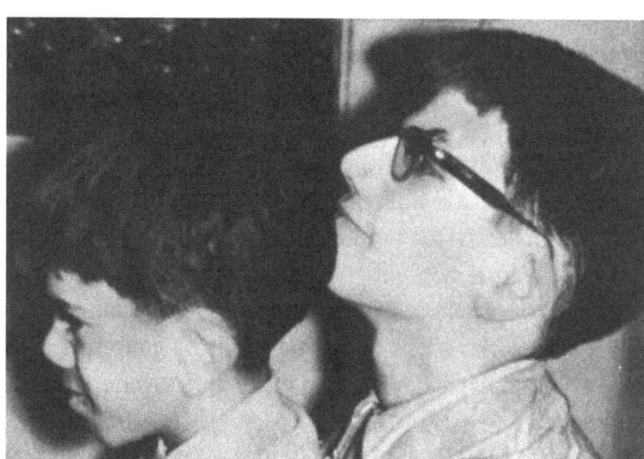

Abb. 4. Typische Facies von zwei Brüdern mit „Trimethadion-Syndrom" [aus- J Pediatr *87*, 282 (1975)]

Feldman et al. (1977) erklärten das Oxazolidin als besonders teratogen und schrieben diesem Antiepilepticum folgende Fehlbildungen zu (24):

Geistige Retardierung
Mißgebildete, tief ansetzende Ohren
Breiter Nasenrücken
Hypertelorismus
Hochbogiger Gaumen
Affenfurche der Hand
Herzfehler
Orofaciale Spaltbildungen
Fehlbildungen des Urogenitaltraktes.

In Kenntnis der Häufigkeit großer Fehlbildungen und der bis zum Jahre 1977 bekannt gewordenen Fehlbildungsmuster, die bezüglich kleiner Fehlbildungen des Gesichtes und der Extremitäten gewisse Übereinstimmungen aufweisen (Abb. 1–4), untersuchten wir Kinder von Epileptikerinnen einer Anfallsambulanz und fanden bei 11 von 35 Kindern ein typisches Befundmuster, das wir als *„Antiepileptica-Embryopathie"* beschrieben (14, 15, 16, 40):

Hyperplasie des Mittelgesichtes (breiter, eingesunkener Nasenrücken, kurze, aufgestülpte Nase und Hypertelorismus)
Hypoplasie der distalen Phalangen.

Dieses akrofaciale Syndrom bezeichneten wir als Kernsyndrom. Zusätzlich – weniger häufig – waren zu finden:

Epicanthus
Tiefsitzende Ohren
Vierfingerfurche.

Große Fehlbildungen boten zwei dieser Kinder, einmal als Lippen-Kiefer-Gaumenspalte (Abb. 6) und zum anderen ein Ventrikelseptumdefekt mit Hypospadie. Das akrofaciale Kernsyndrom (Abb. 5, 6) war bei Kindern zu finden, die während der Schwangerschaft Hydantoin, Phenobarbital oder Carbamazepin ausgesetzt waren. *Jäger* et al. (1978) und *Rating* et al. (1978) bestätigten die von uns angenommene Häufigkeit der „Antiepileptica-Embryopathie" (35, 60). Von 46 Kindern antiepileptisch behandelter Mütter zeigten sich bei 40% zwei oder mehr der auch beim „Hydantoin-Syndrom" beschriebenen Einzelanomalien i.S. der craniofacialen Dysmorphie. Solche Entwicklungsstörungen wurden von *Jäger* et al. nach Verabreichung von verschiedenen Antikonvulsiva gleichhäufig gefunden. Ein Zusammenhang dieser Fehlbildungen mit verschiedenen Epilepsieformen oder der Schwere des Krankheitsbildes ergab sich nicht 35, 40).

Nach Meinung mehrerer Autoren wären als assoziierte Symptome der Antiepileptica-Embryopathie Mikrocephalie, geistige Retardierung sowie prä- und postnatales Wachstumsdefizit zu berücksichtigen (24, 27, 28, 35, 60, 66, 74). Diese Befunde werden in sehr unterschiedlicher Häufigkeit angegeben und von *Kühnel* et al. (14, 15, 40), z.B. Mikrocephalie oder verminderte Geburtslänge, in keinem Fall gefunden, so daß zu dieser Frage hier nicht endgültig Stellung genommen werden soll. Geistige Retardierung als assoziiertes Symptom einer teratogenen Schädigung anzusehen, scheint nur denkbar, wenn sekundäre Faktoren (Umwelt, Krankheit der Mutter und deren Folgen u.a.m.) berücksichtigt worden sind. Eine entsprechend differenzierte Studie liegt bislang nicht vor.

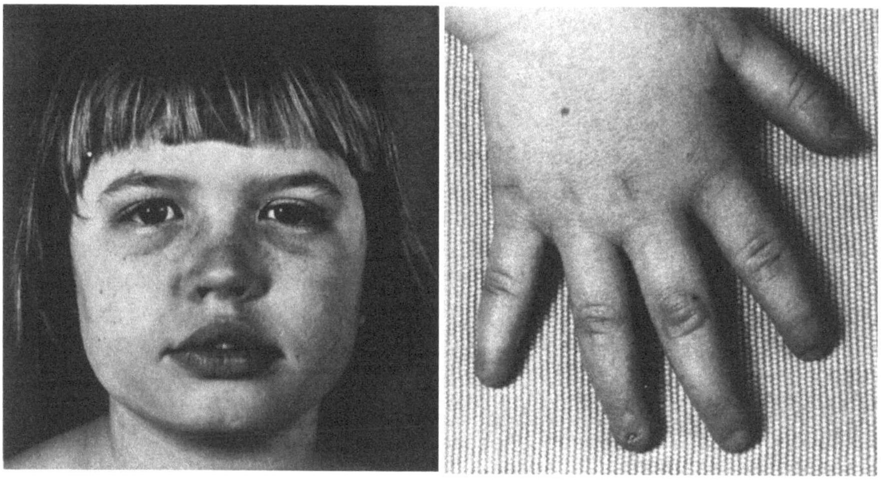

Abb. 5. Typisches akrofaciales Kernsyndrom der „Antiepileptica-Embryopathie" mit Hyperplasie des Mittelgesichtes und Hypoplasie der Endphalangen

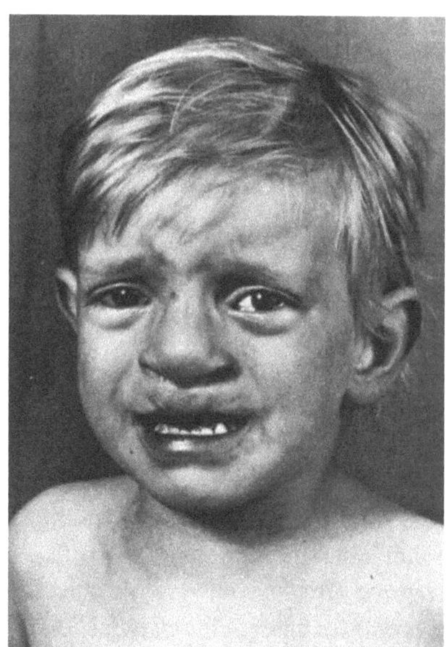

Abb. 6. Typische Facies der „Antiepileptica-Embryopathie" bei einem Jungen mit Lippen-Kiefer-Gaumenspalte (Zustand nach Operation)

4 Beziehungen zwischen Fehlbildungen und Fehlbildungsmustern von Kindern antiepileptisch behandelter Mütter und den in der Schwangerschaft eingesetzten Antiepileptica

Angaben zur Häufigkeit von Fehlbildungen bei Kindern antiepileptisch behandelter Mütter schwanken enorm, z.B. 2–3% nach *Janz* oder 25% nach *Hill.* Solche Diskrepanzen resultieren aus dem unterschiedlichen methodischen Vorgehen der Untersucher (Fragebogenaktion oder persönliche Untersuchung) und der Definition des Fehlbildungsbegriffes (Beachtung nur großer oder auch kleiner Fehlbildungen).

Bezüglich *Art und Ausmaß großer Fehlbildungen* bestehen zwischen den Kollektiven von Kindern behandelter und unbehandelter Epileptikerinnen keine Unterschiede. Die großen Fehlbildungen zeigen keine typischen Kombinationen, wie sie vom teratologischen Standpunkt aus zu erwarten wären. Mit der Entstehung großer Fehlbildungen wurden nahezu alle gängigen Antiepileptica in Zusammenhang gebracht (Tabelle 4).

Tabelle 4. Mütterliche antiepileptische Therapie von Kindern mit großen Fehlbildungen

Antiepilepticum	Autor/Jahr
Acetylharnstoff	*Speidel* et al., 1972
Benzodiazepine	*Speidel* et al., 1972
Dipropylacetat	*Dieterich* et al., 1978
Diphenylhydantoin	*Hanson* et al., 1975
Iminostilbenderivate	*Michaelis* et al., 1973
Oxazolidin	*Feldman* et al., 1977
Phenobarbital	*Fedrick,* 1973
Primidon	*Fedrick* et al., 1973
Succinimide	*Starreveld* et al., 1973
Sultiam	*Meyer* et al., 1973

Berücksichtigt man, daß die gleichen großen Fehlbildungen bei Kindern von Vätern mit Epilepsie ebenso häufig auftraten wie bei Kindern epileptischer Mütter, so wird ein teratogener Effekt der Antiepileptica indiskutabel und es muß, wie mehrfach in der Literatur der Fall, für Fehlbildungen und Epilepsie ein gemeinsamer genetischer Hintergrund angenommen werden (3, 9, 46, 47, 48, 65, 69). Eine Bestätigung hierfür ist die Feststellung, daß Kinder von Müttern, die während der Schwangerschaft Phenobarbital einnahmen, nur dann vermehrt Fehlbildungen aufwiesen, wenn diese Mütter eine Epilepsie hatten (65).

Da sich keine Beziehung zwischen Auftreten großer Fehlbildungen und antiepileptischer Therapie finden lassen, muß ein kausaler Zusammenhang bei übergeordneten Faktoren (Dauer, Schwere, Art der Epilepsie – genetische Faktoren) gesucht werden. Offensichtlich liegt eine plurifaktorielle, individuell unterschiedliche Ätiopathogenese vor, die diskrepante Angaben zur Häufigkeit großer Fehlbildungen je nach Krankengut der Mütter erklärt.

Ob dem *Oxazolidin* eine spezifische teratogene Wirkung zukommt, ist nicht sicher geklärt. Unter den von *Feldman* et al. (1977) zusammengestellten Fällen (n = 40) fanden sich große Fehlbildungen stark gehäuft (24):

20/40 Herzfehler
12/40 Fehlbildungen urogenital
10/40 Orofaciale Spaltbildungen.

Wenn auch die Schwere der vorliegenden mütterlichen Epilepsie zu bedenken bleibt – Oxazolidin kommt erst bei Therapieresistenz auf herkömmliche Antiepileptica zur Anwendung –, ist die Mitteilung zu beachten, daß in einer dieser Familien nach Absetzen des Oxazolidins zwei gesunde Kinder geboren wurden (24).

Bezüglich *Art und Ausmaß kleiner Fehlbildungen* hat sich in den letzten Jahren ein klareres Bild ergeben. *Speidel* (1972) und *Meadow* (1972), *Loughnan* (1973), *Hill* (1974), *Hanson* (1975) und *Zackai* (1975) wiesen darauf hin, daß man für Art und Ausmaß kleiner Fehlbildungen des Gesichtes und der Extremitäten bei Kindern antikonvulsiv behandelter Mütter einheitliche Fehlbildungsmuster annehmen kann, was *Hanson* et al. (1975) schließlich veranlaßt hat, das Hydantoin-Syndrom zu beschreiben. Die Spezifität des Hydantoins mußte aber bezweifelt werden, als Kinder antiepileptisch behandelter Mütter ohne Hydantoineinfluß Fehlbildungsmuster zeigten, die dem sog. Hydantoin-Syndrom voll entsprachen (14, 15, 24, 31, 32, 35, 40, 60, 74). Ein solches Syndrom manifestiert sich in wechselnder Stärke und Vollständigkeit. Die verschiedenen Antiepileptica zugeordneten Fehlbildungsmuster sind höchst wahrscheinlich nicht eigenständig sondern variable Expressionen ein- und desselben Syndroms. *Jäger* et al. (35) beobachteten dieses Syndrom gleichhäufig nach den verschiedenen Antiepileptica.

Nach *Hanson, Hill, Jäger* und eigenen Untersuchungen ist mit dem Auftreten kleiner Fehlbildungen des Gesichtes und der Extremitäten – im Sinne einer *akrofacialen Dysplasie* (Hyperplasie des Mittelgesichtes und Hypoplasie der Endphalangen) – bei mindestens 25% aller Kinder antiepileptisch behandelter Mütter zu rechnen. Nach *Jäger* und *Kühnel* sind bei ca. 40% dieser Kinder mindestens zwei Teilsymptome des Kernsyndroms zu finden. Das Kernsyndrom einer akrofacialen Dysmorphie wurde ausschließlich bei Kindern antiepileptisch behandelter Mütter beschrieben (nicht bei Kindern unbehandelter Epileptikerinnen, nicht bei Kindern epileptischer Väter und auch nicht bei Kindern gesunder Eltern).

Jäger et al. und *Kühnel* et al. fanden keine Beziehung des akrofacialen Syndroms zu Art und Schwere der mütterlichen Epilepsie. Krankheitsspezifische oder in erster Linie genetische Faktoren können somit nicht, wie bei der Ätiopathogenese der großen Fehlbildungen, als primär relevante Ursache angesehen werden. Für das beschriebene Muster kleiner Fehlbildungen muß ätiologisch ein teratogener Effekt der Antiepileptica angenommen werden. Die akrofaciale Dysplasie ist als „*Antiepileptica-Embryopathie*" zu bezeichnen. Sie wurde bisher nicht bei Kindern gesunder Mütter beobachtet. Allerdings könnte sie evtl. auftreten, wenn an sich gesunde Mütter während der Schwangerschaft einen Phenobarbital- oder Benzodiazepin-Abusus betreiben. Sollte sich das Syndrom jedoch bei solchen Fällen nicht finden lassen, wäre ein Hinweis gegeben, daß eine mit der Krankheit Epilepsie gekoppelte Disposition wesentlich wäre.

Bei der biochemischen Unterschiedlichkeit der Antiepileptica wäre im Falle der Antiepileptica-Embryopathie eine gemeinsame teratogene Endstrecke zu fordern. Hierzu liegen z.Z. nur Spekulationen vor. Ob diese teratogenetische Endstrecke in einem allen Antiepileptica gemeinsamen Folsäureantagonismus liegt, erscheint noch nicht genügend gesichert (12, 13, 17, 18, 19, 36, 37, 55, 61, 62). Ob regelmäßige Tetrahydrofolsäure- und Vitamin B_{12}-Serumkonzentrationsbestimmungen bzw. eine entsprechende Substitutionstherapie der schwangeren Epileptikerin sinnvoll sind und evtl. die Entwicklung der Antiepileptica-Embryopathie verhindern können, werden entsprechende Untersuchungen ergeben müssen.

5 Zusammenfassung und praktische Konsequenz

Kinder von Müttern und Vätern mit behandlungsbedürftiger Epilepsie haben häufiger kongenitale Anomalien als Kinder von Müttern ohne Epilepsie. Das *Risiko für große Fehlbildungen* ist 2–3mal höher als in einer Vergleichspopulation. Im Vordergrund stehen orofaciale Spaltbildungen und Herzfehler. Sie sind nicht durch teratogene Antiepileptica bedingt, sondern Folge der Epilepsie selbst und der übergeordneten, auch für die Epilepsie verantwortlichen Ursachen. Sie sind mit Art und Schwere der Epilepsie korreliert und unterliegen genetischen, möglicherweise sozialen und anderen Einflüssen. Größe und Ausmaß des Risikos verlangen eine individuelle genetische und epileptologische Beratung jedes Paares, wenn einer der Partner ein Anfallsleiden hat.

Mit der sog. *„Antiepileptica-Embryopathie"*, einer akrofacialen Dysplasie, ist bei mindestens 25% der Kinder behandlungsbedürftiger Epileptikerinnen zu rechnen. Dieses *Syndrom kleiner Fehlbildungen* ist Folge der antiepileptischen Therapie. Wegen der Geringfügigkeit dieser Anomalien besteht kein Grund, von Schwangerschaft abzuraten; jedoch sollte die antiepileptische Therapie mittels Blutspiegelkontrollen gut überwacht werden.

Die molekularbiologische Ursache der Antiepileptica-Embryopathie ist ebenso unbekannt wie der Wirkungsmechanismus der Antiepileptica. Da das Fehlbildungsmuster nach vielen Antiepileptica auftritt, ist an eine gemeinsame teratogenetische Endstrecke dieser Medikamente zu denken.

Literatur

1. Aase JM (1974) Anticonvulsant drugs and congenital abnormalities. Am J Dis Child 127:758
2. Anderson RC (1976) Cardiac defects in children of mothers receiving anticonvulsant therapy during pregnancy. J Pediatr 89:318
3. Annegers JF, Elveback LR, Hauser WA, Kurland LT (1974) Do anticonvulsants have a teratogenic effect? Arch Neurol 31:364
4. Ayraud N, Kermarec J, Marton J (1968) Effects cytogénetique des médicaments anticonvulsants. Ann Génét 11:253
5. Barr MJ, Poznanski AK, Schmickel RD (1974) Digital hypoplasia and anticonvulsants during gestation: A teratogenic syndrome? J Pediatr 84:254
6. Barry JE, Danks DM (1974) Anticonvulsants and congenital abnormalities. Lancet II:48

7. Bjerkedal T, Bana SL (1973) The course and outcome of pregnancy in women with epilepsy. Acta Obstet Gynecol Scand 52:245
8. Chan MCK, Poon CCS (1974) Anticonvulsants and congenital malformations. J Singapore Paediatr Soc 16:47
9. Conrad K (1937) Erbanlagen und Epilepsie. IV. Ergebnisse einer Nachkommenschaftsuntersuchung an Epileptikern. Z ges Neurol Psychiat 159:521
10. Danks DM, Barry JE, Sheffield LJ (1974) Digital hypoplasia and anticonvulsants during pregnancy from "Letters to the editor." J Pediatr 85:877
11. Desmond MM (1972) Maternal barbiturate utilisation and neonatal withdrawal symptomatology. J Pediatr 80:190
12. Diehl LW, Herha J (1977) Ein Beitrag zum Problem pränataler Schädigungen bei antiepileptischer Langzeitbehandlung. Nervenarzt 48:608
13. Diehl LW (1975) Psychische Wirkungen von Antiepileptica. In: Antiepileptische Langzeitmedikation. Bibl Psychiatr 151:190
14. Dieterich E, Kühnel A, Seyfeddinipur N, Spranger J (1978) Antiepileptica-Embryopathie. Monatsschr Kinderheilkd 126:286
15. Dieterich E, Kühnel-Steveling A, Spranger J (1978) Wirken Antiepileptica teratogen? Symposion: „Klinische Genetik in der Pädiatrie". Kiel
16. Dieterich E, Lukas A, Spranger J (1979) Art und Ausmaß von Fehlbildungen bzw. Fehlbildungsmustern bei Kindern antiepileptisch behandelter Väter oder Mütter. Jahrestagung der Deutschen, Dänischen, Holländischen und Schweizerischen Sektionen der Internationalen Liga gegen Epilepsie. Kiel
17. Dreyer R (1974) Überlegungen und Beobachtungen zur Pharmakotoxikologie der antiepileptischen Arzneimittel. Nervenarzt 45:114
18. Dreyer R (1972) Die Pharmakotherapie der Epilepsie. In: Psychiatrie der Gegenwart, Bd. II/2. Springer, Berlin Heidelberg New York
19. Dreyer R (1972) Pharmakotoxikologie der antiepileptischen Arzneimittel. Desitin-Werk, Hansisches Druck- und Verlagshaus, Hamburg
20. Drillen CM, Ingram TTS, Wilkinson EM (1966) The causes and natural history of cleft lip and palate. Livingstone, Edinburgh
21. Elshove DJ (1969) Cleft palate in the offspring of female mice treated with phenytoin. Lancet II:1074
22. Elshove DJ, Van Eck JHK (1971) Aanbeboren misvormingen, met name gespleten lip met of zonder gespleten verhemelte bij kinderen van moeders met epilepsie. Ned Tijdschr Geneeskd 115:1371
23. Fedrick J (1973) Epilepsy and pregnancy. Br Med J II:442
24. Feldman GL, Weaver DD, Lovrien EW (1977) The fetal trimethadion syndrome. Am J Dis Child 131:1389
25. German J, Kowal A, Ehlers KH (1970) Trimethadions and human teratogenesis. Teratology 3:349
26. Goodman RM, Katznelson MB, Hertz M, Katznelson D, Roton Y (1964) Congenital malformations in four siblings of a mother taking anticonvulsant drugs. Am J Dis Child 130:884
27. Hanson JW, Smith DW (1975) The fetal hydantoin syndrome. J Pediatr 87:285
28. Hanson JW, Myrianthopoulos NC, Harvey SMA, Smith DW (1976) Risks to the offspring of woman treated hydantoin anticonvulsants with emphasis on the fetal hydantoin syndrome. J Pediatr 89:662
29. Harbison RD, Becker BA (1969) Relation of dosage and time of administration of DPH to its teratogenic effect in mice. Teratology 2:305
30. Harbison RD, Becker BA (1972) DPH teratogenicity in rats. Biol Appl Pharmacol 22:193
31. Hill RM (1971) Teratogenesis and antiepileptic drugs. N Engl J Med 289:1089
32. Hill RM, Verniaud WM, Horning MG, McCulley LB, Morgan NF (1974) Infants exposed in utero to antiepileptic drugs. Am J Dis Child 127:645

33. Janz D, Fuchs U (1964) Sind antiepileptische Medikamente während der Schwangerschaft schädlich? Dtsch Med Wochenschr 89:241
34. Janz D (1975) Teratologische Wirkung von Antiepileptika. Bibl Psychiatr 151:87
35. Jäger E, Rathing D, Pattberg B, Engelke K, Beck-Mannagetta G, Helge H (1978) Antiepileptika während der Schwangerschaft und Kindesentwicklung. Symposion: „Klinische Genetik in der Pädiatrie". Kiel
36. Jensen ON, Olesen OV (1970) Subnormal serum folate due to anticonvulsive therapy. Arch Neurol 22:181
37. Kohl PK (1978) Das Mißbildungsrisiko der antiepileptischen Therapie. Deutsche Sektion der Internationalen Liga gegen Epilepsie, Rundbrief Nr 61:31
38. Koppe F (1973) Epilepsien aangeboren af wigkingen. Ned Tijdschr Geneeskd 117: 220
39. Kuenssberg EV, Knox JDE (1973) Teratogenic effect of anticonvulsants. Lancet I:198
40. Kühnel-Steveling A (1979) Art und Ausmaß von Fehlbildungen bzw. Fehlbildungsmustern bei Kindern antiepileptisch behandelter Mütter. Dissertation, Universität Mainz
41. Lowe CR (1973) Congenital malformations among infants born to epileptic women. Lancet I:9
42. Loughnan P, Gold H, Vance JC (1973) Phenytoin teratogenicity in man. Lancet I:70
43. Maroni E, Markoff R (1969) Epilepsie und Schwangerschaft. Gynaecologia 168: 418
44. Massey KM (1966) Teratogenic effects of diphenylhydantoin sodium. J Oral Ther Pharmacol 2:380
45. McMullin GP (1917) Teratogenic effects of anticonvulsants. Br Med J IV:430
46. Meadow SR (1968) Anticonvulsant drugs and congenital abnormalities. Lancet II:1296
47. Meadow SR (1970) Congenital abnormalities and anticonvulsant drugs. Proc R Soc Med 63:48
48. Meyer JG (1973) The teratological effects of anticonvulsants and the effect of pregnancy and birth. Eur Neurol 10:179
49. Michaelis H (1975) Häufigkeit verschiedener Mißbildungen unter antiepileptischer Behandlung. In: Janz D (Hrsg) Teratologische Wirkungen. Bibl Psychiatr 151:86
50. Millar JHD, Nevin NC (1973) Congenital malformations and anticonvulsant drugs. Lancet I:328
51. Mirkin B (1971) Diphenylhydantoin: Placental transport, fetal localisation. neonatal metabolism and possible teratogenic effect. J Pediatr 78:329
52. Moson RR, Rosenberg L, Hartz SC, Shapiro S, Heinonen OP, Slone D (1973) Diphenylhydantoin and selected congenital malformations. N Engl J Med 289:1049
53. Mountain KR, Hirsch L, Gallus AS (1970) Neonatal coagulation defect due to anticonvulsant drug treatment in pregnancy. Lancet I:265
54. Neuhäuser G, Schwanitz G, Rott HD (1970) Zur Frage mutagener und teratogener Wirkung von Antikonvulsiva. Fortschr Med 88:819
55. Neubauer C (1970) Mental deterioration in epilepsy due to folate deficiency. Br Med J 11:759
56. Nichols MM (1973) Fetal anomalies following maternal trimethadion ingestion. J Pediatr 82:885
57. Niswander JD, Wertelecki W (1973) Congenital malformations among offspring of epileptic women. Lancet I:1062
58. Pashayan H, Pruzansky D, Pruzansky S (1971) Are anticonvulsants teratogenic? Lancet II:702
59. Pendergass TW, Hanson JW (1976) Fetal hydantoin syndrome and neuroblastoma. Lancet II:150

60. Rating D, Jäger E, Pattberg B, Engelke K, Beck-Mannagetta G, Helge H (1978) Antiepileptika während der Schwangerschaft und Kindesentwicklung. In: Groß-Selbeck-Epilepsie. Thieme, Stuttgart
61. Reizenstein P, Lund L (1973) Effect of anticonvulsive drugs on folate absorption and the cerebrospinal folate pump. Scand J Haematol 11:158
62. Reynolds EH (1973) Anticonvulsant drugs, folic acid metabolism and schizophrenia-like psychosis in epilepsy. In: Psychische Störungen bei Epilepsie. Schattauer, Stuttgart
63. Rosen RG, Lightner ES (1978) Phenotypic malformations in association with maternal trimethadion therapy. J Pediatr 92:240
64. Rutman JY (1973) Anticonvulsants and fetal damage. N Engl J Med 289:696
65. Shapiro S, Hartz SC, Siskind V, Michell AA, Slone D (1976) Anticonvulsants and parenteral epilepsy in the development of birth defects. Lancet I:272
66. Seip M (1976) Growth retardation, dysmorphic facies and minor malformations following massive exposure to phenobarbital in utero. Acta Paediatr Scand 65:617
67. South J (1972) Teratogenic effect of anticonvulsants. Lancet II:1154
68. Speidel BD, Meadow SR (1972) Maternal epilepsy and abnormalities of the fetus and newborn. Lancet II:839
69. Starreveld-Zimmerman A, Van der Kolk WJ, Meinardi H, Elshove J (1973) Are anticonvulsants teratogenic? Lancet II:48
70. Stollreiter L (1963) Bericht über die Umfrage der Geschäftsstelle der Deutschen Liga gegen Epilepsie zur Frage der Fruchtschädigung durch Antiepileptika in der Schwangerschaft. Jahrestagung der Deutschen und Schweizerischen Sektionen der Internationalen Liga gegen Epilepsie, Zürich
71. Vissler GHA (1976) Anticonvulsants and fetal malformations. Lancet I:970
72. Watson JD, Spellacy WN (1971) Neonatal effects of maternal treatment with the anticonvulsant drug diphenylhydantoin. Acta Obstet Gynecol 37:881
73. Zellweger H (1974) Anticonvulsants during pregnancy: A danger to the developing fetus? Clin Pediatr 13:338
74. Zackai EH, Mellman WJ, Neiderer B (1975) The fetal trimethadion syndrome. J Pediatr 87:254

Blood Pressure and Hypertension in Childhood and Adolescence

ERNST P. LEUMANN [1]

---

[1] Universitäts-Kinderklinik, Steinwiesstraße 75, CH–8032 Zurich.

Key words: *Blood pressure in children: technique of recording – epidemiology. Hypertension, juvenile: definition – classification – causes – primary hypertension – secondary hypertension – therapy.*

1 Introduction

During the last few years, interest in the study of blood pressure and hypertension in childhood has grown steadily. There are several reasons for this growth: (1) It has been recognized that in many cases, essential hypertension in adults originated in childhood or adolescence. (2) It is hoped that studies of hypertension at an early age will throw light on the pathophysiology of hypertension. (3) Early detection of hypertension seems important to prevent complications at a later stage. (4) Hypertension in the pediatric age group does not appear to be as rare as was formerly believed. In the meantime, it was realized that information on the prevalence of hypertension is scarce and that long-term follow-up studies of blood pressure are virtually lacking. Furthermore, the technique of blood pressure recording is far from standardized. Consequently, hardly two surveys have been done under identical conditions and therefore comparisons are difficult.

This review discusses the various methods of blood pressure recordings and results of surveys, before considering hypertension per se. Little will be said about the general pathophysiologic mechanisms of hypertension, instead specific aspects will be stressed and new concepts and developments in childhood hypertension discussed in some detail. Therapy for hypertension in children will be dealt with briefly, as it does not differ basically from therapy in adults.

2 Blood Pressure in Normal Children

2.1 Technique of Blood Pressure Recording

A correct recording of blood pressure presents a number of problems which are only partially solved to date, especially in young children and infants (41, 236, 281, 321, 374, 404). These problems are mainly due to the fact that indirect methods have to be applied, since direct registration of blood pressure by arterial catheterization is not feasible on a routine basis. Furthermore, the variations in true arterial pressure within the same individual, depending on his emotional state and body position, must be taken into account. It is not surprising therefore that recommendations for blood pressure recording are far from uniform. Blood pressure is usually taken while the child is seated, but in hypertensive patients, recordings also have to be obtained in the upright and supine positions. The arm has to be supported in order to avoid falsely high readings (357). The two major problems, apart from the child's anxiety and restlessness, concern the selection of the proper cuff size and correct functioning and handling of the recording apparatus.

2.1.1 Cuff Size

Selection of the appropriate cuff is of great importance. The size is determined by the width and, to a lesser extent, by the length of the inflatable bladder. The latter should encircle most of the extremity without overlapping, and the center of the bag should be positioned over the (brachial) artery. A plastic, nondistensible, cuff–bladder assembly, in which both cuff and bladder coexist, appears more reliable than the standard cuff and rubber bladder (374). The smaller the width of the cuff (i.e., bladder), the higher the reading will be (127, 192, 236). *Long* et al. (236) found a difference of roughly 10 mmHg for the systolic and 7 mmHg for the diastolic value when using a cuff of 7.5 cm width instead of 12.4 cm width. Use of the widest cuff that will comfortably fit the arm is recommended (41, 236, 374). However, some people are of the opinion that the width of the cuff should be selected according to the diameter (+ 20%), and not according to the length of the arm (300). The American Heart Association (189) recommended the latter size (diameter + 20%) in adults. With children, however, a cuff width covering two-thirds of the length of the upper arm was advocated, and this has been adopted by most textbooks. Table 1 lists the recommended cuff sizes for the various age groups, but it should be remembered that it is the size of the child which determines the selection of the appropriate cuff.

2.1.2 Methods of Measurement (41, 281)

Manometers for conventional use are of aneroid or mercury-gravity types. The former is more handy, but needs regular calibration in contrast to the mercury-gravity manometer. For epidemiologic studies, a "random-zero" sphygmomanometer (421), which eliminates observer bias and digit preference, has proven useful. Proper reading is obtained by auscultation; except in infants, this method is usually well applicable. Deflation of the cuff should occur slowly, at the rate of about 2–3 mmHg per second. Systolic readings are taken at phase I (the first appearance of the Korotkoff sounds).

Table 1. Appropriate cuff sizes according to age

Age	Width (bladder)	Length (bladder)
Newborns	(2.5) 4 cm	5–10 cm
Infants	5–6 cm	10–12 cm
1–5 years	8 cm	12–15 cm
6–9 years	10 cm	17–22 cm
> 10 years and adults	12–13 cm	22–24 cm
Obese adults	14–15 cm	30 cm

Diastolic readings are recorded either at the muffling (fourth phase or diastolic I) or at the disappearance (fifth phase or diastolic II) of the Korotkoff sounds. It should be stated which diastolic value is recorded or, preferably, both values should be noted. There is still considerable controversy as to which diastolic value should be recorded (354). In German-speaking countries, disappearance of the sounds is usually considered to represent the diastolic value, whereas in the United Kingdom (354) and in North America (41, 189, 280) the muffling is preferred. A recent American report indicates that diastolic pressure should be equated with disappearance of sound (278). In children, however, neither muffling nor cessation accurately reflects the intra-arterial pressure. Muffling tends to give readings which are too high, and cessation tends to give readings which are too low (280). Values of diastolic I and diastolic II differ by 4–9 mm (236), but often both phases occur simultaneously (41), or the fifth phase does not occur at all. In adolescents the differences may be smaller.

Palpation of the radial artery allows gross estimation of systolic blood pressure, although values are 5–10 mmHg lower than those obtained by auscultation (102).

The *Doppler ultrasound method* uses an ultrasound beam to indicate arterial wall motion under a deflating occlusive cuff. It is of special value for blood pressure recording in infants, where conventional methods (e.g., flush or auscultation) are difficult to apply (35, 81, 92, 102, 120, 131, 159, 165, 190, 240, 257, 308, 321, 374, 415). It has also been recommended for measurements of blood pressure in the lower limbs when used with a correctly sized cuff (92, 102, 154). Systolic and diastolic values agree reasonably well with intra-arterial pressures (35, 92, 102, 159, 165, 257, 308, 321, 374, 415), although small variations in design and size of the cuff influence accuracy considerably (240, 308). It is therefore advisable to establish own normal values. A simpler device, where the Doppler transducer (Parks) is placed over the artery distally to a regular cuff, is useful in small children and in infants, but it only allows the recording of systolic and not diastolic pressures (81, 102, 131, 159, 190, 240, 321, 374). Automatic blood pressure machines using a microphone (424) or infrasonic transducer (404) have been applied in some epidemiologic studies on children, but do not seem to be clinically advantageous. Furthermore, their precision is still not fully proven.

2.2 Results of Surveys

2.2.1 Values of Blood Pressures

Several extensive studies on blood pressure in children were carried out more than half a century ago (55, 265, 383) and most of these were reviewed by *Meyer* in 1929 (265). As a general rule, a steady increase of the systolic, and to a lesser extent, of the diastolic pressure was observed with aging; furthermore, no significant sex difference was found in childhood. *Burlage* (55), in his remarkable survey on 1700 girls and female adolescents, concluded that "height rather than age is to be recommended as a standard in determining the "normal" pressure for girls from 9 to 26 years of age." *Sundal* in Norway (383) was one of the first investigators to calculate not only the means, but also the standard deviations of blood pressure values. Approximately 10 mmHg was the average of the standard deviation for systolic pressures, a value which has since been observed in numerous other studies. Unfortunately, his data was gained by palpation instead of auscultation and is thus hardly comparable with more recent studies.

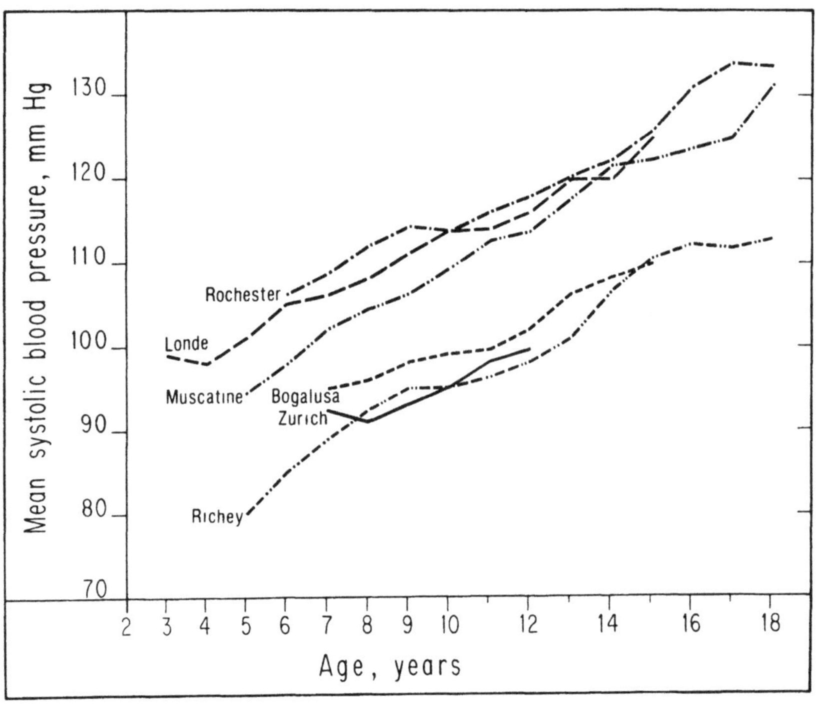

Fig. 1. Mean systolic blood pressures for (white) boys, according to various sources. Data of the Muscatine (Iowa) and Rochester (Minnesota) studies taken from the report of the Task Force on blood pressure control in children (41). Both studies used the same protocol. Children were seated, except in the study of *Londe* (229, 230), where they were supine. Cuff widths used were: 12 cm [*Richey* (327)], two-thirds of the arm [*Londe* (229, 230)], at least two-thirds [Task Force (41)], mostly 10 and 12.5 cm [Bogalusa (400)], largest possible [Zurich (214)]. Standard mercury sphygmomanometers were used except in the Zurich study (214), where a random-zero sphygmomanometer was used.

Several large studies were published between 1931 and 1955 (141, 327, 347, 353). The need for updated blood pressure values has resulted in a considerable number of recent surveys mainly undertaken in order to study correlations with other variables, intrafamilial distribution of blood pressure, and variations of blood pressure with time (6, 11, 15, 20, 26, 33, 37, 41, 49, 62, 78, 88, 130, 138, 166, 178, 187, 197, 201, 203, 214, 216, 229, 230, 235, 287, 309, 322, 356, 377, 382, 388, 400, 424, 427). Unfortunately, there are hardly two studies in which the same technique was used (e.g., muffling vs cessation of sounds, children sitting or supine, different cuff sizes); thus results are rarely exactly comparable. For practical purposes, the values of *Londe* (229, 230) are frequently quoted because they were obtained under office conditions and seemed especially suitable for pediatricians. It should be remembered, however, that blood pressure was taken in the supine position and that usually only one single measurement was obtained. The standards given by the Task Force on blood pressure control in children (41) are pooled from different studies. Results of these and other surveys on white children are shown in Figures 1–5 and illustrate considerable variation. (The circumstances under which each study was made are indicated separately.) The lowest systolic values were recorded by *Holland* and *Beresford* (26, 168) who used a random-zero sphygmomanometer, which is known to yield slightly lower (– 2 mm) values (236). We have also obtained very similar values with the same device (214).

To a certain extent, variations in the results of the individual studies might be explained by differing circumstances rather than by varying techniques. Reduction in the influence of the emotional state of the child and repetitive measurements of blood

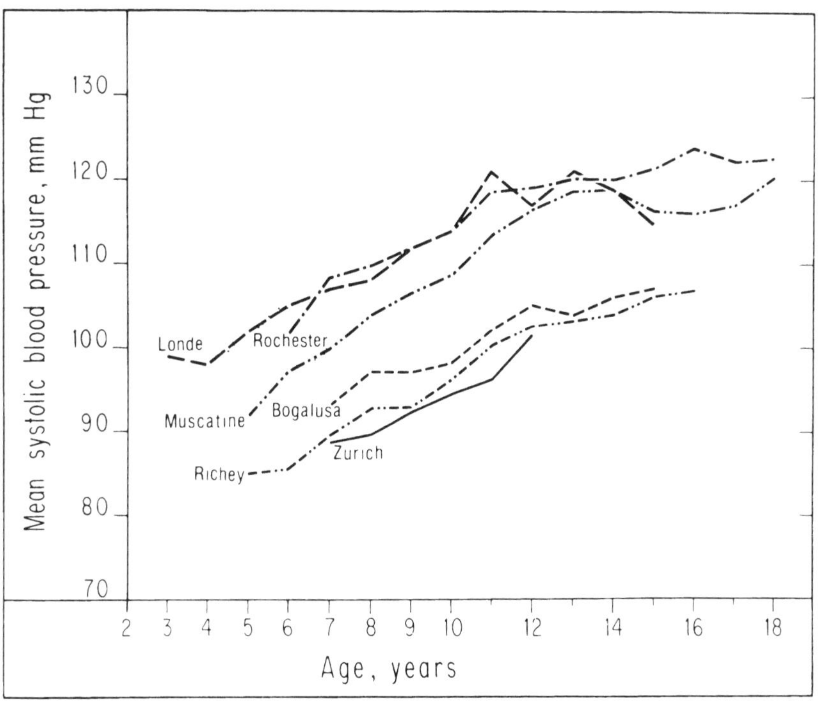

Fig. 2. Mean systolic blood pressures for (white) girls, according to various sources. For explanation see Figure 1

pressure will result in lower pressures being closer to *basal* values. Just as in the Bogalusa heart study (400), our own study of 1636 school children in Zurich (214) showed that second systolic measurements were lower than the first by an average of 2 mm. It is noteworthy, however, that two recent studies supported by the NIH (41) still showed considerably different results although they used the same protocol. In the Muscatine (Iowa) study mean systolic blood pressure values for boys were up to 9 mm lower than those of the Rochester (Minnesota) study (Fig. 1).

In most studies systolic pressures are similar in both sexes up to the age of 14–15 years; thereafter, values in male adolescents are slightly higher (11, 41, 49, 138, 166, 178, 187, 197, 200, 315, 322, 356, 400, 427). Serial measurements in infants during the first year of life show a marked increase in systolic pressure during the first month but relatively little change thereafter, whereas diastolic pressure rises only minimally during that period (217).

When diastolic pressures are compared, studies using muffling as the signal should be differentiated from those based on cessation of sounds. This simple precaution is often not taken, which may explain the large range of mean values. The situation is rather confusing, e.g., *Londe* (229, 230), whose data is frequently cited, determined the fourth Korotkoff phase when no fifth phase could be obtained (this is acceptable in an individual patient, but is not entirely satisfactory in a survey) and in 1977 his group published two papers, one based on the fourth phase (235) and the other on the fifth phase (138). It must be realized that hypertensive values (e.g., values repeatedly exceeding the 95th percentile) can only be defined when normal values of comparable studies are at hand.

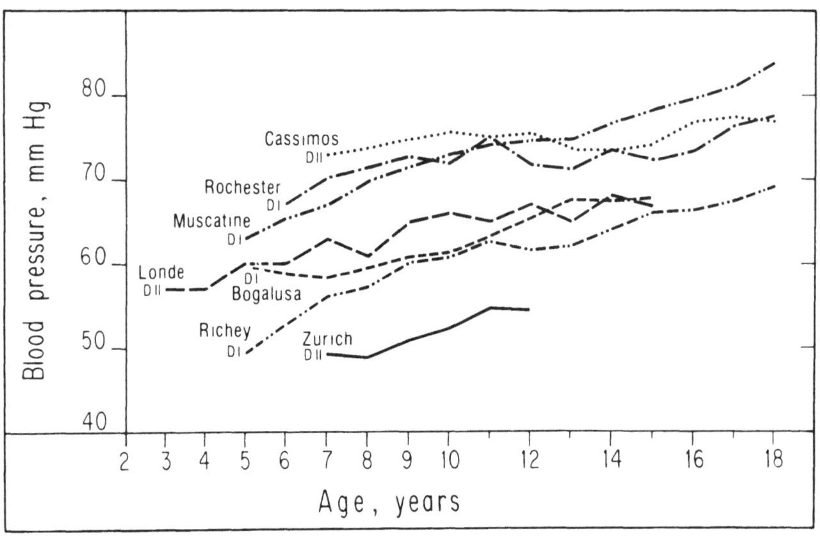

Fig. 3. Mean diastolic blood pressures for (white) boys, according to various sources. For explanation see Figure 1. *Cassimos* et al. (62) used cuffs 9 and 13 cm wide. Contrary to expectations, there is an overlap of values based on measurements of diastolic I (D I, muffling) and of diastolic II (D II, cessation of sounds). Diastolic blood pressures in *girls* are almost identical, except for ages 17–18 years, where the values in female adolescents are generally 2–5 mmHg lower

Blood pressure values measured in *different ethnic groups and populations* are not truly comparable unless obtained under identical conditions. It is extremely difficult to be sure that the differences observed between the various countries really exist. *Beaglehole* et al. (20) found significantly lower blood pressure values in Polynesian (Tokelauan) children compared to New Zealand Maoris at the age of 5 years, but this was no longer observed in teenagers. Nigerian children were found to have consistently higher systolic and diastolic pressures than black American school children (6).

Studies of blood pressure in children of *different races* (e.g., black and white) living in the *same area* would seem to help overcome the difficulty of interobserver variations, but results are controversial. It was expected that blood pressure values in black

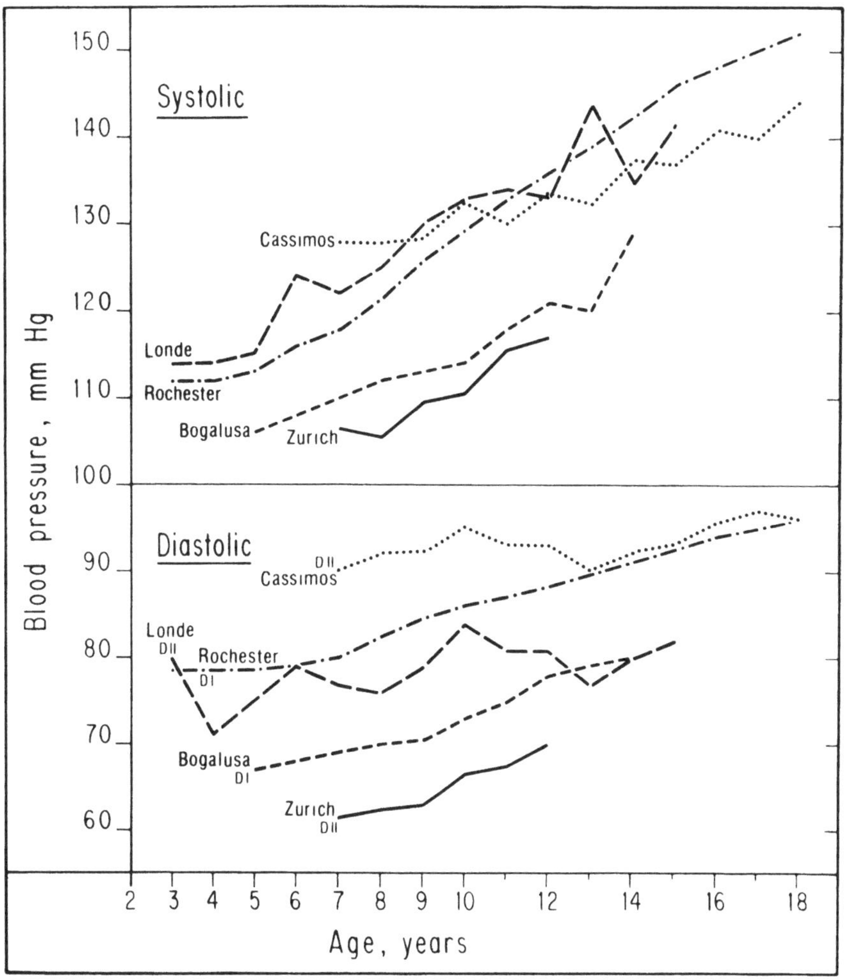

Fig. 4. Ninety-fifth percentiles for systolic and diastolic blood pressures in (white) boys. Data of the Rochester (Minnesota) study (which includes Muscatine, Iowa) are pooled, and the curve is smoothed [Task Force (41)]. For further explanations see Figures 1 and 3

children would be higher in view of the considerably higher prevalence of essential hypertension in black adults. Higher pressures have indeed been observed in the Bogalusa heart study (400) and in two other studies (197, 322), although similar (187, 196a) or even lower values (138, 235) have also been reported. Geographic differences may contribute to racial blood pressure differences (196a). Whereas mean systolic blood pressures were higher in black than in white adolescents residing in Washington, D.C. (197), no racial blood pressure differences were found by the same observers (196a) in a rural Kentucky community. In fact, mean systolic blood pressures were higher in both white and black (Kentucky) adolescents than in black Washington adolescents. A significant increase in the percentage of elevated blood pressure was observed in 17–18 year old black adolescents, particularly in males (187, 197). Children living at high altitudes had significantly lower blood pressure values than children at sea level (419), and Hispanic children had significantly lower values than non-Hispanic, white children (419).

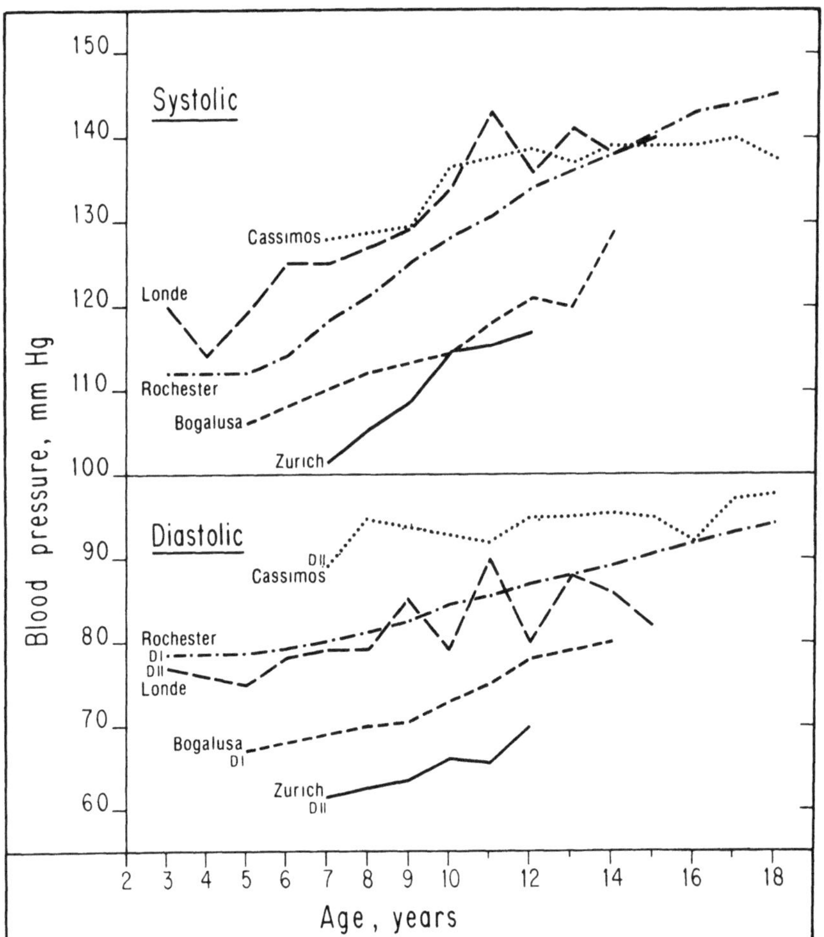

Fig. 5. Ninety-fifth percentiles for systolic and diastolic blood pressures in (white) girls. For explanation see Figure 4

2.2.2 Correlation of Blood Pressure with Other Variables

Blood pressure correlates to age, but even more so to weight (W) and height (H) (203, 214, 401). After controlling for height, there was little or no association between age and blood pressure for 5–14 year old children (401). In addition, there is a positive correlation between ponderosity (W/H^3) as an index of body mass and blood pressure, especially systolic blood pressure (401). Consequently, body height and body mass seem to be strongly correlated to basal blood pressure in children. *Voors* et al. (401) went even further and suggested that practical criteria for evaluation of abnormal blood pressure levels in children be based upon normative values derived from body weight and body height rather than from age, as was already suggested 50 years earlier (55).

The relationship between blood pressure and *sexual maturation* has not been examined sufficiently. *Londe* et al. (232) did not find a significant correlation between the stage of pubic hair development in boys nor with the stage of breast development, menarche, and duration since menarche in girls. Serum follicle-stimulating hormone (FSH) and luteinizing hormone (LH) levels did not correlate either. On the other hand, blood pressure values rose with the degree of sexual maturation in 14–16 year old school children. This and other studies (55, 327) were, however, cross-sectional. In his longitudinal study, *Shock* (353) noted that in both sexes, children who matured early had higher systolic blood pressure than children who matured later. In contrast to other studies, this author found a distinct increase in systolic pressure which appeared suddenly and developed rapidly after the children had reached the age of 13 1/2 or 14 years. However, the effect of height and weight (to which sexual maturation is obviously strongly correlated) on blood pressure was not examined sufficiently in any of these studies.

Correlations between blood pressure and serum levels of *cholesterol, triglycerides, and glucose:* Serum cholesterol concentrations remain fairly constant in children aged 6–18 years (178, 203, 277, 382). Cholesterol and triglyceride levels in serum do not, or only marginally, relate to systolic and diastolic pressure (113, 203, 400). When children in the upper decile of weight were examined, 17.7% had serum cholesterol, 24.3% had serum triglycerides, and 28.5% had systolic and diastolic pressure greater than the 90th percentile (203). Plasma glucose concentrations, 1 h after a *glucose* load, were found to be positively correlated to systolic and diastolic pressure, independently of weight (113).

Studies of children correlating blood pressure with habitual *salt intake* have not been done. However, high school students living in an area with a high sodium content in the drinking water were reported to have higher systolic and diastolic blood pressures than those living in a control community (56). No relationship between blood pressure and salt preference or salt threshold (i.e., lowest concentration of test solution distinguished from water) was detected in the Muscatine study (204).

2.2.3 Longitudinal Studies of Blood Pressure

Considerable attention has been given recently to the "tracking" phenomenon. Tracking describes the assumption that blood pressure values tend to continue along the same track with time. Since there is not usually a crisis onset of high blood pressure in adults, it is reasonable to assume that children with relatively high blood pressures for their age (even those still within the normal range) are more likely to develop essential hypertension when they reach middle age.

For the study of tracking, it is necessary to take special precautions in order to minimize interobserver variations. The best-known study to date is that of *Zinner* et al. (425). Blood pressure measurements were repeated in 549 children from 163 families after a 4-year interval. The authors used a portable automated blood pressure device which generated a permanent record on paper tape. All blood pressures were expressed as age- and sex-adjusted scores in standard deviation units (SDU) that were equal to the observed pressure for the individual, minus the mean pressure for his age and sex group, divided by the standard deviation of the blood pressures in his group. The expected regression to the mean was observed as in the Tecumseh study (179), but there was a small but significant positive relation between the follow-up and initial readings ($r = 0.25, P < 0.001$ for systolic and $r = 0.14, P = 0.001$ for diastolic pressures). Of 88 children with initial systolic pressures greater than 1 SDU above the mean, two-thirds had positive scores at follow-up, and 70% of those with initial systolic scores more than 1 SDU below the mean, had negative scores at follow-up. This study has now been extended to an observation period of 8 years (427). With aging of the population the strength of the relation between inital and later blood pressures increased significantly. The regression coefficients of systolic blood pressure scores were 0.46 (survey 3 on survey 2) and 0.31 (survey 3 on survey 1), and those of diastolic blood pressure scores, 0.36 and 0.16, respectively. In the Muscatine study (66), 820 out of a total of 8909 children were studied repeatedly during a 6-year period. Overall correlations for casual systolic blood pressure were 0.41 for observations separated by 2 years, 0.35 for observations separated by 4 years, and 0.30 for observations separated by 6 years. Overall correlations for casual diastolic I blood pressure were 0.27, 0.21, and 0.18 for observations 2, 4, and 6 years apart, respectively. Thus, diastolic blood pressure tracked poorly. The probability of both systolic and diastolic blood pressures being in the upper quintile (> 80th percentile) during two consecutive screenings was approximately 0.42. For systolic blood pressure the probability of four consecutive readings in the upper quintile was 0.17, while for diastolic blood pressure it was only 0.09.

In the Bogalusa heart study (25), which is based on basal blood pressure measurements, the correlations between pressures from one year to the next were remarkably high ($r = 0.7$ for systolic and 0.5 for diastolic pressures). We found regression coefficients of 0.52 for systolic blood pressure and of 0.37 for diastolic blood pressure in 308 11 year-old schoolchildren measured one year apart (214). The available data thus suggests that stratification of blood pressures within peer groups begins, and is detectable, in childhood. It is also conceivable that this tracking phenomenon may extend into the newborn (193, 209, 426). However, positive tracking correlations for both systolic and diastolic pressures were not detectable until 6 months of age in a group of infants measured repeatedly during the first year (217).

2.2.4 Family Studies of Blood Pressure

In adults, blood pressure clustering within families (i.e., familial aggregation of blood pressure) is a well-known phenomenon, but in children it has only recently received recognition. *Johnson* et al. (178) found rather low but positive correlations between parents and children for blood pressure scores. *Zinner* et al. (424) in their study of families comprising 721 children 2–14 years old observed regression coefficients for mother–child relations of 0.16 (systolic pressure) and 0.17 (diastolic pressure), while sib–sib relations yielded regression coefficients of 0.34 and 0.32, respectively. Subsequent studies have shown that sib–sib aggregation of blood pressure is already demonstrable at 1 month (157). Reliable blood pressure recordings in very young infants are obviously difficult to obtain, but the studies of *Lee* et al. (209, 210) suggest that familial aggregation of blood pressures in newborn infants 2–4 days old and their mothers may already exist. The authors found that maternal diastolic pressure correlated to the infant's diastolic pressure (regression coefficient 0.13, $P < 0.01$), whereas the correlation between systolic pressures was not significant (209). However, at the age of 1 month, correlation between the maternal and infantile diastolic blood pressure was considerably higher (regression coefficients 0.30 for diastolic I and 0.26 for diastolic II) (210). These results seem to suggest that familial aggregation of blood pressure is mainly determined by heredity, and this has indeed been demonstrated by the Montreal study of families with adopted vs natural children (32, 34, 273). Families (n = 398) with at least one adopted child (n = 558) were examined at home; the natural children (n = 256) living in these adoptive homes served as controls (273). There was a significant correlation between the mid-parents' and the natural children's blood pressure scores for both systolic ($r = 0.32, P < 0.001$) and diastolic pressures ($r = 0.37, P < 0.001$), whereas the correlation between the adoptive parents and the adopted children was not significant. More data is required in order to ascertain whether the length of the adoption period, and hence environmental factors, have an effect on blood pressure resemblance.

3 Hypertension

3.1 Definitions

No unanimity presently exists as to the definition of hypertension in childhood. This is not surprising, however, since the frequency distribution for both systolic and diastolic pressure offers no evidence of segregation into two populations, i.e., normotensive and hypertensive. Furthermore, it has been sufficiently well documented in adults that the risk of cardiovascular complications sharply increases in proportion to blood pressure levels throughout their range with no cut-off point or threshold (253). The definition of normotension (systolic pressures below 140 and diastolic pressures below 90 mmHg) was introduced for epidemiologic reasons only and is, as any other dividing line, arbitrary. The problem of definition of hypertension is even more complicated in the pediatric age group because of the physiologic rise in blood pressure with age. For this reason, values repeatedly exceeding a given percentile [90th (231), 95th (41), 97.5th (11)], or the mean plus two standard deviations (38, 132, 317) are now accepted as defining hypertension rather than absolute values.[1] This definition has the advantage of being applicable to children of any age (as long as comparable values of normal children are available), but has the disadvantage that some children will be labeled hypertensive simply because they exceed a given percentile, although they may be normal and just at the end of the spectrum. In particular children who are tall (or obese) for their age might falsely be called hypertensive. Theoretically, the prevalence of elevated blood pressure at the first screening will, a priori, be set at a given percentage, e.g., at 5% if blood pressure values exceeding the 95th percentile are considered as hypertension, regardless of age. This might be acceptable in children, but probably not in adolescents, and certainly not in adults.

It appears necessary to differentiate hypertension further into subgroups according to *severity,* since this has important clinical implications. Unfortunately, this is not always done (231). Obviously, clinical symptoms and signs of target organ involvement are found in many patients with severe hypertension, but never in borderline hypertension. Severe hypertension is usually secondary to other causes, hence the need for detailed and sophisticated studies in this subgroup. The following classification is tentatively proposed and will subsequently be used:

1) Borderline (or possible) hypertension. "Systolic and/or diastolic pressures repeatedly above the 90th percentile and occasionally above the 95th percentile." *Londe* (231, 234) classified children with these findings, when present for more than 1 year, as "hypertensive" which is rather confusing. *Loggie* (228), on the other hand, calls these individuals "possibly borderline hypertensive." In adults, "borderline," or "possible," or "labile" hypertension refers to systolic pressures ranging from 140 to 159 and diastolic pressures ranging from 90 to 94 mmHg; this is in accordance with WHO criteria (180, 181, 253). However, these terms are also used for blood pressures that are sometimes below and sometimes above 140/90 mmHg (59, 412).

2) Mild or moderate, persistent hypertension. "Blood pressures repeatedly exceeding the 95th percentile, but not as high as in severe hypertension, and without signs of target organ involvement." *New* et al. (291) used the working definition of mild (essential) hypertension to describe intermittent elevations (above the 90th percentile) of systolic or diastolic blood pressure, or both. However, in this particular group of patients the term "borderline hypertension" would have been more appropriate.

3) Severe hypertension. "Blood pressures repeatedly exceeding the 95th percentile by more than 15 mmHg or any elevation of blood pressure with signs of target organ involvement." The nomenclature of severe hypertension is not uniform and other terms [gross elevation of blood pressure (146) or very high blood pressure (272)]

[1] Percentiles are preferred because the frequency distribution for systolic and diastolic pressures is not truly Gaussian, but shows slight skewing to the right. This difference is small, however, and for practical purposes an average value for one standard deviation of 10 mm may be accepted (for both systolic and diastolic pressures). This would correspond to a normal range above and below the mean blood pressure of ± 20 mmHg.

and definitions have been used, e.g., blood pressure 10%–15% higher than normal limits for age (146); mean arterial pressure equal to, or above, the 95th percentile for a child two age groups beyond his own age (326); diastolic pressure exceeding 120 mmHg (291, 376); systolic pressure 180 mmHg or higher and/or diastolic pressure 110 mmHg or higher (272). The term *"malignant hypertension"* refers to patients with hypertensive retinopathy.

3.2 Prevalence

The prevalence of hypertension primarily depends on the definition of hypertension chosen. If one accepts the definition of blood pressure values exceeding the 95th percentile, approximately 5% of the children in each age group can be expected to be hypertensive at the first screening. (An even higher figure could be found, because a certain proportion of children will exceed only the systolic or only the diastolic limit of blood pressure.) As repeated measurements of blood pressure are required, however, the final figure will be lower. The definition of blood pressure exceeding the 95th percentile is not very satisfactory because the contention that the prevalence of hypertension will be the same for all age groups contradicts the fact that hypertension is more frequent in adolescents than in younger children.

In contrast to younger children, values exceeding the epidemiologically defined limits of normotension (140 mmHg systolic and 90 mmHg diastolic) may be used in *adolescents;* this has the advantage that results of different studies are comparable (Table 2). In the study of *Kilkoyne* et al. (187) on 3537 adolescents (14–19 years old), overall prevalences of 5.4% for systolic and 7.8% for diastolic hypertension were observed during the initial screening. After repeated screening on 215 of 277 hypertensives identified at the initial screening, the prevalence declined markedly to 1.2% for systolic and 2.4% for diastolic hypertension (3.7% in black males). The higher prevalence rate of hypertension in black male adolescents has also been noted by *Kotchen* et al. (197) (Table 2). The prevalence of systolic blood pressures greater than, or equal to, 140 mmHg during the first survey of the Cologne study (200) was 9.1% for male and 1.8% for female students 15–19 years old; for diastolic (4th) pressures greater or equal to 90 mmHg, the prevalence was 1.9% and 0.7%, respectively. About half of the students with elevated systolic blood pressures, and one-third of those with elevated diastolic pressures maintained their level throughout 1 year.

Blood pressures exceeding 140 mmHg systolic or 90 mmHg diastolic are very rarely found in *children* younger than 12 years (Table 2), but such values already correspond to moderate or even severe hypertension in this age group. The prevalence of hypertension in school children after repeated testing (blood pressure values exceeding the 95th percentile) ranges from less than 1% to 3.1% (see Table 2).

3.3 Classification

Childhood hypertension may be classified according to a number of criteria, e.g., cause, type, duration, severity, and curability:

Table 2. Prevalence of "hypertension" in children and adolescents

Author	Definition of hypertension or elevated blood pressure	Age (yrs)	n	Race	Prevalence (%) of: Systolic hypertension M	Systolic hypertension F	Diastolic hypertension M	Diastolic hypertension F	Systolic and/or diastolic hypertension M	Systolic and/or diastolic hypertension F	Systolic and/or diastolic hypertension both sexes
Londe (229)	SBP and/or DBP (D II) repeatedly > 95th percentile	4–15	1805	5%B					1.6	2.3	
Kilkoyne et al. (187)	SBP ⩾ 140 and/or DBP (D II) ⩾ 90	14–19	3537	62%B	1° 8.4 2° 2.1	3.2 0.6	1° 10.2 2° 3.3	6.1 1.8			
Kotchen et al. (197)	SBP ⩾ 140	17–20	797	73%B	W 0 B > 10	W 0 B 1	–	–			
Uppal (Westland) (388)	SBP ⩾ 130 and/or DPB (D II) ⩾ 80	9–12	2388	W	0.7	1.6	1.9	1.9			
Dube et al. (88)	BP ⩾ mean + 2 SD	4–17	1668	B	1.8[a]	2.5[a]	0.7[b]	0.8[b]	3.1	4.1	
Reichman et al. (322)	SBP ⩾ 140 and/or DBP (D II) ⩾ 90	12–20 (90%,14–17)	1863	78%B (90%F)	– B 8.3	W 1.4 B 1.9	– B 10.2	W 4.1 B 4.0	– B 13.4	W 4.9 B 5.3	1° 5.9 2° 2.5
Silverberg et al. (356)	SBP ⩾ 150 and/or DBP (D II) ⩾ 95 [pediatric cuff (9.5 cm) in 62% of cases]	15–20	15594	W	2.4[a]	0.7[a]	0.4[b]	0.5[b]	3.1	1.3	
Pistulková et al. (309)	SBP ⩾ 130 and/or DBP (D I) ⩾ 80 SBP ⩾ 135 and/or DBP (D I) ⩾ 80 SBP ⩾ 135 and/or DBP (D I) ⩾ 85	6–11 11–15 15–19	2152 8168 3155	W	2.7 2.8 3.4		4.6 2.0 2.4				
Cassimos et al. (62)	SBP and/or DBP (D II) ⩾ 95th percentile, retested at 1 week	7–18	4428	W	1.6[a]	1.9[a]	1.1[b]	1.0[b]	3.1	3.1	3.1

Goldring et al. (138)	SBP and/or DBP (D II) ⩾ 95th percentile	14–18	6944	30%B	W 5.2[a] B 3.0[a]	5.7[a] 4.5[a]	W 1.1[b] B 0.7[a]	1.6[b] 1.2[b]	W 8.7 B 5.0	9.2 7.3	
Laaser (Cologne) (200)	SBP ⩾ 140 and/or DBP (D I) ⩾ 90	15–19	3633	W	9.1	1.8	1.9	0.7			
Rames et al. (Muscatine) (315)	SBP and/or DBP (D I) > 95th percentile or SBP ⩾ 140 and/or DBP (D I) ⩾ 90	5–18	6622	96% W	9.0		12.2				1° 13.4 2° 2.5 3° 1.3 4° 0.6
Briedigkeit (49)	SBP and/or DBP ⩾ mean + 2.5 SD	6 9 12 15	9885	W	2.1 1.3 2.5 3.8	2.3 1.7 2.9 2.7	0 0.4	0 0.1	2.1 1.3 2.5 –	2.3 1.7 2.9 –	

Abbreviations: **SBP**, systolic blood pressure; **DBP**, diastolic blood pressure; **D I**, diastolic pressure I; **D II**, diastolic pressure II; **B**, black children, **W**, white children; **M**, males; **F**, females;

[a] percentage with only systolic hypertension; [b] percentage with only diastolic hypertension.

1°, first examination; 2°, second examination, etc.

1. Cause: Primary hypertension vs *secondary* hypertension. Primary hypertension, for which no obvious cause can be found, in contrast to secondary hypertension, is often used as a synonym for essential (or idiopathic) hypertension.

2. Type: Systolic and diastolic hypertension may occur simultaneously, or elevation of either pressure may occur alone. Anxiety is generally felt to affect systolic blood pressure, but transient elevations in both systolic and diastolic blood pressure often occur in children under stress. The question as to which is more important, elevated systolic or elevated diastolic blood pressure, is still being debated. Persistently high systolic readings with a wide pulse pressure may suggest hyperthyroidism or cardiovascular conditions (aortic insufficiency, patent ductus arteriosus, arteriovenous shunt, or fistula) as the underlying cause.

3. Duration: Acute and transient hypertension as opposed to persistent hypertension. This distinction is clinically important. *Gill* et al. (132) define persistent hypertension when it is present for longer than 3 months in a condition unlikely to resolve spontaneously.

4. Severity of hypertension (see also p. 122). Classification of hypertension according to eyeground changes is clinically important, although individual reactivity shows great variation, especially in the young. Focal arteriolar constrictions indicate grades I and II ("copper wire"); exudations with or without hemorrhage constitute grade III; and papilledema, grade IV (17). *Blaufox* (38) proposed a slight modification of these criteria for childhood hypertension. It might be more realistic, however, to differentiate between compensated and decompensated retinal circulation only (365). In the former, pathologic changes are confined to the vessels (grades I and II), as opposed to involvement of the retina in decompensated retinal circulation (i.e., malignant hypertension).

5. Curability of hypertension. A distinction may be made between hypertensive disorders that can be cured and those for which treatment is only symptomatic. This classification, proposed by *Loggie* (225) and adopted by others (233, 333), does not appear very useful since hypertension due to an identical pathologic process (e.g., Ask-Upmark kidney) may be curable in one patient and incurable in another.

3.4 Causes

3.4.1 Primary (Essential) vs Secondary Hypertension

The long-held view that a distinct cause of hypertension is found in the vast majority of pediatric patients has only recently been questioned, as is illustrated in two statements by *Loggie* made only 6 years apart. In 1969, she wrote (225): "As new tools become available for the study of hypertension, all or nearly all children will probably be found to have secondary hypertension," and again in 1975 (227): "We are wiser now, having learned that such (essential) hypertension is not uncommon in children." *Londe,* who is one of the strongest proponents of this changed attitude, stated frankly in 1976 (233): "When the pediatrician routinely takes blood pressure measurements in all of his patients, secondary hypertension ceases to be the chief cause of juvenile hypertension." Many factors are responsible for this change of view, e.g., the greater awareness of hypertension in general; more frequent blood pressure recordings, especially during surveys on children; another definition for hypertension than that previously used; and a different selection of patients. The percentage of hypertension for which no obvious cause is found is still low, if we consider only patients with severe elevation of blood pressure who are hospitalized and require therapy (132), but it is very high (nearly 100%) if hypertension is detected in the course of a survey (see Table 3). It thus appears that primary (essential) hypertension is a rare finding in pediatric patients with severe hypertension, but common in those with mild or borderline hypertension.

3.4.2 Secondary Hypertension

The prevalence of secondary hypertension can only be assessed from data collected from surveys. However, this data rarely includes further workup in children found to be hypertensive. In the Muscatine study done on 6622 children (315), a final diagnosis of secondary hypertension was made in only 5 of 1179 children who were found to have high blood pressure at the initial examination. The causes of hypertension were: coarctation (2), hydronephrosis, renal artery stenosis, and oral contraceptives. As only 79% of the 1179 children were retested, the prevalence rate is approximately 0.1%. Similar figures can be calculated from the data reported by *Pistulková* et al. (309) (0.07%), *Gill* (130) (0.11%), *Strunge* and *Trostmann* (382) (0.17%), and *Briedigkeit* (49) (0.2%). It should be noted that in many series comprising thousands of children (88, 202, 214, 388), not one single case of unequivocal hypertension was detected that would have prompted further workup. The causes of secondary hypertension and its relative frequency vary considerably from one series to another owing to differences in selection and referral of patients (Tables 3 and 4). There is, however, general agreement that renal diseases (including renovascular diseases) are by far the most important etiologic group of hypertension in children, followed at some distance by coarctation of the aorta (see Table 4). All other causes are rare and account for less than 10% of all identifiable causes. The distribution of causes appears to be similar to those in adults, apart from the higher frequency of coarctation in children (Table 4). The frequency of the various causes is dependent on age and is subject to changes, e.g., the advent of new therapeutic measures such as dialysis and renal transplantation in terminal renal failure. The most common causes of persistent secondary hypertension at different ages are listed below [adapted from *Rance* et al. (317)]:

1. Newborns and young infants. Coarctation of the aorta, renovascular hypertension (mainly due to thrombosis after catheterization of the umbilical artery), and intracranial hemorrhage.

2. Older infants and preschool children. Coarctation of the aorta, renovascular hypertension, intrinsic renal diseases (hydronephrosis, pyelonephritis, polycystic kidneys, nephroblastoma, after hemolytic uremic syndrome), and neuroblastoma.

3. Schoolchildren and adolescents. Intrinsic renal diseases (chronic glomerulonephritis, Ask-Upmark kidney, chronic renal failure, hemodialysis, renal transplantation) and renovascular hypertension.

Renal diseases become an even more important etiologic group when not only children with persistent hypertension, but also those with acute and transient hypertension

Table 3. Relative frequency of primary hypertension

Author	Definition of hypertension	Patients: Selection	Age (yrs)	With hypertension n	With primary hypertension[a] n	%
Gill et al. (132)	BP ⩾ mean + 2 SD (persisting > 3 months)	Hospital	0–15	100	2	2
Aderele and *Seriki* (5)	DBP ⩾ 90 (persistenly)	Hospital, clinic	2–11	138	6	4
Still and *Cottom* (376)	DBP ⩾ 120	Hospital	0–14	55	3	6
Buehlmeyer (54)	"Significant hypertension"	Hospital	Children	55	3	6
Uhari and *Koskimies* (387)	DBP ⩾ 90 and/or SBP ⩾ 130 (age < 5 yrs) or SBP ⩾ 140 (age > 5 yrs) (persisting > 3 months)	Hospital	0–16	115	23	20
Loggie (225)	Persistent diastolic hypertension	Hospital, clinic	4–15	15	3	20
Guesry (149)	DBP ⩾ 100 (in two children > 90)	Hospital	0–16	51	11	22
Aschinberg et al. (13)	DBP > 90	Hospital	8–17	36	15	42
Loggie (227, 228)	DBP supine > 90	Hospital, clinic	2–15 12–18	47 29	20 16	42 55
Rames et al. (315)	SBP and/or DBP ⩾ 95th percentile or ⩾ 140/90	Survey	5–18	40	35	87

Briedigkeit (49)	SBP and/or DBP ⩾ mean + 2.5 SD	Survey	5–15	219	201	92
Silverberg et al. (356)	SBP ⩾ 150 and/or DBP ⩾ 95	Survey	15–20	19	18	95
Londe et al. (234)	SBP and/or DBP repeatedly > 90th and occasionally > 95th percentile	Office	3–16	132	126	95
Kilkoyne et al. (188)	SBP ⩾ 140 and/or DBP ⩾ 90	Survey	14–19	17	17	100
Levine et al. (216)	SBP ⩾ 140 and/or DBP ⩾ 90 (all patients had borderline hypertension)	Survey	14–19	28	28	100
Greminger et al. (142)	SBP ⩾ 160 and/or DBP ⩾ 95	Clinic	Adults (average, 57)	854	793	93
Wilhelmsen and *Berglund* (417)	SBP > 175 and/or DPB > 115	Survey	Men 47–54	686	646	94

Abbreviations: BP, blood pressure; SBP, systolic blood pressure; DBP, diastolic blood pressure.

[a] Including those children in whom obesity was the only explanation for hypertension.

Table 4. Causes of secondary hypertension

	Pediatric patients				Adult patients	
	Gill et al. (132)	*Uhari* and *Koskimies* (387)	*Still* and *Cottom* (376)	*Buehlmeyer* (54)	*Greminger* et al. (142)	*Wilhelmsen* and *Berglund* (417)
Number of patients with secondary hypertension	98	92	52	52	61	40
	%	%	%	%	%	%
Renal disease	78	49	73	71	71	80
Chronic glomerulonephritis	36	13	13	11		38
Chronic pyelonephritis, Ask-Upmark kidney	14	10	60	60		
Obstructive uropathy, hydronephrosis	6	8				17
Polycystic kidneys	4	5				
Hemolytic-uremic syndrome	6	1				
Wilms tumor	1	1				
Post transplantation						
Other	11	11				25
Renovascular disease	6	4.5	11.5	10	11	10
Coarctation	16	40	11.5	11	8	2.5
Endocrine disorders						
Adrenal cortex			2		3	2.5
Pheochromocytoma		1	2			
Other		1				5
Metabolic disorders						
Miscellaneous		4.5		8	7	

are analyzed, since they account for the vast majority of cases with temporary rise in blood pressure, e.g., glomerulonephritis or hemolytic uremic syndrome. In a series of 138 Nigerian children with acute and chronic hypertension (5), renal diseases were considered responsible for hypertension in 128 patients (93%) and renovascular hypertension in three instances. In six of the seven remaining patients, the etiology of hypertension remained undetermined.

The relative frequency of renovascular hypertension as compared to hypertension which is secondary to renal parenchymal disease is difficult to evaluate, since diagnosis and definition of renovascular hypertension is not uniform. For example, Ask-Upmark kidney (segmental hypoplasia), is sometimes listed (51, 110, 334) under renovascular hypertension (see p. 148).

3.5 Clinical Symptoms of Hypertension

Clinical symptoms of hypertension may often be totally lacking, or may be very serious, even life threatening. From the many possible symptoms, none is specific for hypertension; in fact, each individual symptom is seen much more frequently in association with other diseases. The clinical manifestation of hypertension depends primarily on the age of the patient, the severity of hypertension, and the underlying disease.

3.5.1 Influence of Age on Symptoms

The major clinical symptoms in newborns and infants are listed separately from those observed in older children (see Tables 5 and 6). Data obviously vary considerably from one series to another; the figures are mainly given to allow an estimate of the relative frequency of symptoms. In *infants*, and especially in *newborns*, congestive heart failure is the main physical sign. However, it is often difficult to assess (especially in newborns) whether this and other clinical features, e.g., respiratory distress, failure to thrive, or irritability, are secondary to hypertension or related to the primary disease. They can also be due to a concomitant medical problem such as sepsis or hypoxia. Convulsions are an important complication of severe hypertension.

In *older children, headaches* are the most important clinical symptom. They are described as being frontal or occipital and, occasionally, as bitemporal. They can be excruciating and may even precede hypertensive encephalopathy. Nausea and vomiting are found comparatively frequently and may cause weight loss.

Hypertensive encephalopathy is one of the most serious complications of severe hypertension. In many cases it develops only after severe hypertension has been present for quite some time, but in others it coincides with an acute rise of blood pressure. Hypertensive encephalopathy manifests itself as mental disorders, seizures, hemiplegia, and other neurologic symptoms (111). Mental disorders include changes of consciousness from lethargy to coma, delirium, and emotional alterations (167). Seizures may be focal or generalized: occasionally, children even present in status epilepticus. Hemiparesis or hemiplegia may be transient, but if intracerebral bleeding occurs it is often irreversible. Temporary cortical blindness, aphasia, or acute onset of deafness is occasionally observed. The pathogenic basis of hypertensive encephalopathy is believed to consist of decompensation of the autoregulatory mechanism of cerebral blood flow (361). In many cases, however, it is caused by a cerebrovascular accident, resulting in irreversible damage or death.

Table 5. Major clinical symptoms of hypertension in infants[a]

Symptom	Percentage
Congestive heart failure	56
Respiratory distress	36
Failure to thrive, vomiting	29
Irritability	20
Convulsions	11

[a] Data is based on 45 observations reported in literature (3, 19, 45, 71, 90, 115, 116, 121, 152, 182, 223, 243, 310, 314, 323, 343, 363).

Table 6. Clinical symptoms of hypertension in older children (n = 600) [a]

Symptom	Percentage
Headache	30.0
Nausea, vomiting	13.0
Hypertensive encephalopathy	10.6
Polydipsia, polyuria	7.4
Visual problems	5.2
Tiredness, irritability	4.5
Cardiac failure	4.5
Facial palsy	3.4
Epistaxis	3.0
Growth retardation, weight loss	2.7
Cardiac murmur	2.7
Abdominal pain	1.8
Enuresis	1.2

[a] Data obtained from literature (5, 107, 119, 132, 145, 155, 161, 167, 176, 185, 212, 218, 298, 317, 319, 334, 355, 375, 376) and from our own observations.

Facial palsy of the peripheral type, sometimes listed under hypertensive encephalopathy, is always unilateral, varying in duration from days to weeks and may recur (167, 224). Thus hypertension has to be looked for in every patient with suspected Bell's palsy.

Polyuria and polydipsia are observed frequently, not only in patients with renal parenchymal diseases, but also in those presenting evidence of stimulation of the renin-angiotensin system, and in other conditions, e.g., pheochromocytoma.

Visual problems, especially blurring and loss of vision, are usually caused by papilledema and retinal hemorrhage, but may be secondary to thrombosis of the ophthalmic artery (*Dillon*, personal communication) or to hypertensive encephalopathy.

Congestive heart failure is not a rare finding, especially in association with fluid overload, e.g., in acute glomerulonephritis or in renal failure. In one of our own patients, a 6-year-old with renovascular hypertension (blood pressure 220/120 mmHg), mitral valve regurgitation was found to be caused by dilatation of the left ventricle. Mitral regurgitation disappeared spontaneously after hypertension had been cured by left nephrectomy.

Other symptoms include an increased tendency to bleed (especially nose bleeding, prolonged bleeding after tonsillectomy), hematuria, growth retardation, weight loss, recurrent abdominal pain, and enuresis. Catch-up growth has been observed after blood pressure was brought under control (51).

3.5.2 Frequency of Symptoms

The frequency of symptoms depends mainly on the severity and hence on the definition of hypertension. In a series of 132 hypertensive children reported by *Londe* (234), none were symptomatic. "Borderline hypertension" would have been a more appropriate term for most children of this group. However, clinical symptoms were present in the majority of 55 severely hypertensive children with diastolic pressures exceeding 120 mmHg (376), and in 49 of 100 hypertensive patients with systolic and diastolic pressures persistently exceeding the 95th percentile [the average blood pressure was 160/110 mmHg (132)].

3.5.3 Effect of Underlying Disease

The underlying disease accounts for many of the symptoms encountered in the hypertensive child. In fact, several symptoms, e.g., nausea, tiredness, or urinary findings could as well be related to the underlying disease as to hypertension. As kidney diseases are by far the most important cause of severe hypertension in childhood, renal symptoms such as hematuria, polydipsia, polyuria, urinary tract infections, edema, and nausea are frequently observed in hypertensive children and are diagnostically important. On the other hand, clinical symptoms that are only observed in rare disorders, e.g., sweating in pheochromocytoma, are seldom found in hypertensive children.

3.6 Diagnostic Evaluation

The extent to which diagnostic evaluation is warranted depends primarily on the severity of hypertension and the circumstances under which it was detected (e.g., incidentally, while the patient was already under observation, or because of clinical symptoms). In most instances, the etiology of hypertension is quite obvious; in the remaining cases, diagnostic evaluation is guided by the age of the child and by the severity of hypertension. It should be kept in mind that a secondary cause of hypertension is rarely found in patients with mild hypertension, but is detected in the overwhelming proportion of patients with severe hypertension. The following investigations appear appropriate, but should of course be extended when abnormal findings are noted (41, 146, 225, 254, 317, 330):

1) Borderline hypertension:
   a) History of cardiovascular diseases and high blood pressure in family members. In teenage girls, contraceptive drugs.
   b) Clinical examination: repeated blood pressure recording, supine, sitting, and upright. Eyeground examination, auscultation of the abdomen for bruit, femoral pulses.
   c) Laboratory examination: urinalysis. Serum: electrolytes, urea, creatinine, calcium, phosphorus, protein, uric acid, cholesterol.

2) Mild or moderate hypertension:
   a) Rapid sequence intravenous pyelogram.
   b) Renin and aldosterone in peripheral blood.
   c) Urinary excretion of catecholamines.
   d) ECG and chest x-ray (optional).

3) Severe hypertension or suspected renovascular disease:
   a) Aortography or better selective renal arteriography.
   b) Bilateral renal vein renin sampling, if necessary, selectively on renal vein branches.
   c) Infusion test with saralasin or administration of converting-enzyme inhibitor SQ 14 225 (optional).

3.7 Prognosis

The prognosis for hypertension depends on many factors, e.g., the age of the patients, the severity and duration of hypertension, the underlying disease, and, of course, on the efficacy of causal or symptomatic therapy. The prognosis for severe hypertension when insufficiently treated or untreated is extremely poor. Of 55 severely hypertensive children observed between 1954 and 1964 (376), before effective therapy was available, 31 died after an average duration of only 14 months. Although death was attributed to uremia in the majority of cases (18 of 31), the grim outlook for severe hypertension is evident. The advent of effective antihypertensive therapy has improved prognosis considerably. Of 100 children with moderate to severe hypertension (average blood pressure 160/110 mmHg) observed at Guy's hospital between 1970 and 1975, 17 died, but death was attributable to chronic renal failure in 15 of these patients (132). Long-term results of therapy are not yet available. The ultimate prognosis in severely hypertensive patients, whose hypertension has been cured by causal therapy, remains equally unknown. The natural history of (presumably) essential hypertension in childhood will be reviewed in the following chapter.

4 Primary (Essential) Hypertension

Essential hypertension was considered, until recently, to be a rare form of childhood hypertension, and only a few pediatric cases were reported before 1970 (47, 116, 161, 225). In retrospect, not even all of these earlier descriptions can be accepted as unequivocal examples of essential hypertension, since many examinations now considered necessary for exclusion of secondary causes were not performed. For example, one of the patients reported by *Haggerty* et al. (151) had neurofibromatosis, and thus, probably, renal artery stenosis. Some authors (376) preferred the then more correct term of "hypertension of undetermined origin." In the last few years, however, essential hypertension has encountered intense interest, mainly for two reasons:

1. The need for a better understanding of the pathogenic mechanisms in adult essential hypertension has stimulated research in hypertension in its early stages, i.e., in the pediatric age group.
2. The upper limits of normal blood pressure in children have been redefined by recent surveys. Since these limits are lower than those previously used, essential hypertension is being recognized in childhood with increasing frequency.

4.1 Prevalence

The major difficulty in establishing the diagnosis of essential hypertension is related to the fact that this diagnosis is only made after exclusion of all known causes of hypertension. Of the few studies that detected and thoroughly investigated repeatedly hypertensive children (188, 216, 309, 315), the Muscatine study (315) is probably the most relevant. At the first screening, 1179 of 6622 5–18 year old school-children were found to have either a systolic or diastolic pressure greater than the 95th percentile or pressures exceeding 140 mmHg systolic or 90 mmHg diastolic. Of these, 79% participated at additional screenings, and 41, i.e., less than 1% of those originally screened, remained hypertensive at the fourth screening (315). Sixteen children had a final diagnosis of essential hypertension, but this figure is definitely too low since nine children refused hospital studies, and in ten children blood pressure normalized after weight reduction. Therefore, at least half, or, according to other studies (49, 188, 216, 228, 231, 309, 356), nearly all (mildly) hypertensive children have essential hypertension (see Table 3). As a result, it seems that the prevalence of essential hypertension is close to that of (mild) hypertension (see p. 123 and Table 2). Depending on the definition of normal blood pressure, the average prevalence of essential hypertension would thus be in the order of 0.5%–2% (less than 3%) in school-children and slightly higher in adolescents, especially black males (see Table 2).

4.2 Pathogenic Factors

The pathogenesis of essential hypertension is complex. Among the contributing factors chiefly discussed are: heredity, environmental influences, and dietary, chemical, neurophysiologic, and hormonal factors (220). Of these, inherited and environmental influences lend themselves particularly well to study in childhood. Since these investigations focus on blood pressure long before hypertension becomes manifest, they involve studies on the natural course of blood pressure in children, a phenomenon we are just beginning to understand (for further discussion, see p. 119).

Heredity seems to be a major factor in determining blood pressure in childhood. A strong argument for the influence of heredity comes from studies of hypertension in *twins,* which show a considerably higher correlation for systolic and diastolic blood pressures between monozygotic than between dizygotic twins (108, 268). For example, *Feinleib* et al. (108) calculated that a monozygotic twin brother of an individual with a diastolic blood pressure ⩾ 95 mmHg has a 58% chance of having a diastolic blood pressure ⩾ 95 mmHg, as opposed to only 19% for a dizygotic twin brother.

The influence of familial factors is also suggested from the notion of *parental hypertension* in a considerable proportion (33%–80%) of pediatric patients (13, 234, 259). However, the prevalence and incidence of hypertension in the offspring of hypertensive parents is not really known and figures are difficult to compare, partly because of the lack of a uniform definition of hypertension in both the parents and their children. The proportion of children of hypertensive parents with blood pressures repeatedly above the 95th percentile is probably quite low, but this has not yet been examined sufficiently. *Kaplan* et al. (184) studied 94 children from 29 families, but did not find one child with a blood pressure exceeding the 95th percentile. However, these authors used published blood pressure standards which were obtained under different conditions.

Race seems to play an important role in the development of hypertension, at least in black male adolescents (187, 197, 322).

Obesity is encountered in 20%–86% of hypertensive children (13, 15, 72, 234, 259, 315). This is not surprising in view of higher blood pressures in children with overweight (see p. 119).

Exaggerated *salt intake* is known to increase blood pressure in hypertension-prone adults (386), but its role in childhood hypertension is uncertain (332). No relationship was found between blood pressure and salt intake in infants, and no differences in blood pressures could be established between breast- and bottle-fed infants at 6 weeks and at 6 months (82).

Anxiety and emotional complaints have also been implicated as causing intermittent or persistent hypertension in childhood (259). The role of *chemical, neural,* and *hormonal* factors is often discussed in adult essential hypertension (118, 263, 305, 307, 349), but little is known in the pediatric age group.

4.3 Borderline Hypertension

Borderline essential hypertension is present when a person's resting blood pressure is sometimes above and sometimes below an agreed upper limit of normality, and no cause for secondary hypertension can be found (see p. 122). The term "borderline hypertension" is preferred to the term "labile hypertension" (59), as lability of blood pressure is not invariably associated with marginal blood pressure elevations (180, 181). Considerable fluctuation of blood pressures over a 24-h period are observed, not only in hypertensive patients, but also in normal subjects (222). Physical, mental, and especially emotional stress elevate the blood pressure for the period that the stress is present. Changes in posture may have a considerable effect on blood pressure in children with borderline hypertension (226). The lability and diurnal variations of blood pressure were examined by *New* et al. (291) in three normal and 28 mildly hypertensive children. In the patients with essential hypertension (mostly adolescents), the (supine) blood pressures during sleep were generally lower than during waking hours, but contrary to expectations, the lability of blood pressure was not marked, and indeed was lower than in adults.

Because of such lability, a single recording of blood pressure may be quite misleading (117); clearly, there is a need for repetitive blood pressure measurements before a diagnosis of (sustained) hypertension can be made. Some investigators have proposed to rely only on *basal blood pressure,* especially as it is better correlated to prognosis than the *casual blood pressure* (117, 362, 400). [The casual blood pressure is defined as the sum of the relatively stable basal pressure taken under defined conditions at rest and the labile supplemental pressure. The supplemental pressure represents the response to the current degree of physical, mental, and probably metabolic stimulation (362)]. On the other hand, occasionally elevated blood pressure cannot simply be dismissed as an insignificant finding since (adult) patients with borderline hypertension tend to develop more sustained hypertension and to show excessive morbidity and mortality (59, 181, 412). However, the natural history of borderline hypertension has not yet been sufficiently examined. Population surveys have shown a high prevalence of borderline hypertension (10%–22%) in young adults which decreases with advancing age (59, 180, 181). The problem of blood pressure instability might be especially prominent in adolescents (187), which emphasizes the uncertainty of prevalence figures for adolescent hypertension. For example, a systolic blood pressure equal to or exceeding 140 mmHg was observed in 6.4% of 17-year-old black males, and in 14.5% 18-year-old black males. The corresponding prevalence rates for diastolic pressures equal to or exceeding 90 mmHg were 11.7% and 17.3%, respectively (187).

4.4 Clinical and Laboratory Findings

The great majority of pediatric patients with essential hypertension have mild elevations of blood pressure and therefore no clinical symptoms or signs of hypertension. Only two of the 74 children reported by *Londe* et al. in 1971 (231) had left ventricular hypertrophy. Hypertension was an incidental finding in 15 patients reported by *Aschinberg* et al. (13), but six had slight retinopathy; of these, four had left ventricular hypertrophy. Of 41 patients with essential hypertension reported by *New* et al. (291), three had extremely elevated blood pressures (diastolic levels over 120 mmHg) and secondary complications; one of these had a cardiovascular accident at the age of 2 years. The incidence of complications was high in the series reported in 1956 by *Haggerty* et al. (151), but secondary causes of hypertension were not sufficiently excluded at that time.

Adult patients with essential hypertension have been classified into low, normal, and high renin subgroups, according to their plasma renin activity in peripheral blood, although the significance of this finding has not yet been established (89, 410a). Low renin is found in 10%–25% of adult patients with essential hypertension (89, 410a). Since plasma renin activity is higher in children than in adults (85, 162, 368, 371, 410a), the low renin subgroup of essential hypertension is expected to be considerably smaller in pediatric patients than in adult patients. Plasma renin activity was normal in nearly all pediatric patients where it was measured (13, 188, 216, 231, 259, 315). Only two cases of low renin essential hypertension in childhood have been published so far (146, 213). Both these patients, a 6-year-old girl and a 8 1/2-year-old boy, had a slight tendency toward hypokalemia. The lack of other pathologic findings clearly differentiates these patients from those with low renin hypertension due to (suspected or proven) excess of a mineralocorticoid (see p. 154).

Hemodynamic studies in adolescents with (borderline) essential hypertension indicate that only about half of the patients have an increased cardiac output (hyperkinetics), whereas in the remainder, cardiac output is normal or even decreased, and total peripheral resistance is increased (hyperresistant patients) (76, 91). These findings demonstrate the same variability in juvenile as in adult patients (91), but more data is obviously required because of considerable individual variations. Other studies of young adults are consistent with the hypothesis, whereby a young hypertensive person is first hyperkinetic and later becomes hyperresistant (99, 412).

4.5 Natural History

The natural history of essential hypertension in children is poorly documented; long-term prospective studies are indeed needed. The study cited most often is that of *Heyden* et al. (160). These authors detected hypertension (blood pressure ⩾ 140/90 mmHg) in 50 (11%) of 435 15–25 year old adolescents (half males and half females; 57% whites and 43% blacks) during a survey in Evans County in 1961. Seven years later, 30 of this group were reevaluated. Blood pressure was unchanged in 7 and lower in 12, but 11 (including 6 black females) had sustained hypertension with blood pressures above 160/95 mmHg. Of these, two died of cerebral hemorrhage, one had hypertensive heart disease and three had clinical symptoms. In a follow-up study by *Londe* (234), 65% of 81 hypertensive children still had elevated blood pressures after an observation period of 3–9 years. The information presently available thus suggests that a considerable proportion of adolescents with elevated blood pressures will later develop frank hypertension with complications, but many of these adolescents will also be normotensive.

5 Renal Hypertension

5.1 Introduction and Pathophysiology

The kidney is involved in many ways in generating and/or sustaining hypertension because of its role in the regulation of sodium and formation of pressor and depressor substances. The term "renal hypertension" will, however, be restricted to hypertension associated with primary structural lesions of the renal arterial vessels, or renal parenchyma. This does not exclude the possibilitiy of renal involvement in other forms of hypertension, e.g., in primary (essential) hypertension, in some endocrine disorders, or in coarctation of the (thoracic) aorta.

The *pathogenesis* of renal hypertension is very complex, and many mechanisms are not fully understood. Disorders of the renin-angiotensin-aldosterone system and of the body sodium-water have received most attention, but the autonomic nervous system and renal depressor substances may also be involved in the pathogenesis of renal hypertension.

Renin is an enzyme produced and secreted by the juxtaglomerular cells that acts on a circulating α_2-globulin synthesized by the liver (i.e., the renin substrate or angiotensinogen) to split off a decapeptide, angiotensin I. Angiotensin I is converted, by the converting enzyme, into the biologically active octapeptide angiotensin II. Angiotensin II is a potent vasoconstrictive agent which also stimulates aldosterone secretion and promotes renal sodium retention. Baroreceptors, located in the afferent arteriole, play a major role in the control of renin secretion, although many other factors are also involved (delivery of sodium to the distal tubules as sensed by macula densa cells; sympathetic nerves, catecholamines, and hypokalemia which stimulate renin release). The activity of the renin-angiotensin system is intrinsically interrelated with sodium and water balance. Depletion of sodium and volume stimulates the circulating angiotensin II and the sympathetic system, which in turn counteract the blood pressure-lowering effect of hypovolemia. In addition, angiotensin II and aldosterone prevent further renal sodium loss. Loading with salt and water, on the other hand, results in suppression of the renin-angiotensin system.

The study of pathogenic mechanisms in renal hypertension has been mainly undertaken in relation to *renal artery constriction*, which dates back to the classic experiments of *Goldblatt* et al. on dogs in 1934 (136). Two models of Goldblatt hypertension were studied: the one-kidney model, in which one renal artery is clamped and the contralateral kidney is removed, and the two-kidney model, in which the contralateral kidney is left intact. Reduction of blood flow by clipping the renal artery results in increased release of renin by the juxtaglomerular cells and in enhanced proximal tubular sodium reabsorption. The *acute* phase of hypertension in both Goldblatt models is due to the release of renin, and to the direct action of generated angiotensin on the peripheral resistance vessels. In contrast, the pathogenesis of the *chronic* phase hypertension is more complicated and to some extent controversial [see *Brunner* and *Gavras*, 1976 (52, 125) and *Ledingham* (206)]. Whether renin secretion remains enhanced or not depends on the influence of other factors, and most critically on the presence or absence of an intact contralateral kidney. If the second kidney is functioning normally, it compensates by excreting any excessive load of sodium. Consequently, renin secretion by the stenosed kidney remains high and administration of a competitive inhibitor of angiotensin II, saralasin, induces a significant fall of blood pressure in *two-kidney* Goldblatt rats at 6 weeks. However, this response is no longer observed at a later stage, unless the animals are depleted of sodium. Presumably, sustained hypertension in the two-kidney animals produces subtle vascular and parenchymal damage in the contralateral, unclipped kidney, which impedes its capacity to excrete sodium and results in sodium retention.

In the chronic phase of *one-kidney* Goldblatt hypertension, the level of plasma renin is low, and acute blockade of the renin-angiotensin system fails to lower blood pressure except after previous salt depletion. Thus, to reduce blood pressure, one has to prevent the pressure effects of sodium retention and of the relatively hyperactive renin system simultaneously.

In *human* renal disease, the precise roles of renin, sodium and fluid retention, and other factors in the pathogenesis of hypertension remain controversial, except in a few well-defined conditions. Excessive production of renin (and of angiotensin II) has clearly been shown to be causally related to hypertension in primary reninism (69) and in some cases of renovascular hypertension, but not in the great majority of patients with renal parenchymal disease. The pathogenic role of salt and fluid retention is evident in those patients with terminal renal failure whose blood pressure responds well to fluid removal by dialysis (340, 409). In the remaining cases, only subtle changes are demonstrable, and these are often difficult to interpret. Adult hypertensive patients with mild renal insufficiency (serum creatinine 2 mg/dl) showed increases in mean exchangeable sodium (27). Normotensive patients with the same degree of renal functional impairment did not differ from normal subjects (27). These findings vary from those of *Mitas* et al. (270) who observed lower blood volumes and renin activities in hypertensive patients with parenchymal renal disease than in normotensive controls.

In children, no comparable data is available. Plasma renin activities in a group of pediatric patients with renal hypertension were found to be higher than those of age-matched controls, although some values still fell within the normal range (83, 85, 320). However, seemingly normal or slightly elevated renin levels in patients with renal disease may be inappropriate in relation to the associated sodium retention (27, 53, 340).

Failure of *renal vasodepressor* substances may be of importance in the pathogenesis of hypertension, but its exact role remains to be elucidated. The following components are being considered: The kallikrein-kinin system (270, 302, 385), prostaglandins (302, 385), and lipids associated with the renomedullary interstitial cells (283, 385). Prostaglandins and thromboxanes exert their action (mainly natriuresis) locally and are rapidly inactivated in plasma; this renders their study in man difficult.

5.2 Renovascular Hypertension

Renovascular hypertension can be defined as hypertension caused by a lesion of the renal artery or its branches which impairs blood flow to all or part of the kidney. It constitutes an important form of surgically curable hypertension in children and is second only to coarctation of the aorta. Renovascular hypertension attracts intense scientific interest because of the opportunity it provides for the study of pathogenic hypertensive mechanisms in man. The clinical conditions, however, rarely correspond exactly to the experimental Goldblatt models, especially in adult patients. In children, the situation is generally better defined than in adults (3, 24, 84, 86, 116, 119, 155, 171, 185, 205, 212, 295, 319, 369).

5.2.1 Location of Lesions, Causes

Renovascular lesions are caused by pathologic changes within the arterial vessel or vessel walls, or originate from extrinsic pathologic processes, e.g., arterial compression. These alterations are either acquired, congenital, or appear later as a consequence of congenital anomalies.

Aorta. *Coarctation* of the abdominal aorta is often accompanied by uni- or bilateral renal artery stenosis (128, 182, 195, 205, 296, 336, 356). Stimulation of the renin-angiotensin system has been described in a few cases (182, 296, 336). *Neurofibromatosis* is recognized with increasing frequency as being a cause of renovascular hypertension (67, 119, 140, 212, 264, 282, 295, 334, 346, 369); 56 cases were reviewed by *Mueller-Wiefel* (282) in 1978. Most patients were young, in fact 70% were less than 16 years old. Radiographic findings in 45 patients who had hypertension associated with neurofibromatotic vascular disease included isolated abdominal coarctation in three and coarctation with renal artery stenosis in ten. The remainder of the patients had renal artery stenosis (or an aneurysm in two instances) without coarctation. Histologic examination disclosed a predominantly excentric intimal proliferation in most cases and, to a lesser extent, neurofibromatotic or ganglioneuronic proliferation (346). As opposed to fibromuscular dysplasia (see below), male patients predominate by approximately 2:1 and the lesions involve the origin of the renal artery in more than half the patients. *Acquired* narrowing of the abdominal aorta has been observed in some hypertensive pediatric patients after abdominal irradiation for malignancy (74, 195, 205, 369).

Renal Artery. Atherosclerosis, one of the most common renal arterial lesions in adult patients, is virtually nonexistent in children. *Fibromuscular dysplasia,* although mainly affecting middle-aged female patients (sex ratio: 1.3:1; average age, 38 years), is an important cause of renal artery stenosis in pediatric patients (67, 116, 119, 205, 212, 295, 319, 344, 369). In three large series totalling 74 pediatric patients with renovascular hypertension (119, 205, 369), 68%–73% of cases were found to have fibromuscular dysplasia. In 95% of adult patients, lesions of fibromuscular dysplasia are located in the distal two-thirds of the renal arteries, whereas in the pediatric series of *Lawson* et al. (205), 5 of 16 were located at the origin. The etiology is unknown. Current classification is based on the arterial layer in which lesions predominate (153). Familial occurrence has been described (39, 185, 276).

Stenosis of the renal artery in association with *neurofibromatosis* (see above) is caused in most instances by intimal proliferation, which closely resembles fibromuscular dysplasia at histologic examination. It is therefore mandatory to exclude neurofibromatosis in every pediatric patient with renal artery stenosis. As lesions may subsequently develop at the renal artery of the opposite kidney (140, 212, 282, 369), therapy can become very delicate (212). Occasionally, renal artery stenosis (3, 116, 223, 314) or other lesions, e.g., aneurysms (363) or complex arterial malformations (176), are already present very early in life or even at birth. *Compression* of the renal artery may be caused by a tumor, fibrous bands, hematoma, or surgical intervention. The observation of pheochromocytomas, leading to renovascular hypertension by compression of the renal artery, is of special interest (8, 60, 367, 390, 407, 412a).

Takayasu's arteritis (also called aortic-arch syndrome or pulseless disease) is an important cause of renovascular hypertension in nonwhite children (208, 318, 416). The disease is of undetermined etiology and affects the aorta, the proximal portions of its major branches, and the pulmonary arteries. Stenosis or occlusion of one or both renal arteries occurs in 25%–75% of cases (208, 416). Four of the eight patients reported from South Africa (416) presented with hypertensive encephalopathy. Renin activity (peripheral or renal vein) was elevated in all eight. In four, the higher renal vein renin value was contributed by the smaller kidney. Therapy is mainly symptomatic.

Thrombosis and embolism of the renal artery with partial or total infarction may be accompanied by severe elevation of blood pressure (3, 19, 51, 71, 114, 182, 205, 310); it is an important finding in newborns (see below).

Ask-Upmark kidney (segmental hypoplasia) is listed by some (51, 110, 334) under renovascular hypertension, but will be discussed in association with renal parenchymal disease.

Intrarenal Arteries. Stenotic lesions are usually congenital and include pure stenosis, aneurysms (51, 134, 145, 314), or primary anomalies (24, 86, 212, 294). Intrarenal arterial lesions are observed in one-fifth of pediatric patients with renovascular hypertension associated with neurofibromatosis, but these lesions rarely occur without simultaneous involvement of the renal artery or abdominal aorta (282). Local ischemia, due to segmental arterial lesions (stenosis, aneurysms), may result in scarring of the corresponding renal tissue which facilitates diagnosis, but small intrarenal anomalies can easily be overlooked (24, 212).

Stimulation of the renin-angiotensin system has been demonstrated in some cases (24, 121, 155, 212, 243, 314, 379), but hypertrophy of the juxtaglomerular apparatuses has rarely been documented (24, 155, 212, 243, 314). Hypertension with unilateral elevation of renal venous renin, as a result of arterial compression by a simple renal cyst, has been cured by cyst decompression (164).

Diffuse renal arteriolar stenotic lesions occur in association with a variety of systemic and other diseases, e.g., periarteritis nodosa (242, 334), hemolytic uremic syndrome (129), arteriosclerosis, and radiation nephropathy (see p. 149). Diffuse arteriovenous malformation of both kidneys has been described in a 4-year-old girl with hypertension (124).

Renal Vein. A review of the literature [see *Olson* (297)] concerning *renal venous thrombosis* (12) has shown that hypertension was present in 6 of 40 children who survived the acute episode of this illness. In two, hypertension was cured by removal of an atrophic kidney.

5.2.2 Neonatal Hypertension

Hypertension associated with *umbilical artery catheterization* in the *newborn* is a newly recognized form of infantile hypertension (3, 4, 19, 114, 310, 323). Of 27 hypertensive infants recently reported in two large series (3, 310), 23 (85%) had indwelling umbilical artery catheters prior to, or at the onset of, hypertension. Partial or complete thrombotic occlusion of the main renal artery or its branches was detected by *Plumer* et al. (310) in seven of eight infants who were hypertensive after umbilical catheterization, and in 8 of 13 infants examined angiographically by *Adelman* (3). Involvement was usually unilateral. After five infants had died, *Plumer* et al. (310) adopted an aggressive surgical approach with nephrectomy, but others (3, 4, 323) were successful with conservative management, namely, intensive antihypertensive therapy. Short- and medium-term prognosis in Adelman's series (3) seemed to be favorable, as antihypertensive medication could be discontinued 3–6 months after onset of hypertension in 15 of 17 patients. However, follow-up evaluation in 11 infants revealed nonfunction of the affected kidney in one infant, marked reduction in size and function of the affected kidney in seven infants, and slight abnormalities in two infants; repeat renal scan was normal in only one infant. Peripheral renin was judged to be high in most infants when it was measured (3, 4, 19), but the interpretation of data in sick infants is fraught with difficulties. The risk of renal artery thrombosis has apparently decreased since care has been taken with correct positioning of the tip of the catheter below the renal arteries.

Neonatal hypertension may also result from renal arterial embolism. The usual source of these emboli appears to be thrombosis of a dilated ductus arteriosus (90). Peripheral renin was high in one infant studied by *Durante* et al. (90), and the nephrectomy specimen showed partial infarction with striking hypergranulation of the juxtaglomerular cells in the adjacent ischemic areas.

5.2.3 Hypertension After Renal Transplantation and Trauma

Hypertension after *renal transplantation* is a very frequent finding, also in pediatric patients (173, 244). The following mechanisms may be responsible:

1) Renal artery stenosis at the site of the anastomosis, or more distally as a consequence of intimal lesions caused by the perfusion cannula or by kinking (211). This form of hypertension corresponds to the one-kidney Goldblatt model in patients who had undergone bilateral nephrectomy.
2) Intrarenal arterial stenosis or thrombosis.
3) Acute and chronic rejection.
4) Fluid and salt overload during renal insufficiency.
5) The effect of high doses of prednisone.
6) Hypertension caused by the patient's own kidneys (e.g., chronic glomerulonephritis).
7) Recurrence of glomerulonephritis in the homograft.

Posttraumatic hypertension is a comparatively rare finding in children (101, 143, 195, 205, 241, 248, 379) as well as in adults (245, 364, 399, 411). Hypertension may result from perirenal hematoma ("Page" kidney), from renal artery thrombosis (205, 379, 399), or from intrarenal vascular disruption. "Page" kidney-hypertension was produced experimentally by induction of perinephric inflammation and fibrosis secondary to enclosing the kidney in cellophane (299). A few hypertensive patients suffering from a similar kind of perinephritis with subcapsular fibrosis have recently been reported (101, 143, 195, 364, 411). These were primarily young adult males with a history of trauma to the flank or back area [see *Weinberger* et al. (411)]. In some cases, elevated renal vein renin activity on the affected side and evidence of increased juxtaglomerular granularity have been documented (143, 364). Hypertension in these cases may be cured by evacuation of the hematoma or by nephrectomy.

Intrarenal vascular lesions can lead to ischemia, which is sometimes accompanied by thrombosis (241, 399). Hypertension has also been observed in association with an *arteriovenous fistula* caused by renal trauma or percutaneous biopsy (174, 251). Hypertension is often not only systolic but also diastolic, and the mechanism is stimulation of the renin-angiotensin system secondary to renal ischemia distal to the fistula. Demonstration of unilaterally elevated renin secretion is rarely possible (174), however, owing to the large dilutional effect of shunted arterial blood in the renal vein.

5.2.4 Diagnosis

Clinical findings in renovascular hypertension are not usually different from those already listed (see Tables 5 and 6). Sometimes elevated blood pressure is recognized only after children present with serious complications, e.g., heart failure, loss of vision, seizures (107, 119, 212, 334, 416). In rare cases, renovascular hypertension may already be clinically suspected owing to additional symptoms [e.g., polyuria, hypokalemia and alkalosis (107, 152, 185, 212, 334, 363)] due in part to secondary aldosteronism, or to abnormal urinalysis (e.g., proteinuria, leukocyturia), but these findings are often absent. An abdominal bruit (100) is rarely found in pediatric patients (185, 196, 205), but when present it is almost diagnostic for renovascular hypertension. In the adult age group it is also detected in a significant proportion of patients with essential hypertension [18% as opposed to 40% in renovascular hypertension (250)].

When severe hypertension is detected in a child, and no obvious cause is apparent, further investigations are indicated. These include an intravenous pyelogram, radionuclide studies, and, if necessary, renal angiography and selective renal vein renin determination. A rapid-sequence intravenous pyelogram (films taken 1, 2, and 3 min after injection) is recommended, although the usefulness of early films for diagnosis of renovascular hypertension in pediatric patients has not been demonstrated (369). In most cases of renovascular hypertension in childhood, a difference in the size of part or whole of the kidney (or of both kidneys) is apparent. Radionuclide evaluation has been helpful (369), especially in the infantile age group (3, 4). Renal arteriography (67, 195) is necessary in cases of suspected renovascular hypertension when no obvious or easily recognized pathology, such as Ask-Upmark kidney or unilateral hydronephrosis, is apparent. This examination is preferred to simple aortography. In addition, renal arteriography is indicated in any pediatric patient with severe hypertension of unknown origin, even when the IV pyelogram is normal. When renal arteriographic lesions are demonstrable, it is very likely that these are related to, or responsible for, hypertension. In contrast, renal arterial lesions resulting from atherosclerosis in adult patients are often not the primary cause of hypertension but merely an associated finding.

Direct evidence for stimulation of the renin-angiotensin system by the diseased kidney is gained from differential *renal vein renin* determination. With this test, the plasma renin activities of both renal veins and the caudal inferior vena cava are determined and the values compared. A ratio of the renal vein renin activity in the diseased kidney to that in the contralateral kidney of 1.5 or more (128a, 378), together with the demonstrable suppression of the renin activity from the contralateral kidney (ratio "renal vein contralateral kidney/inferior vena cava" less than 1.3), is good evidence that stimulation of the renin-angiotensin system is present, and possibly related to hypertension (378). These ratios may become more prominent after stimulation (e.g., by tilting of furosemide), thus enhancing the significance of this test. However, these examinations do have their limitation, since only concentrations of plasma renin activity are compared and the actual production of renin is not measured. Total production of renin may actually be lower in the diseased kidney – despite higher concentrations – due to impaired blood flow in the renal vein. It is difficult to demonstrate the stimulation of the renin-angiotensin system in cases of segmental involvement. In these patients, a selective segmental renal vein renin sampling may be necessary (24, 86, 134, 175, 342, 379), but this technique requires considerable skills, especially in pediatric patients.

Dillon et al. (86) found bilateral renal vein renin sampling of considerable predictive value in pediatric patients with renovascular hypertension. Of 15 patients who had a clear difference in renin secretion between the two kidneys (main vein ratio above 1.5) and who underwent surgery, 13 were cured and 2 were greatly improved (86). In contrast, no child with a main vein renin ratio below 1.5 (mostly those with bilateral disease or apparently normal kidneys) was operated on. Thus, the incidence of false-negative ratios could not be identified. It is certain, however, that some patients in whom evidence of stimulation of the renin-angiotensin system was lacking responded well to surgery (134, 247). We observed a similar bilateral renal vein renin activity, without signs of juxtaglomerular cell hyperplasia, in a 4-year-old boy with severe renovascular hypertension due to a large aneurysm of the upper branch of the left renal artery and scarring of the upper pole. This patient was cured after left nephrectomy.

The usefulness of differential renal vein renin determinations in pediatric patients has in fact been questioned (134). In a coordinative study (134) of 33 pediatric patients with renal or renovascular hypertension who were operated on, 20 of 23 with a renal vein renin ratio above 1.5 were cured, but this was also the case in 9 of 10 with a ratio of less than 1.5. Differential renal vein renin assay is probably not required (although of considerable interest) in pediatric patients with gross unilateral renal involvement, but it is extremely helpful in cases with only minor or equivocal renovascular lesions.

The determination of peripheral plasma renin activity is of limited diagnostic value, since it is usually normal. Furthermore, slightly increased values might not easily be recognized due to the fact that renin values are higher in infants and children than in adults, and due to the comparatively large range of normal values (85, 162, 368, 371).

In the study of experimental Goldblatt hypertension (see p. 139), the introduction of a competitive blocking agent of angiotensin II, saralasin, proved useful (52, 125). This has raised considerable expectations concerning its value in clinical situations (22). However, interpretation of data is not easy for two reasons. Firstly, response to saralasin is dependent on the degree of stimulation of the renin-angiotensin system and hence on sodium intake. The test may thus be negative in patients with renovascular hypertension on a normal salt intake, but positive in high renin essential hypertension.

Secondly, saralasin has an intrinsic agonistic effect on blood pressure (22). Furthermore, this test is not devoid of complications (22). For these reasons, the use of this test for the evaluation of patients with renovascular hypertension has yet to be defined. In a group of pediatric patients with hypertension studied at Vanderbilt University (43, 107a), this test was diagnostically unhelpful, since a positive response to saralasin, i.e., a significant decrease of blood pressure, was observed not only in four out of seven patients with renovascular hypertension and four out of seven with renal parenchymal hypertension, but also in 5 out of 14 patients with essential hypertension. The response to the orally active inhibitor of the angiotensin-converting enzyme SQ 14 225 may become useful for diagnostic purposes (53, 126).

Split renal function tests, by bilateral ureteral catheterization, never gained popularity in the pediatric age group and have been largely replaced by bilateral renal vein renin determination.

5.2.5 Therapy

Recognition of renovascular hypertension is of special importance, since it is a potentially curable disease. The surgical cure rate in pediatric patients is quite high (above 70%) (86, 119, 134, 185, 205, 295, 369), if proper diagnostic evaluation is made. Results in adult patients are less good, the cure rate being close to 50% (250). This difference might be due to a higher proportion of primarily bilateral disease (e.g., atherosclerosis) and irreversible, secondary changes of hypertension in the contralateral kidney. Although partial or total unilateral nephrectomy will still be necessary in some cases, revascularization with preservation of renal parenchyma should be attempted (119, 185, 205, 295, 369). On occasions, renal autotransplantation was performed (185, 205, 295, 296, 358, 369), but simple dilatation of stenotic lesions has also been successful (119). Ligation of a segmental renal artery cured hypertension in one patient (352), but resulted in severe hypertension in another (155).

5.3 Renal Parenchymal Disease

5.3.1 Unilateral Disease

Ask-Upmark Kidney and Pyelonephritic Scarring. Of the many conditions referred to as hypertension and unilateral small kidney, the *Ask-Upmark kidney* (14) is certainly the most important entity. It is often not recognized as such and is described under various other terms: renal scarring and/or atrophy (175, 218), asymmetric renal parenchymal defect (10), chronic pyelonephritis (167, 195, 311), reflux nephropathy (16, 156, 161, 261, 355), or primary interstitial nephritis with reflux (375). It is characterized by uni- or bilateral segmental shrinking of the renal parenchyma. The affected areas are sharply separated from normal renal tissue and contain no, or few, hyalinized glomeruli, dilated colloid-filled tubules, thickened arterioles, and dense interstitial fibrosis. A hypoplastic origin for these lesions was postulated, and in French literature this disease is named "segmental hypoplasia" (61, 135, 150, 334, 334a). The pathogenesis is insufficiently known and probably not uniform. Primary vascular insults and infection (pyelonephritis) in early life, or even prenatally, are incriminated. Vesicoureteral reflux is frequently present and is probably causally related to the renal lesions ("reflux nephropathy") (16, 156, 161, 175, 261, 311, 338, 355, 375).

It is often difficult to differentiate between Ask-Upmark kidney and *pyelonephritic scarring* secondary to vesicoureteral reflux and urinary tract infection. In fact, both terms are often used interchangeably. The designation of pyelonephritic scarring should be restricted to those cases where evidence of urinary tract infection has been presented. The development of new scars is rarely observed, and most of these patients already have radiologic evidence of renal damage, i.e., localized loss of thickness in renal substance with clubbing of the underlying calices at presentation. The following observation is of considerable interest: A 10-year-old girl who was found to have a duplex kidney on the right side with infection of the lower pole and vesicoureteral reflux at the age of 3 years, presented with severe hypertension (blood pressure 200/130 mmHg) and grade III retinopathy. Operation at the age of 3 years had to be postponed, and the patient was lost to follow-up for 7 years. When she presented again at the age of 10 years a repeat intravenous pyelogram disclosed considerable shrinkage of the same lower pole (Fig. 6). Hypertension was cured by right nephrectomy. Histologic ex-

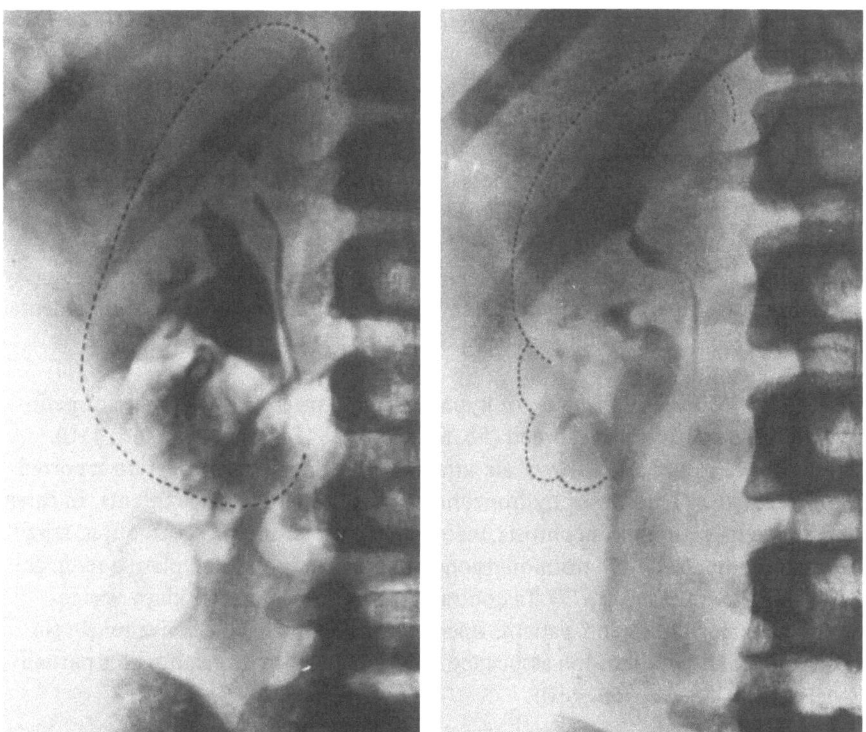

Fig. 6. Hypertension in association with vesicoureteral reflux and pyelonephritic scarring. *Left,* grossly normal-appearing duplex kidney at age 3 years. *Right,* severe shrinking of the lower pole at age 10 years

amination showed inflammatory infiltrates and lesions similar to those seen in Ask-Upmark kidney.

The prevalence of hypertension in patients with pyelonephritic scarred kidneys is not really known, mainly because analysis is usually retrospective and because of differences in nomenclature (306). In our experience it is a rare event, but *Heale* (156) observed hypertension in 11% of children and young adults with vesicoureteral reflux and scarring at an average interval of 7 years after presentation. Ask-Upmark kidney (or segmental hypoplasia) is considered by *Royer* (334) to be the most important single cause of severe hypertension in childhood; it mainly affects girls.

Activation of the renin-angiotensin system has been demonstrated in many cases of Ask-Upmark kidney and pyelonephritic scarring (16, 51, 110, 135, 155, 167, 175, 218, 311, 319, 338, 355), and it probably plays a role in the pathogenesis of hypertension. *Savage* et al. (338) observed raised peripheral plasma renin activities in 9 of 15 children with pyelonephritic scarring and hypertension, and also in 8 of 100 normotensive children with similar scars. They therefore suggest that the identification of hyperreninemic normotensive children with renal scarring might prove to be of value for the early identification of children at risk of developing hypertension.

Ask-Upmark kidney is sometimes listed under renovascular hypertension (51, 110, 334), but as renal structural changes are so severe the present classification is preferred. Since symmetrical and asymmetrical bilateral involvement is not uncommon, the interpretation of split renal vein renin data is not easy. As no juxtaglomerular cells are present in the areas of involvement, it has been postulated that renin originates in ischemic zones between the hypoplastic area and the normal renal parenchyma, just as in cases of renal infarction (61). However, in one case of unilateral renal hypoplasia with associated venous anomaly, large numbers of juxtaglomerular granular cells were found adjacent to, and in the interior of, hyalinized glomeruli (18).

The surgical cure rate depends primarily on whether or not renal involvement is strictly unilateral. It is of great importance to demonstrate compensatory hypertrophy of the seemingly normal contralateral kidney, and unilateral nephrectomy or segmental nephrectomy (175, 311) should in general be limited to these patients.

Hydronephrosis. This is a rare cause of hypertension, but recently a number of pediatric and adult patients were recorded (58, 63, 77, 123, 185, 195, 284, 366, 410). Hypertension was transient in five of six infants with urinary tract infection reported by *Munoz* et al. (284); however, hydronephrosis was bilateral in three infants. In three pediatric patients with hydronephrosis, secondary to ureteropelvic obstruction, repair of the obstruction resulted in normotension, and previously elevated plasma renin activity returned to normal (63, 77). In contrast, the hydronephrotic kidney was removed in the majority of adult patients operated on (366, 410). Selective renal vein studies suggest that hypertension associated with unilateral hydronephrosis is partially renin dependent (58, 63, 366, 410).

5.3.2 Bilateral Renal Disease

Predominantly Glomerular Diseases. Hypertension is present in the majority of pediatric patients with *acute poststreptococcal glomerulonephritis.* This diagnosis has to be considered in every patient with unexplained acute hypertension, since elevated blood pressure was the only clinical manifestation reported in some cases (97, 170). Blood pressure usually normalizes within some days or weeks, but hypertension may occasionally last several months. Plasma renin activity is uniformly low (as a result of sodium retention) (312).

Hypertension is observed in most cases of *chronic glomerulonephritis* and is especially prominent in cases with extracapillary proliferation and crescent formation. As hypertension is almost never an isolated symptom, chronic glomerulonephritis will be suspected on the basis of additional findings.

Diffuse Arteriolar Diseases. Conditions associated with widespread arteriolar damage [hemolytic-uremic syndrome, nephroangiosclerosis, necrotizing angiitis, microscopic periarteritis nodosa (242), medial arteriolar hypertrophy (28)] are usually associated with severe hypertension. Glomerular ischemia contributes to the hypertension in the hemolytic-uremic syndrome via the renin-angiotensin system (312). Elevated blood pressure is observed at various stages of the disease: in the acute phase, during renal insufficiency (acute and chronic), and in patients with partial recovery (129, 274). In the latter group of patients, elevated blood pressure may be the only abnormal finding (129).

Radiation Nephropathy. Hypertension can occur shortly after radiation, but may also develop after a delay of a number of years (207, 350, 397). It is observed in association with uni- or bilateral renal involvement (397). Evidence of stimulation of the renin-angiotensin system was presented in two patients with unilateral disease (207, 350), in whom hypertension was cured after nephrectomy.

Polycystic Kidneys. These are an important cause of severe hypertension (155, 286, 313), especially in infants with the neonatal or infantile form, in which morbidity and death are often attributable to hypertension rather than to uremia (313). In some patients, however, blood pressure may spontaneously return to normal (313).

Others. A renal tubular defect in potassium handling with hyperkalemia and hypertension has been described in several (adult) members of the same family (48). A further renal tubular defect, Liddle's syndrome, is characterized by hypokalemia and hypertension (1, 396).

5.4 Hypertension Associated with Renal Insufficiency

Hypertension is a frequent finding in patients with severe renal insufficiency. Its occurrence and severity depend to a great extent on the underlying renal disease. The majority of adult patients who remain normotensive despite terminal renal failure suffer from primary involvement of the tubular or interstitial structures, whereas in patients with uncontrollable hypertension, primary arteriolar or glomerular diseases greatly predominate (406). The same applies to pediatric patients, as is illustrated by the figures reported by *Rauh* et al. (320) (see Table 7).

Table 7. Frequency of hypertension in various uremic renal diseases in children [*Rauh* et al. (320)]

Renal disease	n	Hypertension (%)	Mean serum creatinine at which hypertension was first noted (mg/dl)
Glomerular diseases	18	83	3.0
Urinary tract malformations	22	50	6.6
Oligomeganephronic hypoplasia	10	50	7.6
Nephronophthisis	17	41	4.9

In the *majority* of patients, normal blood pressure can usually be achieved by removing excess sodium and water. Thus, it appears that volume expansion is the primary pathogenic factor. However, in a *minority* of patients, ultrafiltration dialysis does not significantly improve blood pressure, and may even cause further activation of the renin-angiotensin system (340, 406). Results of studies in such patients (340, 409) support the view that hypertension results from a disordered sodium-renin relationship. Hence, any attempt to reduce blood pressure by removing sodium through dialysis is outweighed by a disproportionate increase in renin and angiotensin II. Relatively high peripheral plasma renin activities were found in similar pediatric patients (83), although interpretation of data is difficult. Some of these patients presented with intensive thirst and correspondingly pronounced weight gain between dialysis. In these patients hypertension could only be controlled by bilateral nephrectomy.

5.5 Primary Reninism

Primary reninism is a rare form of renal hypertension produced by a renal tumor which releases excessive amounts of renin into the blood stream (69). It is observed in association with Wilms' tumor and juxtaglomerular cell tumor.

5.5.1 Wilms' Tumor (Nephroblastoma)

Elevated blood pressure is known to occur in some patients with nephroblastoma, but severe hypertension is certainly an uncommon feature (68, 69, 122, 132, 195, 271, 316, 351, 387). Hypertension was usually ascribed to hyperreninemia secondary to impaired arterial supply, but in a few cases evidence of excessive renin production by the tumor itself was documented (122, 271, 351). These patients showed signs of secondary aldosteronism (122, 271, 351). Hypertension has also been observed in association with acute hemorrhage into the tumor (316). Recently, hypertension and hyperreninemia were reported in an infant with congenital mesoblastic nephroma (266).

5.5.2 Juxtaglomerular Cell Tumor

The first case of this tumor (also called renal hemangiopericytoma or Robertson-Kihara syndrome) was described in 1967 (328). Since then a dozen or more patients have been reported (44, 50, 67, 69, 70, 267, 341, 403a). Approximately half of whom were in the pediatric age group (44, 50, 67, 69, 70, 328, 403a). These tumors provide direct evidence for the causal role of exaggerated renin production in the genesis of hypertension in man. The size of the tumors may be very small (diameter between 8 mm and 4 cm), and proper diagnosis is therefore difficult. Peripheral plasma renin activity is always elevated. Clinical symptoms may be major or minimal, as is illustrated in two case reports (50, 70). The patient of *Brown* et al. (50), an 8-year-old girl, presented with severe headaches, thirst, polyuria, and growth retardation. Blood pressure was 140/90–180/130 mmHg and serum K was 3.1 mEq/1. Nonselective renal arteriography was normal, but because of raised peripheral plasma renin activity and a renal vein renin ratio of 1.6, a selective renal arteriography was performed. The arterial phase showed no abnormality, but a suspect translucent area was seen on the early nephrogram. This patient was cured by left nephrectomy. In contrast, *Connor* et al. (70) reported hypertension found during a routine physical examination of a 15-year-old girl. Main renal vein renin ratio was 1.0, but the plasma renin activity of one renal vein branch was considerably elevated. Selective renal arteriography again revealed a radiolucent area, while the vascular pattern was normal. A small tumor protruding from the surface was found at operation and was removed with only a little adjacent tissue.

All juxtaglomerular cell tumors reported to date have been single and benign. They consist of typical renin-releasing juxtaglomerular cells which are identified by Bowie staining. The renin concentration in the tumor extracts was 1000–4000 times higher than in adjacent "normal" kidney tissue.

6 Coarctation of the Aorta

6.1 Introduction

Coarctation of the thoracic aorta is observed in more than 10% of pediatric patients with *secondary* hypertension (see Table 4). It thus constitutes the second most important single cause of secondary hypertension, after renal (including renovascular) diseases. It is one of the most common congenital cardiovascular anomalies and occurs in 6%–8% of such patients (64). Coarctation is usually located slightly distal to the origin of the left subclavian artery. It occurs either as an isolated finding, or in combination with other cardiovascular anomalies, notably with bicuspid aortic valves, patent ductus arteriosus, aortic stenosis, and ventricular septal defect (137). Anatomic classification is still controversial. Coarctation of the lower thoracic or abdominal aorta is a separate entity. This rare lesion can be congenital or acquired (arteritis, irradiation) and is discussed in association with renovascular disease (see p. 141).

6.2 Pathogenesis of Hypertension

The cause of hypertension in patients with coarctation of the aorta is complex and not fully understood; mechanical obstruction is the simplest explanation. Although the decrease in the size of the arterial compression chamber can account for the elevated systolic pressure, it does not explain the increase in peripheral vascular resistance distal to the coarctation (64), or the delayed reduction in blood pressure after surgery. As an alternative hypothesis, the kidney by virtue of an activation of the renin-angiotensin system, has been implicated, but results are conflicting. The plasma renin activity has been found to be low (9, 246), normal (7, 9, 148, 381, 414), or elevated (331, 428). These discrepancies may, to a certain extent, be explained by alterations in the metabolism of sodium and water. During acute volume expansion, *Zoethout* (428) observed a markedly lower urinary excretion of sodium in patients than in healthy children, mainly due to diminished proximal tubular rejection. *Alpert* et al. (7) found an increase in bromide space and in plasma volume. Stimulation with furosemide produced a considerably steeper rise of the plasma renin activity in patients with coarctation than in patients with essential hypertension or in control patients. The authors (7) therefore suggest that hypertension in coarctation resembles one kidney, one clip hypertension of Goldblatt. A positive response to infusion of saralasin was reported in three cases (22, 225). Interpretation of data concerning the renin-angiotensin system and its contribution towards hypertension is additionally complicated by the fact that considerable differences exist between the individual patients as far as degree and type of coarctation, length of hypertension, heart failure, shunt lesions, and medications are concerned.

6.3 Clinical Findings and Diagnosis

The clinical picture depends on the age of the child, the severity and site of the obstruction, and the degree of collateral development. Males are affected two to four times more frequently than females. Infants with coarctation frequently present with congestive heart failure; nearly 85% of such infants have an associated malformation (137). On the other hand, older children are often asymptomatic. Hypertension retinopathy is unusual, probably because gross elevation of blood pressure is rare and proprogression is slow.

Diagnosis is based on the clinical findings of hypertension in the upper extremities, weak or absent femoral pulses, and a blood pressure difference between upper and lower extremities. Hypertension is often mild and blood pressure may even be normal if the obstruction is minor, or if extensive collateral flow is present. Blood pressure should be measured in both arms and both legs because of anatomic variations, e.g., the origin of the left subclavian artery may be lying distally to, or within, the stenotic area.

6.4 Results of Surgery

Surgical resection of the aortic coarctation successfully reduces blood pressure to normal in the majority of children. Failure to do so is not always due to incomplete resection or recoarctation (which occurs in a significant proportion of infants). No obvious cause for persistent hypertension could be found in 29 of 45 patients who remained hypertensive after operation, i.e., in 15% of 190 children operated between 1 and 15 years of age (285). Surgery is performed preferably after children reach the age of 4–6 years. Additional residual cardiovascular defects persist in a considerable proportion of patients.

7 Endocrine Disorders

7.1 Adrenocortical Hypertension

7.1.1 Introduction

Elevated blood pressure is an associated or even major finding in a variety of congenital and acquired disorders of the adrenal cortex. In most instances an overproduction of a hormone capable of producing hypertension is demonstrable, but this does not exclude the possibility that hypertension could be mediated by additional mechanisms. Adrenocortical hormones with hypertensive properties include mineralocorticoids and glucocorticoids. Hypertension in hypermineralocorticism is mainly caused by sodium retention. Aldosterone is the most potent mineralocorticoid actually known, but a number of precursors [e.g., desoxycorticosterone (DOC), 18-OH-DOC] also have hypertensive properties.

7.1.2 Primary Aldosteronism

Primary aldosteronism (Conn's syndrome) is extremely rare in childhood. It can be differentiated from secondary aldosteronism by the finding of suppressed plasma renin activity. Secondary aldosteronism is observed in association with primary reninism (see p. 150) and, far more frequently, with other conditions, e.g., the nephrotic syndrome, renovascular disease, cirrhosis of the liver, and during diuretic therapy. Primary aldosteronism is caused by an aldosterone-producing tumor (aldosteronoma) (186), but in children bilateral adrenal hyperplasia has also been observed [see *New* (289)]. Diagnosis is determined by the following: low renin hypertension, hypokalemic alkalosis, and overproduction of aldosterone. Therapy is surgical (tumor) or medical (bilateral adrenal hyperplasia), the latter by administration of spironolactone, an aldosterone antagonist.

Dexamethasone suppressible aldosteronism represents a separate entity [see *New* (289)]. Clinical and laboratory findings in this rare familial disorder are similar, but the unique feature is suppression of aldosterone secretion by dexamethasone administration. As hypertension did not recur in a dexamethasone-treated patient after aldosterone administration, *New* and *Levine* (288) suggested that a steroid other than aldosterone might be responsible for the elevated blood pressure.

7.1.3 Congenital Adrenal Hyperplasia

11 β-Hydroxylase Deficiency. This defect results in an accumulation of the precursors of aldosterone (DOC) and of cortisol (compound S). Decreased cortisol synthesis induces increased ACTH secretion, and hence overproduction of adrenal androgens with virilization. Hypertension is usually mild and is attributed to excess of DOC.

17 α-Hydroxylase Defect. This defect [see *Biglieri* et al. (30)] results in diminished secretion of glucocorticoids and sex steroids, and an increased secretion of mineralocorticoids. The diagnosis is usually made only in adult women presenting with primary amenorrhea. To date, of 23 patients (aged 14–48 years) described with this syndrome (79), all but one (290) were phenotypically female, although half (11) had the male karyotype. Hypertension and hypokalemia are attributed to excess DOC secretion.

7.1.4 Apparent Mineralocorticoid Excess

Recently a few pediatric patients with low renin hypertension, hypokalemic alkalosis, suppressed aldosterone secretion and a good response to administration of spironolactone were described (288, 292, 337, 413, 418). It was postulated that this syndrome might be due to excess of an unidentified hormone with a mineralocorticoid (and glucocorticoid) activity, but this was substantiated in only two cases (288, 292, 413). *Werder*'s patient (413), who excreted several unknown steroids (especially after ACTH stimulation) (73), seems to differ biochemically from *New*'s patient (293) (*Zachmann,* personal communication).

To date, low renin essential hypertension has been described in two children (147, 213). In contrast to the afore-mentioned patients, these cases did not show evidence of mineralocorticoid excess; they may represent early examples of adult low renin essential hypertension (see p. 138). Although evidence of mineralocorticoid excess in this disorder is extremely weak, several compounds such as 18-OH-DOC, 16 α-18-diOH-DOC, and 16 β-dehydroepiandrosterone have been incriminated and may play a role in the pathogenesis of hypertension (169, 262, 263).

7.1.5 Cushing's Syndrome

Spontaneous Cushing's syndrome in childhood is caused by either an adrenal tumor or by excessive ACTH secretion. The latter, which is found less frequently, results in bilateral adrenal hyperplasia. Clinical findings include short stature, obesity, hirsutism, and acne. Elevated blood pressure is observed in 80% of patients (384), but the cause of hypertension is still unclear. Two major mechanisms have been considered: increased mineralocorticoid activity in association with cortisol excess, and activation of the renin-angiotensin system. The latter hypothesis (198) was based on the findings of a cortisol-induced increase in formation of renin substrate in the liver, and an enhanced pressure response to vasopressive substances in patients with hypercorticism. Infusion of saralasin, an angiotensin II competitor, has yielded conflicting results. *Dalakos* et al. (75) observed a drop in blood pressure and concluded that hypertension in Cushing's syndrome was of angiotensinogenic type. In contrast, no response was obtained by *Vetter* et al. (395) and *Beckerhoff* (27). These authors therefore feel that the renin-angiotensin system does not play a role in the pathogenesis of hypertension. Therapy for Cushing's syndrome includes adrenalectomy and pituitary surgery or irradiation (177), as medical treatment is of transitory or questionable benefit.

7.2 Pheochromocytoma

7.2.1 Introduction

Pheochromocytoma and pheochromoblastoma (malignant pheochromocytoma) develop from the chromaffin tissue of the adrenal gland and the sympathetic ganglia. Patients with these tumors excrete excessive amounts of catecholamines and their metabolites in urine. Abnormal catecholamine excretion is also observed in patients with (malignant) neuroblastomas (sympathoblastoma and sympathogonioma) and occasionally in patients with (benign) ganglioneuromas (183). Whereas hypertension is a regular finding in patients with pheochromocytoma, it is rarely seen in patients with neuroblastomas because of the rapid inactivation of the catecholamines within these tumors (183).

The catecholamines dopamine, norepinephrine (noradrenaline), and epinephrine (adrenaline) and their metabolites are formed from tyrosine:

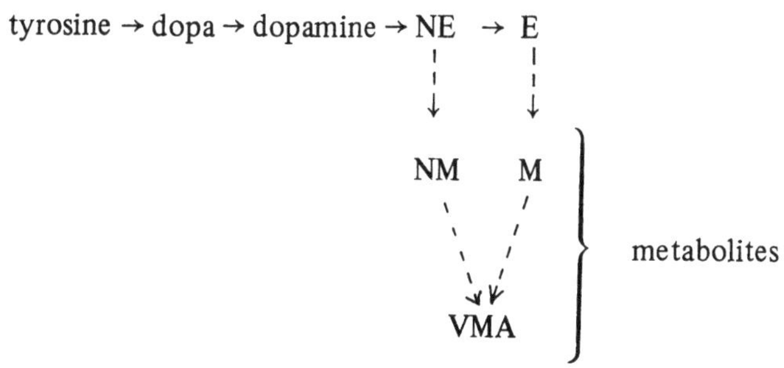

E, epinephrine
NE, norepinephrine
NM, normetanephrine
M, metanephrine
VMA, vanillylmandelic acid

Normal values depend on the age of the patients (80, 183) and on the methods used for determination. In adults, normal excretion rates in urine per 24 h are (423): dopamine $< 500\ \mu g$, norepinephrine $< 70\ \mu g$, epinephrine $< 20\ \mu g$, vanillylmandelic acid < 9 mg. Pheochromocytomas lead to increased excretion of norepinephrine and/or epinephrine and their metabolites (183).

7.2.2 *Pathogenesis of Hypertension*

Hypertension is usually considered to be mediated by excess norepinephrine, but abnormally high plasma renin activity and secondary aldosteronism, which is found in the majority of patients with pheochromocytoma (393), may also be responsible. A number of different mechanisms could explain enhanced renin excretion:

1) Volume depletion, a finding frequently observed in such patients (163)
2) Direct stimulation by excessive concentration of circulating catecholamines, especially epinephrine (394)
3) Compression of the renal artery by the tumor (8, 60, 367, 390, 407, 412a)
4) Associated renal arterial disease, e.g., in neurofibromatosis.

Diagnosis of pheochromocytoma with concomitant renovascular hypertension may therefore be very difficult (412a).

7.2.3 *Clinical Findings*

Pheochromocytoma is rare in pediatric patients and accounts for less than 2% of the secondary causes of hypertension (see Table 4). Up to 1975, 155 pediatric cases had been reported (237). Boys are affected twice as often as girls (367), and the incidence is highest between the ages of 11 and 15 years. Approximately half the pheochromocytomas occur in the adrenal gland, and the remainder in the distribution of the chromaffin system, which is present in the fetus and normally disappears during early childhood (60). The most frequent extra-adrenal sites are the organ of Zuckerkandl, near the aortic bifurcation (para-aortic paraganglioma), and the vicinity of the renal hilus (60).

Hypertension is sustained in the great majority (88%) of pediatric cases.The following clinical symptoms were observed in 95 hypertensive children with pheochromocytomas (367): headaches 75%, sweating 67%, nausea and vomiting 48%, visual disturbances 37%, abdominal pain 32%, polydipsia and polyuria 31%, convulsions 22%, and acrocyanosis 22%.

7.2.4 *Laboratory Findings and Diagnosis*

Diagnosis is made from increased urinary excretion of catecholamines and their metabolites. The determination of vanillylmandelic acid is a valuable screening test since excretion of this compound is increased in 90%–95% of children with pheochromocytomas (*Kaeser*, personal communication). Normal excretion of epinephrine is not uncommon in pediatric patients (183). Increased excretion of epinephrine (alone, or in combination with norepinephrine) provides evidence that the tumor(s) is situated in the adrenal gland or the organ of Zuckerkandl. The isolated increase of norepinephrine suggests extra-adrenal or multiple tumors. Resistance to α-adrenergic blockade does not exclude the diagnosis of pheochromocytoma (329).

Finding the exact location of the pheochromocytoma(s) is even more difficult than establishing diagnosis, especially as multiple tumors are found in a considerable proportion of pediatric patients. Techniques used include computed tomography, caval phlebography, and blood sampling from the inferior vena cava at different levels for determination of plasma catecholamines (226, 237). Arteriography is rarely indicated and should only be performed after α-adrenergic blockade.

The association between pheochromocytoma and renovascular hypertension is rare but not unique (8, 60, 367, 390, 407, 412a) (see p. 141). Familial cases of pheochromocytoma have been described, see *Kaeser* (184). The association between pheochromocytoma and neurofibromatosis (von Recklinghausen's disease) and von Hippel-Lindau disease is well-known. Pheochromocytomas occur in the multiple endocrine neoplasia syndrome type 2A (Sipple), which is inherited as an autosomal dominant trait and includes medullary carcinoma of the thyroid and sometimes hyperparathyroidism (221). The frequency of malignant pheochromocytoma is low (5%–10%).

7.2.5 Therapy

Medical treatment with α-adrenergic blocking agents prior to surgical excission of the tumor(s) is of utmost importance in order to avoid effects of excessive norepinephrine stimulation which could lead to life-threatening complications (412a). Phenoxybenzamine is usually given to children in a daily dosis of 20–40 mg (initially 10 mg), divided into two doses. β-adrenergic blocking agents (e.g., propranolol) are indicated if cardiac arrhythmias are present or if epinephrine secretion is increased (329). Resistance to oral α-adrenergic blocking therapy was reported in a 12-year-old boy (329); however, the patient's blood pressure was subsequently controlled by administration of α-methyl tyrosine, a compound which inhibits the conversion of tyrosine to dopa by tyrosine hydroxylase, the rate-limiting enzyme in catecholamine biosynthesis.

7.3 **Other Endocrine Disorders**

Hyperthyroidism is a rare cause of elevated systolic pressure in childhood (279).

Primary *hyperparathyroidism* is rare in childhood (391). In adult patients, hypertension is observed in 10%–70% of cases (65). Hypertension is also seen in patients without evidence of renal damage and is probably related to hypercalcemia which increases peripheral vascular resistance (345).

Primary reninism, see p. 150.

8 Neurologic Disorders

Severe hypertensive episodes are observed in a number of acute neurologic diseases, notably Guillain-Barré syndrome (219, 225, 370), poliomyelitis (304, 372), and intracranial disorders, e.g., tumors, encephalitis, trauma or asphyxial brain damage, especially if the latter is associated with brainstem lesions (95). Autonomic dysfunction with overactivity of the sympathetic nervous system plays a major role in the pathogenesis of hypertension. Intracranial tumors may even mimic pheochromocytoma (105). A similar pathogenic mechanism appears to be operative in familial dysautonomia (Riley-Day syndrome) (422) and in acrodynia (403).

Additional factors that may be responsible for hypertension include electrolyte upset, administration of dexamethasone, and increased intracranial pressure. Systemic arterial hypertension elicited by the latter mechanism is called Cushing response.

9 Exogenous Causes of Hypertension

9.1 Drugs and Poisons

9.1.1 Oral Contraceptives

Elevated blood pressure induced by oral contraceptives should be suspected in every teenager with otherwise unexplained hypertension. It is by far the most common type of "endocrine" hypertension (112, 142). The frequency of hypertension developing during oral contraceptive administration is probably quite low (23), although figures as high as 15% (23, 133) have been reported. Renal disease or hyperuricemia seem to be predisposing factors (133). The increase in plasma renin activity and renin substrate (through estrogen stimulation) observed in such patients does not, however, explain hypertension, because these changes occur in all females taking oral contraceptives (23). Furthermore, infusion of saralasin does not lower blood pressure (22). Other mechanisms that should be considered include a metabolic effect of estrogen on salt retention, sensitization of vascular smooth muscle to the constrictor effect of angiotensin II, and an increase in cardiac output (23, 112). Discontinuation of the contraceptive agent usually results in the blood pressure returning to previous levels although the development of benign or malignant nephrosclerosis has been described (133).

9.1.2 Glucocorticoids and Mineralocorticoids

The administration of *glucocorticoids* leads to hypertension in a significantly lower proportion of patients than is observed in spontaneous Cushing's syndrome (see p. 154). It appears that some patients with steroid-unresponsive nephrotic syndrome, e.g., membranoproliferative glomerulonephritis, are especially prone to develop hypertension (57, 389). Hypertension and seizures occurred within 3 days of surgery in 5 of 21 children treated with steroids for ulcerative colitis and Crohn's disease (215). However, all had severe fluid retention. Seizures are not a rare finding in glucocorticoid-induced hypertension (225,389) and are not necessarily a sign of hypertensive encephalopathy.

Iatrogenic hypertension secondary to (excessive) *mineralocorticoid* therapy has been observed in children with congenital salt-losing adrenal hyperplasia (191, 392).

9.1.3 Chronic Liquorice Ingestion

Hypertension with similar findings to those encountered in excessive DOC administration results from chronic liquorice ingestion (104, 260, 420). The active principle, glycyrrhetinic acid, has an aldosteronelike activity.

9.1.4 Sympathomimetic Drugs

Eyedrops containing 10% phenylephrine, used as a mydriatic, induced hypertension in newborns (46, 249). The most alarming manifestations of acute intoxication with amphetamine, dextroamphetamine, and methamphetamine (87) are excitation of the central nervous system and hypertension.

9.1.5 Other Drugs

Hypertension has been reported in children and adolescents following ingestion or administration of a variety of drugs and poisons: overdose of reserpine (225), infusion of methyldopa (109), poisoning with phenylcyclidine (94, 258), and ephedrine-containing cough syrups. Sensitization to mercury (calomel) in vermifuges or teething powders leads to acrodynia, a condition which is commonly associated with hypertension (403). Cadmium and lead may also play a role in the development of human hypertension (96).

9.2 Thermal Injury

It is not uncommon to observe hypertension as a complication of burns in pediatric patients (106, 238). In a recent report on 54 children (106), sustained systolic and diastolic hypertension was observed in one-third of the patients (mostly under the age of 8 years), and episodes of elevated blood pressure occurred in more than half the cases. Several pathogenic mechanisms have to be considered: excessive catecholamine production (36), increased activity of the renin-angiotensin system (106), hypercalcemia secondary to immobilization (29), and renal insufficiency with expansion of extracellular fluid volume.

9.3 Irradiation and Trauma

Irradiation of the kidney, see p. 149, irradiation of the abdominal aorta, see p. 141. Renal trauma, see p. 143, head injury, see p. 157.

10 Miscellaneous Conditions

10.1 Metabolic Disorders

10.1.1 Hypercalcemia

A significant proportion of adult patients with hypercalcemia (40, 93), and especially those with renal insufficiency (408), are found to be hypertensive. An increase in peripheral resistance is probably the major factor underlying hypertension induced by hypercalcemia (345).

10.1.2 Porphyria

Elevation of blood pressure is an important feature of acute intermittent prophyria (373). The mechanism of hypertension is not clear.

10.2 Turner's Syndrome and Marfan's Syndrome

The association of hypertension with gonadal dysgenesis in the absence of coarctation of the aorta is well-known, especially in adults (103). Urinary tract anomalies, which are found in 61% of patients (98), and precocious aging (103) may be contributing factors, but the mechanism of hypertension in most instances remains unexplained. Cardiac complications, often accompanied by hypertension, occur in the majority of patients with Marfan's syndrome (199).

10.3 Other Conditions

Hypertension has been described in pediatric patients with pseudoxanthoma elasticum (301), Stevens-Johnson syndrome (225), acrodermatitis enteropathica (2), and Beckwith-Wiedemann syndrome (398). Intermittent elevation of blood pressure has been observed during sickle cell crisis (348).

11 Therapy for Hypertension

11.1 Introduction

Therapy will be discussed briefly since it is beyond the scope of this monograph. Several reviews have recently appeared on this subject (3, 17, 41, 220, 255, 269, 317, 326, 360). Therapy for hypertension consists of causal treatment, nonpharmacologic intervention, and administration of antihypertensive drugs.

Causal therapy is applicable in many cases of secondary hypertension, but is not always successful (e.g., in some cases with coarctation of the aorta). The specific therapeutic measures are discussed in association with the corresponding diseases. In cases with surgically curable hypertension (e.g., renovascular hypertension), antihypertensive therapy is often necessary prior to operation.

Nonpharmacologic interventions include restriction of salt (252, 275), psychotherapy (380), and, in obese children, weight reduction (252, 324). These measures may suffice for the control of mild (essential) hypertension, but in most other cases additional drug therapy is required. Restriction of salt (and water) plays a major role in the treatment of volume-dependent hyertension in patients with renal failure. The same measures are also likely to be important for the prevention of essential hypertension, although this has not yet been demonstrated conclusively.

11.2 Pharmacotherapy

11.2.1 Indications for Therapy

The *goal* of therapy is to reduce systolic and diastolic blood pressure to normal limits when the patient is in the upright and supine positions. This should be achieved with no, or only few, side effects. Indication for therapy is determined by severity of hypertension:

1) An *absolute indication* being severe hypertension with or without evidence of target organ involvement.
2) *Relative indications* being moderate and mild, persistent hypertension. Drug therapy in these patients (who are by definition asymptomatic) is only acceptable as it does not lead to annoying side effects.

11.2.2 Antihypertensive Drugs

Drugs are classified according to their main site of action.

Diuretics. *Thiazides* and their derivatives (e.g., chlorthalidone) are the most widely used antihypertensive drugs. Hypokalemia is observed frequently, but potassium supplementation (as potassium chloride) is probably not required unless serum potassium is 3.2 mEq/l or less (402). *Furosemide* is preferable in patients with decreased renal function (serum creatinine > 2 mg/dl). Potassium sparing diuretics *(spironolactone, triamterene)* are rarely indicated; they are expensive and have more side effects.

Drugs Affecting the Adrenergic Nervous System. *β-blocking agents* (31, 144) now form one of the basic therapeutic drugs for childhood hypertension because of their potent action and minimal side effects. They suppress the activity of the vasomotor center, thus decreasing the vasomotor tone. They also reduce the pulse rate and cardiac output and inhibit renin release. *α-Methyldopa* has a major central action: It lowers sympathetic outflow and depletes peripheral norepinephrine by formation of "false transmitter substances." *Clonidine* (172) appears to have a similar central effect to methyldopa. *Reserpine* and *guanethidine* are now rarely used because of weak action (reserpine) and annoying side effects (sedation, behavioral changes, and nasal congestion with reserpine; orthostatic symptoms with guanethidine).

Vasodilating Drugs. Vasodilators appear to be particularly useful because peripheral vascular resistance is raised in most cases of childhood hypertension. The action of *hydralazine* is rather weak, especially in long-term therapy. Side effects such as tachycardia and palpitations can be overcome by administration of β-blocking agents at the same time.

The administration of *minoxidil,* one of the most powerful antihypertensive drugs presently available, is restricted to patients with severe or refractory hypertension because of serious side effects (hypertrichosis, heavy fluid accumulation, even in the anephric state) (303, 359).

Prazosin is a postsynaptic (vascular) α-adrenoceptor blocking agent which leaves the presynaptic feedback control mechanism of noradrenalin intact. Clinically, tachycardia is a less prominent finding.

Table 8. Orally administered antihypertensive drugs used in childhood hypertension

Class, drugs	Major side effects	Precautions	Dosage (mg/kg/day)
Diuretics			
HCl-thiazide[a]	Hypokalemia (hyperuricemia, pancreatitis, blood dyscrasia)		1–2
Furosemide[a]	Similar to those of HCl-thiazide		0.5–2
Spironolactone	Hyperkalemia, gynecomastia	Renal insufficiency	1–4
Effect on Adrenergic nervous system			
β-blocking agents (propranolol[a])	Decreased cardiac output, bradycardia	Congestive heart failure, asthma	0.5–5
α-Methyldopa[a]	Sedation, depression, orthostatic hypotension, hepatic injury		10–40
Clonidin	Sedation, rebound of hypertension after withdrawal		4–20 μg/kg/day
Vasodilators			
Hydralazine[a]	Flushing, tachycardia, palpitations, lupus erythematodes-like phenomenon		1–4
Minoxidil	Fluid retention, hypertrichosis	Congestive heart failure	0.1–2
Prazosin	Dizziness, hypotension after first dose	First dose reaction	(Adults: 1st dose 0.5 mg; 1.5–15 mg)
Angiotensin II inhibitors			
SQ 14 225 = captopril (converting enzyme inhibitor)	(Investigational)		

[a] Drugs that have been applied in infants.

Angiotensin II Inhibitors. A new inhibitor of the enzyme converting angiotensin I to angiotensin II, SQ 14 225 *(captopril)* seems promising, not only as a diagnostic agent but also as a therapeutic agent (52, 126). If the antihypertensive action is mediated by its converting enzyme inhibiting effect, it could be particularly useful in angiotensin II-dependent hypertension. *Saralasin,* a competitive agent of angiotensin II, is only applicable for diagnostic purposes (22).

The major side effects, precautions and drug dosage are listed in Table 8.

11.2.3 Long-term Treatment

Drugs with different modes of action are usually given in *combination* which potentiates their antihypertensive effect, and allows a lower dosage with fewer adverse reactions.

In a *stepped-care approach,* therapy is initiated with one drug and after a certain interval (days or weeks), further drugs are added if needed. In cases with severe hypertension, combination therapy will be required from the onset and gradual withdrawal of drugs should be attempted once hypertension is under control. It should be remembered that the maximum therapeutic response is only reached at 4 days for vasodilating drugs and β-blocking agents (propranolol), at 1 week for methyldopa and clonidine, and at 2 weeks for diuretics.

Drugs are usually administered in the following order:

Step 1: A diuretic. In patients with essential hypertension, a β-blocking agent may be given instead.
Step 2: A β-blocking agent (or a diuretic) is added.
Step 3: Hydralazine (or prazosin) is added.
Step 4: Methyldopa or clonidine is added.
Step 5: In patients with refractory hypertension, minoxidil can be given for a limited period instead of hydralazine. A converting enzyme inhibitor, captopril, might be a useful alternative to minoxidil.

Noncompliance is a frequent and often overlooked problem, especially in adolescents (335). It should be suspected in all cases with insufficient control or fluctuation of blood pressure.

With reference to *costs,* as therapy is often necessary for extended periods, substantial savings can be achieved by selecting less expensive but equally effective drugs [e.g., hydrochlorothiazide instead of spironolactone (405)].

11.2.4 Acute Therapy

Rapid lowering of blood pressure is necessary in situations with acute rise of pressure (e.g., in acute glomerulonephritis) and in severe hypertension. In nonemergency situations, parenteral administration of *hydralazine* (0.1–0.3 mg/kg IV or IM) is usually appropriate. On the other hand, emergency treatment is necessary in severe accelerated (i.e., malignant) hypertension. The drug to choose is *diazoxide* [2–5–(8) mg/kg body weight], which should be injected rapidly as a bolus and which acts within seconds (17,

42, 194, 256). However, severe hypotension has been reported in adults who subsequently received hydralazine (158).

Severe hypertension can also be brought under control by continuous infusion of *sodium nitroprusside* (139, 239), although this drug has now been replaced to a great extent by *minoxidil,* which can be administered orally (239, 303, 359). *Verapamil* (0.1 mg/kg body weight IV) has also been used successfully in children (339).

Acknowledgments. I would like to thank the following colleagues in Zurich for their helpful suggestions and criticism: Dr. U. Arbenz, Professor F.H. Epstein, Professor H. Käser (Bern), Dr. G. Keusch, Privatdozent Dr. W. Vetter, and Professor M. Zachmann.

References

1. Aarskog D, Sta KF, Thorsen T, Wefring KW (1967) Hypertension and hypokalemic alkalosis associated with underproduction of aldosterone. Pediatric 39:884–890
2. Åberg H, Michaelsson G, Walldius G (1976) Hypertension in a patient with acrodermatitis enteropathica. Acta Paediatr Scand 65:757–759
3. Adelman RD (1978) Neonatal hypertension. Pediatr Clin North Am 25:99–110
4. Adelman RD, Merten D, Vogel J, Goetzman BW, Wennberg RP (1978) Nonsurgical management of renovascular hypertension in the neonate. Pediatrics 62:71–76
5. Aderele WI, Seriki O (1974) Hypertension in Nigerian children. Arch Dis Child 49:313–317
6. Akinkugbe OO, Akinkugbe FM, Ayeni O, Solomon H, French K, Minear R (1977) Biracial study of arterial pressures in the first and second decades of life. Br Med J I:1132–1134
7. Alpert BS, Bain HH, Balfe JW, Kidd L, Olley PM (1979) Role of the renin-angiotensin-aldosterone system in hypertensive children with coarctation of the aorta. Am J Cardiol 43:828–834
8. Alvestrand A, Bergström J, Wehle B (1977) Pheochromocytoma and renovascular hypertension. A case report and a review of the literature. Acta Med Scand 202: 231–236
9. Amsterdam EA, Albergs WH, Christlieb AR, Morgan CL, Nadas AS, Hickler RB (1969) Plasma renin activity in children with coarctation of the aorta. Am J Cardiol 23:396–399
10. Andersen HJ, Jacobsson B, Larsson H, Winberg J (1973) Hypertension, asymmetric renal parenchymal defect, sterile urine, and high E. coli antibody titre. Br Med J II:14–18
11. André JL, Deschamps JP, Valantin G, Gueguen R (1978) Pression artérielle chez l'enfant et l'adolescent: valeurs normales et définition de l'hypertension. Nouv Presse Med 7:2576
12. Arneil GC, MacDonald AM, Murphy AV, Sweet EM (1973) Renal venous thrombosis. Clin Nephrol 1:119–131
13. Aschinberg LS, Zeis PM, Miller RA, John EG, Chan LL (1977) Essential hypertension in childhood. JAMA 238:322–324
14. Ask-Upmark E (1929) Über juvenile maligne Nephrosklerose und ihr Verhältnis zu Störungen der Nierenentwicklung. Acta Pathol Microbiol Scand 7:383–445
15. Aullen JP (1978) L'hypertension artérielle essentielle de l'enfant et de l'adolescent. Etude épidémiologique en milieu scolaire. Nouv Presse Med 7:1171–1174

16. Bailey RR, McRae CU, Maling TMJ, Tisch G, Little PJ (1978) Renal vein renin concentration in the hypertension of unilateral reflux nephropathy. J Urol 120: 21–23
17. Balfe JW, Rance CP (1978) Recognition and management of hypertensive crises in childhood. Pediatr Clin North Am 25:159–174
18. Barajas L, Marks LS, Trygstad CW (1977) Unilateral renal hypoplasia with associated venous anomaly and hypertension. A study of juxtaglomerular cells. Virchows Archiv (Pathol Anat.) 374:169–182
19. Bauer SB, Feldman SM, Gellis SS, Retik AB (1975) Neonatal hypertension. A complication from umbilical-artery catheterization. N Engl J Med 293:1032–1033
20. Beaglehole R, Salmond CE, Prior IAM (1975) Blood pressure studies in Polynesian children. In: Paul O (ed) Epidemiology and control of hypertension. Symposia Specialists, Miami, pp 407–417
21. Beaglehole R, Salmond CE, Eyles EF (1977) A longitudinal study of blood pressure in Polynesian children. Am J Epidemiol 105:87–89
22. Beckerhoff R (1978) Untersuchungen über die Wirkung eines Angiotensin-Antagonisten auf Blutdruck, Renin- und Aldosteronsekretion und deren pathogenetische Bedeutung. Schweiz Med Wochenschr (Suppl 7) 108:1–24
23. Beckerhoff R, Siegenthaler W (1973) Ovulationshemmer und Hypertonie. Schweiz Med Wochenschr 103:743–747
24. Bennett SP, Levine LS, Siegal EJ, Lewy JE, Susin M, Peterson RE, New MI (1974) Juvenile hypertension caused by overproduction of renin within a renal segment. J Pediatr 84:689–695
25. Berenson GS, Voors AW, Webber LS, Frerichs RR (1978) Blood pressure in children and its interpretation (letter to the editor). Pediatrics 61:333–335
26. Beresford SAA, Holland WW (1973) Levels of blood pressure in children: A family study. Proc R Soc Med 66:1009–1011
27. Beretta-Piccoli C, Weidmann P, De Châtel R, Reubi F (1976) Hypertension associated with early stage kidney disease. Complementary roles of circulating renin, the body sodium/volume state and duration of hypertension. Am J Med 61:739–747
28. Bergstein JM, Fangman J, Fish AJ, Herdman R, Good RA (1971) Severe hypertension in identical twin infants. Am J Dis Child 122:348–352
29. Berliner BC, Shenker IR, Weinstock MS (1977) Hypercalcemia associated with hypertension due to prolonged immobilization (an unusual complication of extensive burns). Pediatrics 49:92–96
30. Biglieri EG, Herron MA, Brust N (1966) 17-hydroxylation deficiency in man. J Clin Invest 45:1946–1954
31. Birkenhäger WH, De Leeuw PW, Wester A, Kho TL, Vandongen R, Falke HE (1977) Therapeutic effects of β-adrenoceptor blocking agents in hypertension. Ergeb Inn Med Kinderheilkd 39:117–134
32. Biron P, Mongeau JG, Bertrand D (1975) Familial aggregation of blood pressure in adopted and natural children. In: Paul O (ed) Epidemiology and control of hypertension. Symposia Specialists, Miami, pp 397–404
33. Biron P, Mongeau JG, Bertrand D (1976) Blood pressure values in 1116 French-Canadian children. Can Med Assoc J 114:432
34. Biron P, Mongeau JG (1978) Familial aggregation of blood pressure and its components. Pediatr Clin North Am 25:29–33
35. Black IFS, Kotrapu N, Massie H (1972) Application of Doppler ultrasound to blood pressure measurement in small infants. J Pediatr 81:932–935
36. Black JA, Harris F, Miller RW, Robinson S, Carroll J (1977) Catecholamine excretion in burns in children. Burns 3:218–224
37. Blankson JM, Larbi EB, Pobee JOM, Pole DJ, Ikeme AC (1977) Blood pressure levels in African children. J Chronic Dis 30:735–743
38. Blaufox MD (1971) Systemic arterial hypertension in pediatric practice. Pediatr Clin North Am 18:577–593

39. Blom van Assendelft PM, Kooiker CJ, Dorhout Mees EJ, Hameleers AJ (1973) Renovascular hypertension in three children from one family. J Clin Pathol 26: 359–363
40. Blum M, Kirsten M, Worth MH (1977) Reversible hypertension caused by the hypercalcemia of hyperparathyroidism, vitamin D toxicity, and calcium infusion. JAMA 237:262–263
41. Blumenthal S, Epps RP, Heavenrich R, Lauer RM, Lieberman E, Mirkin B, Mitchell SC, Naito VB, O'Hare D, McFate Smith W, Tarazi RC, Upson D (1977) Report of the Task Force on blood pressure control in children. Prepared by the National Heart, Lung, and Blood Institute's Task Force on blood pressure control in children. Pediatrics (Suppl) 59:797–820
42. Boerth RC, Long WR (1977) Dose-response relation of diazoxide in children with hypertension. Circulation 56:1062–1066
43. Boerth RC, Favre LP, Hollifield JW, Braren V (1977) Use of saralasin in the diagnostic evaluation of hypertension in children (abstract). Pediatr Res 11:548
44. Bonnin JM, Cain MD, Jose JS, Mukherjee TM, Perrett LV, Scroop GC, Seymour AE (1977) Hypertension due to a renin-secreting tumour localized by segmental renal vein sampling. Aust NZ J Med 7:630–635
45. Borden TA, Banowsky LH, Rosen RT (1973) Renovascular hypertension in children. J Urol 110:721–723
46. Borromeo-McGrail V, Bordiuk JM, Keitel H (1973) Systemic hypertension following ocular administration of 10% phenylephrine in the neonate. Pediatrics 51: 1032–1036
47. Bos SE, Keng KL, Velzeboer CMJ, Devries S (1953) Essential hypertension in a 12-year-old girl treated with hexamethonium compounds. Acta Paediatr 42:570–575
48. Brautbar N, Levi J, Rosler, A, Leitesdorf E, Djaldeti M, Epstein M, Kleeman CR (1978) Familial hyperkalemia, hypertension, and hyporeninemia with normal aldosterone levels. A tubular defect in potassium handling. Arch Intern Med 138: 607–609
49. Briedigkeit W (1978) Die Prävention von Herz-Kreislauf-Krankheiten im Kindes- und Jugendalter. Theoretische Voraussetzungen, gegenwärtige Möglichkeiten und praxisbezogene Schlußfolgerungen am Beispiel einer Modellstudie. Dissertation, Universität Berlin, GDR
50. Brown JJ, Fraser R, Lever AF, Morton JJ, Robertson JIS, Tree M, Bell PRF, Davidson JK, Ruthven IS (1973) Hypertension and secondary hyperaldosteronism associated with a renin-secreting renal juxtaglomerular-cell tumour. Lancet II: 1228–1232
51. Broyer M (1973) Hypertension artérielle d'origine rénale. In: Royer P, Habib R, Mathieu H, Broyer M (eds) Néphrologie pédiatrique. Flammarion, Paris, pp 291–297
52. Brunner HR, Gavras H (1976) Pathophysiological concepts of renovascular hypertension. Contrib. Nephrol 3:20–29
53. Brunner HR, Waeber B, Wauters JP, Turini G, McKinstry D, Gavras H (1978) Inappropriate renin secretion unmasked by captopril (SQ 14 225) in hypertension of chronic renal failure. Lancet II:704–707
54. Buehlmeyer K (1974) Differentialdiagnose des Hypertoniebefundes im Kindesalter. Münch Med Wochenschr 116:711–716
55. Burlage SR (1923) The blood pressures and heart rate in girls, during adolescence. Am J Physiol 64:252–284
56. Calabrese EJ, Tuthill RW (1977) Elevated blood pressure and high sodium levels in the public drinking water. Arch Environ Health 32:200–202
57. Cameron JS, Glasgow EF, Ogg CS, White RHR (1970) Membranoproliferative glomerulonephritis and persistent hypocomplementaemia. Br Med J IV:7–14

58. Carella JA, Silber I (1976) Hyperreninemic hypertension in an infant secondary to pelviureteric obstruction treated successfully by surgery. J Pediatr 88:987–989
59. Carey RM, Ayers CR (1976) Labile hypertension. Precursor of sustained essential hypertension? Am J Med 61:811–814
60. Case Reports of the Massachusetts General Hospital: Case 19–1973. N Engl J Med 288:1010–1018
61. Case Reports of the Massachusetts General Hospital: Case 40–1973. N Engl J Med 289:736–743
62. Cassimos C, Varlamis G, Karamperis S, Katsouyannopoulos V (1977) Blood pressure in children and adolescents. Acta Paediatr Scand 66:439–443
63. Chapman WS, Douglas BS (1975) Hypertension and unilateral hydronephrosis in children successfully treated by pyeloplasty: report of two pediatric cases. J Pediatr Surg 10:281–282
64. Cheitlin MD (1977) Coarctation of the aorta. Med Clin North Am 61:655–673
65. Christensson T, Hellström K, Wengle B (1977) Blood pressure in subjects with hypercalcaemia and primary hyperparathyroidism detected in a health screening programme. Eur J Clin Invest 7:109–113
66. Clarke WR, Schrott HG, Leaverton PE, Connor WE, Lauer RM (1978) Tracking of blood lipids and blood pressures in school age children: the Muscatine study. Circulation 58:626–634
67. Clayman AS, Bookstein JJ (1973) The role of renal arteriography in pediatric hypertension. Radiology 108:107–110
68. Cobb ML, Vaughan RW (1976) Severe hypertension in a child with Wilms' tumor: A case report. Anesth Analg (Cleve) 55:519–521
69. Conn JW (1974) Primary reninism, a surgically curable form of hypertension. Ergeb Inn Med Kinderheilkd 34:24–44
70. Connor G, Bennett CM, Lindstrom RR, Brosman SA, Barajas L, Edelbaum D (1978) Juxtaglomerular cell tumor. Nephron 21:325–333
71. Cook GT, Marshall VF, Todd JE (1966) Malignant renovascular hypertension in a newborn. J Urol 96:863–866
72. Court JM, Hill GJ, Dunlop M, Boulton TJC (1974) Hypertension in childhood obesity. Aust Paediatr J 10:296–300
73. Curtius HC, Zachmann M, Maume BF, Bournot P, Gitzelmann RP, Redweik U, Werder EA, Prader A (1977) Partial identification of unusual steroids in the urine of a child with low renin hypertension (abstract). Acta Endocrinol (Kbh) (Suppl 212) 85:180
74. Da Hae Lee, Sapire D, Markowitz R, Gruskin A (1976) Radiation injury to abdominal aorta and iliac artery sustained in infancy. S Afr Med J 50:658–660
75. Dalakos TG, Anderson GH, Streeten DHP (1976) Mechanism of the hypertension in Cushing's syndrome (abstract). Clin Res 24:271 A
76. Davignon A, Rey C, Payot M, Biron P, Mongeau JG (1977) Hemodynamic studies of labile essential hypertension in adolescents. In: New MI, Levine LS (eds) Juvenile hypertension. Raven Press, New York, pp 189–193
77. Davis RS, Manning JA, Branch GL, Jr, Cockett ATK (1973) Renovascular hypertension secondary to hydronephrosis in a solitary kidney. J Urol 110:724–727
78. Decastro FJ, Bisbroeck R, Erikson C, Farrell P, Leong W, Murphy D, Green R (1976) Hypertension in adolescents. A significantly high prevalence among students attending an inner city school. Clin Pediatr (Phila) 15:24–26
79. De Lange WE, Lappoehn RE, Sluiter WJ, Doorenbos H (1977) Primäre Amenorrhoe und Hypokalämie infolge 17alpha-Hydroxylase-Mangels. Dtsch Med Wochenschr 102:1024–1028
80. De Schaepdryver AF, Hooft C, Delbeke MJ, Van den Noortgaete M (1978) Urinary catecholamines and metabolites in children. J Pediatr 93:266–268
81. De Swiet M, Fayers P, Shinebourne EA (1976) Blood pressure survey in a population of newborn infants. Br Med J II:9–11

82. De Swiet M, Shinebourne EA (1977) Blood pressure in infancy (Editorial). Am Heart J 94:399–401
83. Diekmann L, Bonzel KE, Jenett WD, Michelis K, Wagner H (1977) Plasmareninspiegel und Therapie bei renaler Hypertonie. Monatsschr Kinderheilkd 125:373–375
84. Dillon MJ (1974) Renin and hypertension in childhood. Arch Dis Child 49:831–834
85. Dillon MJ, Ryness JM (1975) Plasma renin activity and aldosterone concentration in children. Br Med J II:316–319
86. Dillon MJ, Shah V, Barratt TM (1978) Renal vein renin measurements in children with hypertension. Br Med J II:168–170
87. Done AK (1960) Drug intoxication. Pediatr Clin North Am 7:235–254
88. Dube SK, Kapoor S, Ratner H, Tunick FL (1975) Blood pressure studies in black children. Am J Dis Child 129:1177–1180
89. Dunn MJ, Tannen RL (1974) Low-renin hypertension (Editorial review). Kidney Int 5:317–325
90. Durante D, Jones D, Spitzer R (1976) Neonatal renal arterial embolism syndrome. J Pediatr 89:978–981
91. Dustan HP, Tarazi RC (1977) Hemodynamic abnormalities of adolescent hypertension. In: New MI, Levine LS (eds) Juvenile hypertension. Raven Press, New York, pp 181–188
92. Dweck HS, Reynolds DW, Cassady G (1974) Indirect blood pressure measurement in newborns. Am J Dis Child 127:492–494
93. Earll JM, Kurtzman NA, Moser RH (1966) Hypercalcemia and hypertension. Ann Intern Med 64:378–381
94. Eastman JW, Cohen SN (1975) Hypertensive crisis and death associated with phencyclidine poisoning. JAMA 231:1270–1271
95. Eden OB, Sills JA, Brown JK (1977) Hypertension in acute neurological diseases of childhood. Dev Med Child Neurol 19:437–445
96. (Editorial) (1976) Cadmium, lead, and hypertension. Lancet II:1230–1231
97. Egli F, Zollinger HU, Geering JM, Stalder G (1972) Hypertensive Encephalopathie bei akuter Glomerulonephritis mit minimalem Urinbefund. Helv Paediatr Acta 27:381–390
98. Egli F, Stalder G (1973) Malformations of kidney and urinary tract in common chromosomal aberrations. Humangenetik 18:1–15
99. Eich R, Cuddy RP, Smulyan H, Lyons RH (1966) Hemodynamics in labile hypertension. A follow-up study. Circulation 34:299–307
100. Eipper DF, Gifford RW Jr, Stewart BH, Alfidi RJ, McCormack LJ, Vidt DG (1976) Abdominal bruits in renovascular hypertension. Am J Cardiol 37:48–52
101. Elias AN, Anderson GH, Dalakos TG, Streeten DHP (1978) Renin angiotensin involvement in transient hypertension after renal injury. J Urol 119:561–562
102. Elseed AM, Shinebourne EA, Joseph MC (1973) Assessment of techniques for measurement of blood pressure in infants and children. Arch Dis Child 48:932–936
103. Engel E, Forbes AP (1965) Cytogenetic and clinical findings in 48 patients with congenitally defective or absent ovaries. Medicine (Baltimore) 44:135–164
104. Epstein MT, Espiner EA, Donald RA, Hughes H (1977) Liquorice toxicity and the renin-angiotensin-aldosterone axis in man. Br Med J I:209–210
105. Evans CH, Westfall V, Atuk NO (1972) Astrocytoma mimicking the features of pheochromocytoma. N Engl J Med 286:1397–1399
106. Falkner B, Roven S, Declement FA, Bendlin A (1978) Hypertension in children with burns. J Trauma 8:213–217
107. Favre R (1967) Hypertension artérielle rénale et son traitement chirurgical chez l'enfant. Helv Paediatr Acta 22:54–75

107a. Favre L, Boerth RC, Braren V, Dean RH, Hollifield JW (1979) Angiotensin II blockade by saralasin in the evaluation of hypertension in children. Kidney Int (Suppl 9) 15:75–82
108. Feinleib M, Garrison R, Borhani N, Rosenman R, Christian J (1975) Studies of hypertension in twins. In: Paul O (ed) Epidemiology and control of hypertension. Symposia Specialists, Miami, pp 3–20
109. Feldman W, Hillman D, Baliah T, Drummond KN (1967) Hypertension and seizures following methyldopa infusion. Pediatrics 39:780–782
110. Fikri E, Hanrahan JB, Stept LA (1973) Renovascular hypertension in a child: Ask-Upmark kidney. J Urol 110:728–731
111. Finnerty FA Jr (1972) Hypertensive encephalopathy. Am J Med 52:672–678
112. Finnerty FA Jr (1978) Contraception and pregnancy in the young female hypertensive patient. Pediatr Clin North Am 25:119–126
113. Florey C Du V, Uppal S, Lowy C (1976) Relation between blood pressure, weight, and plasma sugar and serum insulin levels in schoolchildren aged 9–12 years in Westland, Holland. Br Med J I:1368–1371
114. Ford KT, Teplick SK, Clark RE (1974) Renal artery embolism causing neonatal hypertension. A complication of umbilical artery catheterization. Radiology 113:169–170
115. Formby D, Emery JL (1969) Intimal hyperplasia of the aorta and renal vessels in an infant with hypertension. J Pathol 98:205–208
116. Foster JH, Pettinger WA, Oates JA, Rhamy RK, Klatte EC, Burko HC, Bolasny BL, Gordon R, Puyau FA, Younger RK (1966) Malignant hypertension secondary to renal artery stenosis in children. Ann Surg 164:700–713
117. Freis ED (1973) Age, race, sex and other indices of risk in hypertension. Am J Med 55:275–280
118. Frohlich ED (1977) The adrenergic nervous system and hypertension. State of the art. Mayo Clin Proc 52:361–368
119. Fry WJ, Ernst CB, Stanley JC, Brink B (1973) Renovascular hypertension in the pediatric patient. Arch Surg 107:692–698
120. Fuchshofen M, Metze H (1976) Der Blutdruck von Frühgeborenen in den ersten drei Lebenswochen. Monatsschr Kinderheilkd 124:596–598
121. Fyhrquist F, Kuitunen P, Kojo N (1976) Renin-angiotensin system in an infant with malignant renovascular hypertension. Helv Paediatr Acta 31:61–65
122. Ganguly A, Gribble J, Tune B, Kempson RL, Luetscher JA (1973) Renin-secreting Wilms' tumor with severe hypertension. Report of a case and brief review of renin-secreting tumors. Ann Intern Med 79:835–837
123. Garrett J, Polse SL, Morrow JW (1970) Ureteral obstruction and hypertension. Am J Med 49:271–273
124. Gauthier BG, Wind ES, Shende AC, Lanzkowsky P, Pillari GP (1977) Diffuse arteriovenous malformation of both kidneys (abstract). Pediatr Res 11:551
125. Gavras H, Oliver JA, Cannon PJ (1976) Interrelations of renin, angiotensin II, and sodium in hypertension and renal failure. Annu Rev Med 27:485–521
126. Gavras H, Brunner HR, Turini GA, Kershaw GR, Tifft CP, Cuttelod S, Gavras I, Vukovich RA, McKinstry DN (1978) Antihypertensive effect of the oral angiotensin converting-enzyme inhibitor SQ 14 225 in man. N Engl J Med 298:991–995
127. Geddes LA, Whistler SJ (1978) The error in indirect blood pressure measurement with the incorrect size of cuff. Am Heart J 96:4–8
128. Gerbeaux J, Vernant P, Couvreur J, De Montis G, Lechevalier J (1971) La coarctation de l'aorte abdominale chez l'enfant. Une observation avec revue de la littérature. Ann Pediatr (Paris) 18:357–365
128a. Gerdts KG, Shah V, Savage JM, Dillon MJ (1979) Renal vein renin measurements in normotensive children (abstract). Kidney Int 15:446

129. Gianantonio CA, Vitacco M, Mendilaharzu F, Gallo GE, Sojo ET (1973) The hemolytic-uremic syndrome. Nephron 11:174–192
130. Gill DG (1977) Blood pressure in Dublin school children. Ir Med J 146:255–259
131. Gill D, O'Brien NG (1977) Systolic blood pressure in the newborn. J Ir Med Assoc 70:419–420
132. Gill DG, Mendes da Costa B, Cameron JS, Joseph MC, Ogg CS, Chantler C (1976) Analysis of 100 children with severe and persistent hypertension. Arch Dis Child 51:951–956
133. Girndt J, Kramer P, Quellhorst E, Held K, Bohle A, Scheler F (1976) Ovulationshemmer, Hypertonie und Nephrosklerose. Dtsch Med Wochenschr 101:1246–1251
134. Godard C (1977) Predictive value of renal-vein renin measurements in children with various forms of renal hypertension. An international study. Helv Paediatr Acta 32:49–57
135. Godard C, Vallotton MB, Broyer M (1973) Plasma renin activity in segmental hypoplasia of the kidneys with hypertension. Nephron 11:307–317
136. Goldblatt H, Lynch J, Hanzal RF, Summerville WW (1934) Studies on experimental hypertension. I. The production of persistent elevation of systolic blood pressure by means of renal ischemia. J Exp Med 59:347–379
137. Goldring D (1978) Treatment of the infant and child with coarctation of the aorta. Pediatr Clin North Am 25:111–118
138. Goldring D, Londe S, Sivakoff M, Hernandez A, Britton C, Choi S (1977) Blood pressure in a high school population. I. Standards for blood pressure and the relation of age, sex, weight, height, and race to blood pressure in children 14 to 18 years of age. J Pediatr 91:884–889
139. Gordillo-Paniagua G, Valásquez-Jones L, Martini R, Valdez-Bolaños E (1975) Sodium nitroprusside treatment of severe arterial hypertension in children. J Pediatr 87:799–802
140. Grad E, Rance CP (1972) Bilateral renal artery stenosis in association with neurofibromatosis (Recklinghausen's disease): Report of two cases. J Pediatr 80:804–808
141. Graham AW, Hines EA Jr, Gage RP (1945) Blood pressure in children between the ages of five and sixteen years. Am J Dis Child 69:203–207
142. Greminger P, Vetter W, Zimmermann K, Beckerhoff R, Siegenthaler W (1977) Primäre und sekundäre Hypertonie in einem poliklinischen Patientengut. Schweiz Med Wochenschr 107:605–609
143. Grim CE, Mullins MF, Nilson JP, Ross G Jr (1975) Unilateral "Page kidney" hypertension in man. Studies of the renin-angiotensin-aldosterone system before and after nephrectomy. JAMA 231:42–45
144. Griswold WR, McNeal R, Mendoza SA, Sellers BB, Higgins S (1978) Propranolol as an antihypertensive agent in children. Arch Dis Child 53:594–596
145. Grossman RE, Babbitt DP (1967) Renal artery aneurysms; their diagnosis and endocrine implications: A case report in a child. J Urol 97:172–175
146. Gruskin AB (1974) Clinical evaluation of hypertension in children. Primary Care 1:233–242
147. Gruskin AB, Linshaw M, Cote ML, Fleisher DS (1971) Low-renin essential hypertension – another form of childhood hypertension. J Pediatr 78:765–771
148. Gruskin AB, Auerbach VH, Black IFS, Sapire DW (1978) Intrarenal blood flow distribution and renal renin secretory rates in children with coarctation (abstract). Pediatr Res 12:383
149. Guesry P (1978) Hypertension artérielle essentielle chez l'enfant. Séminaire de Néphrologie Pédiatrique. Hôpital des Enfants Malades, Paris, March 6/7
150. Habib R, Courtecuisse V, Ehrensperger J, Royer P (1965) Hypoplasie segmentaire du rein avec hypertension artérielle chez l'enfant. Ann Pediatr (Paris) 41:262–279

151. Haggerty RJ, Marnoey MW, Nadas AS (1956) Essential hypertension in infancy and childhood. Differential diagnosis and therapy. Am J Dis Child 92:535–549
152. Hammerer I, Laimer K, Mayr U, Skrabal F, Haselbach A (1976) Akuter Hirndruck – Erstmanifestation der renovaskulären Hypertonie im Säuglingsalter? Paediatr Paedol 11:516–520
153. Harrison EG Jr, McCormack LJ (1971) Pathologic classification of renal arterial disease in renovascular hypertension. Mayo Clin Proc 46:161–167
154. Hartmann AF Jr, Klint R, Hernandez A, Goldring D, Crawford C, Graham B (1973) Measurement of blood pressure in the brachial and posterior tibial arteries using the Doppler method. J Pediatr 82:498–500
155. Hayduk K, Reifferscheid P, Kieninger G, Schöningh P, Völter D, Meyer D (1976) Special patterns of renovascular hypertension. Contrib Nephrol 3:160–166
156. Heale WF (1977) Hypertension and reflux nephropathy (abstract) Aust Paediatr J 13:56
157. Hennekens CH, Jesse MJ, Klein BE, Gourley JA, Blumenthal S (1976) Aggregation of blood pressure in infants and their siblings. Am J Epidemiol 103:457–463
158. Henrich WL, Cronin R, Miller PD, Anderson RJ (1977) Hypotensive sequelae of diazoxide and hydralazine therapy. JAMA 237:264–265
159. Hernandez A, Goldring D, Hartmann AF Jr, Crawford C, Reed GN (1971) Measurement of blood pressure in infants and children by the Doppler ultrasound technique. Pediatrics 48:788–794
160. Heyden S, Bartel AG, Hames CG, McDonough JR (1969) Elevated blood pressure levels in adolescents, Evans County, Georgia. Seven-year follow-up of 30 patients and 30 controls. JAMA 209:1683–1689
161. Hicks CC, Woodard JR, Walton KN, Filardi GP (1976) Hypertension as complication of vesicoureteral reflux in children. Urology 7:587–593
162. Hiner LB, Gruskin AB, Baluarte HJ, Cote ML (1976) Plasma renin activity in normal children. Its relationship to age and rates of excretion of sodium and potassium. J Pediatr 89:258–261
163. Hiner LB, Gruskin AB, Baluarte HJ, Cote ML, Sapire DW, Levitsky D (1976) Plasma renin activity and intrarenal blood flow distribution in a child with a pheochromocytoma. J Pediatr 89:950–952
164. Hoard TD, O'Brien DP (1976) Simple renal cyst and high renin hypertension cured by cyst decompression. J Urol 115:326–327
165. Hochberg HM, Saltzman MB (1971) Accuracy of an ultrasound blood pressure instrument in neonates, infants, and children. Curr Ther Res 13:482–488
166. Hoffmann A, Bruppacher R, Gutzwiller F, De Roche C (1976) Blutdruck in der Adoleszenz. Meßergebnisse und ihre Beziehungen zur körperlichen Entwicklung bei 745 gesunden Basler Schülern. Helv Paediatr Acta 31:121–129
167. Holland NH, Kotchen T, Bhathena D (1975) Hypertension in children with chronic pyelonephritis. Kidney Int (Suppl 5) 8:243–251
168. Holland WW, Beresford SAA (1975) Factors influencing blood pressure in children. In: Paul O (ed) Epidemiology and control of hypertension. Symposia Specialists, Miami, pp 375–383
169. Hollifield JW, Slaton PE, Wilson HM, Sennett JA, Yarbro L, Island DP, Liddle GW (1977) Are there unknown mineralocorticoids in low-renin essential hypertension? Mayo Clin Proc 52:329–333
170. Hoyer JR, Michael AF, Fish AJ, Good RA (1967) Acute poststreptococcal glomerulonephritis presenting as hypertensive encephalopathy with minimal urinary abnormalities. Pediatrics 39:412–417
171. Hurley JK, Lewy PR (1977) Goldblatt hypertension in a solitary kidney. J Pediatr 91:609–611
172. Ingelfinger JR, Grupe WE (1978) Clonidine for hypertension in children and adolescents (abstract). Pediatr Res 12:542

173. Ingelfinger JR, Levey RH, Grupe WE (1978) Post transplant hypertension in the absence of rejection or recurrent disease (abstract). Pediatr Res 12:543
174. Jahnke RW, Messing EM, Spellman MC (1976) Hypertension and post-traumatic renal arteriovenous fistula: Demonstration of unilaterally elevated renin secretion. J Urol 116:646–647
175. Javadpour N, Doppman JL, Scardino PT, Bartter FC (1976) Segmental renal vein renin assay and segmental nephrectomy for correction of renal hypertension. J Urol 115:580–582
176. Jean R, Bonnet H, Dumas R, Ferrand JL (1969) Hypertension artérielle secondaire à une malformation vasculaire aortorénale chez l'enfant. Arch Fr Pediatr 26: 1055–1062
177. Jennings AS, Liddle GW, Orth DN (1977) Results of treating childhood Cushing's disease with pituitary irradiation. N Engl J Med 297:957–962
178. Johnson BC, Epstein FH, Kjelsberg MO (1965) Distributions and familial studies of blood pressure and serum cholesterol levels in a total community – Tecumseh, Michigan. J Chronic Dis 18:147–160
179. Johnson BC, Karunas TM, Epstein FH (1973) Longitudinal change in blood pressure in individuals, families and social groups. Clin Sci Mol Med 45:35s–45s
180. Julius S (1978) Clinical and physiological significance of borderline hypertension at youth. Pediatr Clin North Am 25:35–45
181. Julius S (1978) Borderline hypertension. Clinical and pathophysiologic significance. Ergeb Inn Med Kinderheilkd 41:51–84
182. Juncos LI, Deture FA, Walker RD, Madorsky ML (1976) Renin-dependent renovascular hypertension in infant with abdominal aortic atresia. Urology 7:628–631
183. Kaeser H (1972) Biochemische Diagnostik des Phäochromocytoms, des Neuroblastomas und anderer neuro-ektodermaler Neoplasien. Helv Paediatr Acta (Suppl) 29:1–114
184. Kaplan BS, Fox H, Seidman E, Drummond KN (1978) Normal blood pressure in offspring of persons with essential hypertension. Can Med Assoc J 118:1415–1417
185. Kaufman JJ, Goodwin WE, Waisman J, Gyepes MT (1972) Renovascular hypertension in children. Report of seven cases treated surgically including two cases of renal autotransplantation. Am J Surg 124:149–156
186. Kelch RP, Connors MH, Kaplan SL, Biglieri EG, Grumbach MM (1973) A calcified aldosterone-producing tumor in a hypertensive, normokalemic, prepubertal girl. J Pediatr 83:432–437
187. Kilkoyne MH, Richter RW, Alsup PA (1974) Adolescent hypertension. I. Detection and prevalence. Circulation 50:758–764
188. Kilkoyne MM, Richter RW, Alsup PA (1974) Adolescent hypertension. II. Characteristics and response to treatment. Circulation 50:1014–1019
189. Kirkendall WM, Burton AC, Epstein FH, Freis ED (1967) Recommendations for human blood pressure determination by sphygmomanometers. Circulation 36: 980–988
190. Kirkland RT, Kirkland JL (1972) Systolic blood pressure measurement in the newborn infant with the transcutaneous Doppler method. J Pediatr 80:52–56
191. Kirkland JL, Kirkland RT, Librik L, Clayton GW (1973) Iatrogenic hypertension in children with congenital adrenal hyperplasia (letter to the editor). J Pediatr 83:687–689
192. Kirschsieper HM (1952) Über indirekte Blutdruckmessung am Menschen. Der Einfluß des Umfangs der Meßstelle. Z Kinderheilkd 71:422–431
193. Klein BE, Hennekens CH, Jesse MJ, Gourley JE, Blumenthal S (1975) Longitudinal studies of blood pressure in offspring of hypertensive mothers. In: Paul O (ed) Epidemiology and control of hypertension. Symposia Specialists, Miami, pp 387–393

194. Kohout EC, Wilson CJ, Leighton Hill L (1975) Intravenous diazoxide in acute poststreptococcal glomerulonephritis. J Pediatr 87:795–798
195. Korobkin M, Pick RA, Merten DF, Perloff DL, Palubinskas AJ (1974) Etiologic radiographic findings in children and adolescents with nonuremic hypertension. Radiology 110:615–625
196. Korobkin M, Perloff DL, Palubinskas AJ (1976) Renal arteriography in the evaluation of unexplained hypertension in children and adolescents. J Pediatr 88:388–393
196a. Kotchen JM, Kotchen TA (1978) Geographic effect on racial blood pressure differences in adolescents. J Chronic Dis 31:581–586
197. Kotchen JM, Kotchen TA, Schwertman NC, Kuller LH (1974) Blood pressure distribution of urban adolescents. Am J Epidemiol 99:315–324
198. Krakoff L, Nicolis G, Amsel B (1975) Pathogenesis of hypertension in Cushing's syndrome. Am J Med 58:216–220
199. Kuehl I, Fricke G (1973) Kardiovaskuläre Manifestationsformen des Marfan Syndroms. Pathomorphologische, pathophysiologische und klinische Aspekte. Klin Wochenschr 51:1129–1142
200. Laaser U (1978) The Cologne Study. WHO/ISFC Meeting on Precursors of Atherosclerosis in Children. Geneva, 12–14 October 1977, pp 13–15
201. Laaser U, Meurer KA, Kaufmann W (1975) Untersuchungen zur Epidemiologie der juvenilen Hypertonie in Köln. Verh Dtsch Ges Inn Med 81:1715–1717
202. Laaser U, Schuett A, Kuschinsky G, Perbix W, Meurer KA, Kaufmann W (1976) Kardiovaskuläre Risikofaktoren bei Jugendlichen. Erste Ergebnisse der Kölner Studie 1975/76. Verh Dtsch Ges Inn Med 82:1148–1151
203. Lauer RM, Connor WE, Leaverton PE, Reiter MA, Clarke WR (1975) Coronary heart disease risk factors in school children: The Muscatine study. J Pediatr 86: 697–706
204. Lauer RM, Filer LJ Jr, Reiter MA, Clarke WR (1976) Blood pressure, salt preference, salt threshold, and relative weight. Am J Dis Child 130:493–497
205. Lawson JD, Boerth R, Foster JH, Dean RH (1977) Diagnosis and management of renovascular hypertension in children. Arch Surg 112:1307–1314
206. Ledingham JM (1975) Experimental renal hypertension. Clin Nephrol 4:127–137
207. Leditschke JF, Cooke RA (1972) Hypertension due to radiation nephritis in a child. Aust Paediatr J 8:201–204
208. Lee KS, Sohn KY, Hong CY, Kang SR, Berg K (1967) Primary arteritis (pulseless disease) in Korean children. Acta Paediatr Scand 56:526–536
209. Lee YH, Rosner B, Gould JB, Lowe EW, Kass EH (1976) Familial aggregation of blood pressures of newborn infants and their mothers. Pediatrics 58:722–729
210. Lee YH, Rosner B, Zinner SH, Gould JB, Lowe EW, Kass EH (1978) Familial aggregation of blood pressure in newborn infants (abstract). Pediatr Res 12:424
211. Lerf B, Largiadèr F, Uhlschmid G, Binswanger U, Pouliadis G (1976) Arterienstenosen nach Nierentransplantation. Langenbecks Arch Chir 343:11–21
212. Leumann EP, Bauer RP, Slaton PE, Biglieri EG, Holliday MA (1970) Renovascular hypertension in children. Pediatrics 46:362–370
213. Leumann EP, Nussberger J, Vetter W (1975) Low renin essential hypertension in a child. Helv Paediatr Acta 30:357–363
214. Leumann EP, Bodmer HG, Vetter W, Epstein FH (To be published) Studies of blood pressures in school children of Zurich, Switzerland (abstract). Int Symposium on Juvenile Hypertension, Parma, June 4–6, 1979
215. Levine AM, Pickett LK, Touloukian RJ (1974) Steroids, hypertension, and fluid retention in the genesis of postoperative seizures with inflammatory bowel disease in childhood. J Pediatr Surg 9:715–724
216. Levine LS, Lewy JE, New MI (1976) Hypertension in high school students. Evaluation in New York City. NY State J Med 76:40–44

217. Levine RS, Hennekens CH, Klein B, Gourley J, Briese FW, Hokanson J, Gelband H, Jesse MJ (1978) Tracking correlations of blood pressure levels in infancy. Pediatrics 61:121–125
218. Lewy PR, Sorrenti R (1976) Severe hypertension in children with renal scarring and/or atrophy (abstract). Kidney Int 10:502
219. Lichtenfeld P (1971) Autonomic dysfunction in the Guillain-Barré syndrome. Am J Med 50:772–780
220. Lieberman E (1974) Essential hypertension in children and youth: A pediatric perspective. J Pediatr 85:1–11
221. Lips CJM, Minder WH, Leo JR, Alleman A, Hackeng WHL (1978) Evidence of multicentric origin of the multiple endocrine neoplasia syndrome type 2A (Sipple's syndrome) in a large family in the Netherlands. Diagnostic and therapeutic implications. Am J Med 64:569–578
222. Littler WA, West MJ, Honour AJ, Sleight P (1978) The variability of arterial pressure. Am Heart J 95:180–186
223. Ljungqvist A, Wallgren G (1962) Unilateral renal artery stenosis and fatal arterial hypertension in a newborn infant. Acta Paediatr 51:575–584
224. Lloyd AVC, Jewett DE, Still JL (1966) Facial paralysis in children with hypertension. Arch Dis Child 41:292–294
225. Loggie JMH (1969) Hypertension in children and adolescents. I. Causes and diagnostic studies. J Pediatr 74:331–355
226. Loggie JMH (1971) Systemic hypertension in children and adolescents. Causes and treatment. Pediatr Clin North Am 18:1273–1310
227. Loggie JMH (1975) Hypertension in children and adolescents. Hosp Pract 10: 81–92
228. Loggie JMH (1977) Prevalence of hypertension and distribution of causes. In: New MI, Levine LS (eds) Juvenile hypertension. Raven Press, New York, pp 1–12
229. Londe S (1966) Blood pressure in children as determined under office conditions. Clin Pediatr (Phila) 5:71–78
230. Londe S (1968) Blood pressure standards for normal children as determined under office conditions. Clin Pediatr (Phila) 7:400–403
231. Londe S, Bourgoignie JJ, Robson AM, Goldring D (1971) Hypertension in apparently normal children. J Pediatr 78:569–577
232. Londe S, Johanson A, Kronemer NS, Goldring D (1975) Blood pressure and puberty. J Pediatr 87:896–900
233. Londe S, Goldring D (1976) High blood pressure in children: Problems and guidelines for evaluation and treatment. Am J Cardiol 37:650–657
234. Londe S, Goldring D, Gollub SW, Hernandez A (1977) Blood pressure and hypertension in children: Studies, problems, and perspectives. In: New MI, Levine LS (eds) Juvenile hypertension. Raven Press, New York, pp 13–34
235. Londe S, Gollub SW, Goldring D (1977) Blood pressure in black and in white children. J Pediatr 90:93–95
236. Long M, Dunlop JR, Holland WW (1971) Blood pressure recording in children. Arch Dis Child 46:636–640
237. Louis C, Diekmann L, Brisse B, Mueller KM (1975) Beitrag zum Phäochromocytom im Kindesalter. Z Kinderheilkd 119:197–210
238. Lowrey GH (1967) Hypertension in children with burns. Trauma 7:140–144
239. Luderer JR, Hayes AH, Dubynsky O, Berlin CM (1977) Long-term administration of sodium nitroprusside in childhood. J Pediatr 91:490–491
240. Lum LG, Jones MD Jr (1977) The effect of cuff width on systolic blood pressure measurements in neonates. J Pediatr 91:963–966
241. Lutz JD, Schillinger F, Tongio J, Sauvage P, Buck P, Geisert J (1976) Hypertension artérielle après traumatisme du rein chez l'enfant. Aspects cliniques et pathogéniques. Pediatrie 31:565–569

242. Magilavy DB, Petty RE, Cassidy JT, Sullivan DB (1977) A syndrome of childhood polyarteritis. J Pediatr 91:25–30
243. Makker SP, Lubahn JD (1975) Clinical features of renovascular hypertension in infancy: Report of a 9-month-old infant. Pediatrics 56:108–110
244. Malekzadeh MH, Brennan LP, Payne VC Jr, Fine RN (1975) Hypertension after renal transplantation in children. J Pediatr 86:370–375
245. Maling TJ, Little PJ, Maling TM, Gunesekera A, Bailey RR (1976) Renal trauma and persistent hypertension. Nephron 16:173–180
246. Markiewicz A, Wojczuk D, Kokot F, Cicha A (1975) Plasma renin activity in coarctation of aorta before and after surgery. Br Heart J 37:721–725
247. Marks LS, Kaufman JJ, Maxwell MH (1977) Non-renin-mediated renovascular hypertension: A new syndrome? Lancet I:615–617
248. Matsaniotis N, Bastis-Maounis B, Balas P (1966) Traumatic renal hypertension corrected by nephrectomy in a child. Helv Paediatr Acta 21:483–485
249. Mattews TG, Wilcek ZM, Shennan AT (1977) Eye-drop induced hypertension (letter). Lancet II:827
250. Maxwell MH (1975) Cooperative study of renovascular hypertension: Current status. Kidney Int (Suppl 5) 8:153–160
251. McAlhany JC Jr, Black HC Jr, Hanback LD Jr, Yarbrough DR (1971) Renal arteriovenous fistula as a cause of hypertension. Am J Surg 122:117–120
252. McEnery PT, Davis CA (1978) Nonpharmalogic interventions in hypertension. Pediatr Clin North Am 25:127–136
253. McFate Smith W (1977) Epidemiology of hypertension. Med Clin North Am 61:467–486
254. McLain LG (1976) Hypertension and childhood: A review. Am Heart J 92:634–647
255. McLain LG (1978) Therapy of acute severe hypertension in children. JAMA 239: 755–757
256. McLaine PN, Drummond KN (1971) Intravenous diazoxide for severe hypertension in childhood. J Pediatr 79:829–832
257. McLaughlin GW, Kirby RR, Kemmerer WT, Delemos RA (1971) Indirect measurement of blood pressure in infants utilizing Doppler ultrasound. J Pediatr 79: 300–303
258. McMahon B, Ambre J, Ellis J (1978) Hypertension during recovery from phencyclidine intoxication. Clin Toxicol 12:37–40
259. McMann BJ, Moore ES, Chung EE, Cevallos EE, Libit SA (1976) The relationship between obesity, anxiety, and other risk factors to onset of essential hypertension in children (abstract). Pediatr Res 10:441
260. McNicholl R, Kilroy MK (1969) Transient hypertensive encephalopathy: Possible relationship to licorice. J Pediatr 74:963–964
261. Mehls O, Schaerer K, Rauh W, Moehring K, Willich E (1977) Ist die segmentale Nierenhypoplasie eine Refluxnephropathie? Monatsschr Kinderheilk 125:352–353
262. Melby JC, Dale SL (1976) New mineralocorticoids and adrenocorticosteroids in hypertension. Am J Cardiol 38:805–813
263. Melby JC, Dale SL (1977) Role of 18-hydroxy-11-deoxycorticosterone and 16α, 18-dihydroxy-11-deoxycorticosterone in hypertension. Mayo Clin Proc 52:317–322
264. Messerli FH, Funk HU, Schuerch W (1973) Renovaskuläre Hypertonie bei Neurofibromatose. Schweiz Med Wochenschr 103:372–377
265. Meyer E (1929) Blutdruckuntersuchungen an gesunden und kranken Kindern. Z Kinderheilkd 47:560–580
266. Miles JH, Groshong T, Hakami N, Bauer J, Hensel J, Weinberger M (1977) Congenital mesoblastic nephroma with hypertension, hypokalemia, and hyperreninemia (abstract). J Pediatr 91:837–838

267. Mimran A, Leckie BJ, Fourcade JC, Baldet P, Navratil H, Barjon P (1978) Blood pressure, renin-angiotensin system and urinary kallikrein in a case of juxtaglomerular cell tumor. Am J Med 65:527–536
268. Mimura G (1973) Study of twins with hypertension. Singapore Med J 14:278–281
269. Mirkin BL, Sinaiko A (1977) Clinical pharmacology and therapeutic utilization of antihypertensive agents in children. In: New MI, Levine LS (eds) Juvenile hypertension. Raven Press, New York, pp 195–217
270. Mitas JA, Levy SB, Holle R, Frigon RP, Stone RA (1978) Urinary kallikrein activity in the hypertension of renal parenchymal disease. N Engl J Med 299:162–165
271. Mitchell JD, Baxter TJ, Blair-West JR, McCredie DA (1970) Renin levels in nephroblastoma (Wilms' tumour). Report of a renin secreting tumour. Arch Dis Child 45:376–384
272. Mitchell SC, Blount SG, Blumenthal S, Hoffman JIE, Jesse MJ, Lauer RM, Weidmann WH (1975) The pediatrician and hypertension. Pediatrics 56:3–5
273. Mongeau JG, Biron P, Bertrand D (1977) Familial aggregation of blood pressure and body weight. In: New MI, Levine LS (eds) Juvenile hypertension. Raven Press, New York, pp 39–44
274. Monnens L, Van Collenburg J, De Jong M, Zoethout H, Van Wieringen P (1978) Treatment of the hemolytic uremic syndrome. Comparison of the results of heparin treatment with the results of streptokinase treatment. Helv Paediatr Acta 33: 321–328
275. Morgan T, Adam W, Gillies A, Wilson M, Morgan G, Carney S (1978) Hypertension treated by salt restriction. Lancet I:227–230
276. Morimoto S, Kuroda M, Uchida K, Funatsu T, Yamamoto I, Hashiba T, Kametani T, Takeda R, Matsubara F (1976) Occurrence of renovascular hypertension in two sisters. Nephron 17:314–320
277. Morrison JA, De Groot I, Edwards BK, Kelly KA, Rauh JL, Mellies M, Glueck CJ (1977) Plasma cholesterol and triglyceride levels in 6775 school children, ages 6–17. Metabolism 26:1199–1211
278. Moser M, Guyther JR, Finnerty F, Richardson DW, Langford H, Perry HM, Wood DE, Krishan I, Branche GC, McFate Smith W (1977) Report of the Joint National Committee on Detection, Evaluation, and Treatment of High Blood Pressure. A cooperative study. JAMA 237:255–261
279. Mosier HD Jr (1975) Hyperthyroidism. In: Gardner LI (ed) Endocrine and genetic diseases of childhood and adolescence, 2nd ed. Saunders, Philadelphia, pp 285–317
280. Moss AJ, Adams FH (1963) Index of indirect estimation of diastolic blood pressure. Am J Dis Child 106:364–367
281. Moss AJ (1978) Indirect methods of blood pressure measurement. Pediatr Clin North Am 25:3–14
282. Mueller-Wiefel DE (1978) Renovaskuläre Hypertension bei Neurofibromatose von Recklinghausen. Monatsschr Kinderheilkd 126:113–118
283. Muirhead EE (1974) The role of the renal medulla in hypertension. Adv Intern Med 19:81–107
284. Munoz AI, Pascual y Baralt JF, Melendez MT (1977) Arterial hypertension in infants with hydronephrosis. Report of six cases. Am J Dis Child 131:38–40
285. Nanton MA, Olley PM (1976) Residual hypertension after coarctectomy in children. Am J Cardiol 37:769–772
286. Nash DA Jr (1977) Hypertension in polycystic kidney disease without renal failure. Arch Intern Med 137:1571–1575
287. National Health Survey (1973) Blood pressure levels of children 6–11 years. Publication (HRA) 74–1617. US Dept of Health, Education and Welfare, Washington

288. New MI, Levine LS (1977) An unidentified ACTH-stimulable adrenal steroid in childhood hypertension. In: New MI, Levine LS (eds) Juvenile hypertension. Raven Press, New York, pp 142–163
289. New MI, Levine LS (1978) Adrenocortical hypertension. Pediatr Clin North Am 25:67–81
290. New MI, Suvannakul L (1970) Male pseudohermaphroditism due to 17 α-hydroxylase deficiency. J Clin Invest 49:1930–1941
291. New MI, Baum CJ, Levine LS (1976) Nomograms relating aldosterone excretion to urinary sodium and potassium in the pediatric population: Their application to the study of childhood hypertension. Am J Cardiol 37:658–666
292. New MI, Levine LA, Biglieri EG, Pareira J, Ulick S (1977) Evidence for an unidentified steroid in a child with apparent mineralocorticoid hypertension. J Clin Endocrinol Metab 44:924–933
293. New MI, Bradlow L, Fishman J, Gunczler P, Zanconato G, Rauh W, Levine LS, Ulick S (1978) Deficiency of cortisol 11-β-ketoreductase. A new metabolic defect (abstract) Pediatr Res 12:416
294. Niall JF, Murphy L (1965) Segmental renal artery stenosis with hypertension in childhood. Med J Aust II:372–374
295. Novick AC, Straffon RA, Stewart BH, Benjamin S (1978) Surgical treatment of renovascular hypertension in the pediatric patient. J Urol 119:794–799
296. Oetliker O (1977) Renale Hypertension. Monatsschr Kinderheilkd 125:364–369
297. Olson D (1976) Renal vein thrombosis in infants. In: Lieberman E (ed) Clinical pediatric nephrology. Lippincott, Philadelphia, pp 372–380
298. Olson DL, Lieberman E (1976) Renal hypertension in children. Pediatr Clin North Am 23:795–805
299. Page IH (1939) The production of persistent arterial hypertension by cellophane perinephritis. JAMA 113:2046–2048
300. Park MK, Kawabori I, Guntheroth WG (1976) Need for an improved standard for blood pressure cuff size. Clin Pediatr (Phila) 15:784–787
301. Parker JC, Friedmann-Kien AE, Levin S, Bartter FC (1964) Pseudoxanthoma elasticum and hypertension. N Engl J Med 271:1204–1206
302. Peart WS (1977) The kidney as an endocrine organ. Lancet II:543–548
303. Pennisi AJ, Takahashi M, Bernstein BH, Singsen BH, Uittenbogaart C, Ettenger RB, Malekzadeh MH, Hanson V, Fine RM (1977) Minoxidil therapy in children with severe hypertension. J Pediatr 90:813–819
304. Perlstein MA, Andelman MB, Rosner DC, Wehrle P (1953) Incidence of hypertension in poliomyelitis. Pediatrics 11:628–633
305. Perry HM Jr, Perry EF (1975) Metals and human hypertension. In: Paul O (ed) Epidemiology and control of hypertension. Symposia Specialists, Miami, pp 147–162
306. Pfau A, Rosenmann E (1978) Unilateral chronic pyelonephritis and hypertension: Coincidental or causal relationship? Am J Med 65:499–506 (1978)
307. Philipp T, Distler A, Cordes U (1978) Sympathetic nervous system and blood-pressure control in essential hypertension. Lancet II:959–963
308. Pipkin FB, Smales ORC (1977) A study of factors affecting blood pressure and angiotensin II in newborn infants. J Pediatr 91:113–119
309. Pistulková H, Bláha J, Škodová I (1976) Prevalence of hypertension in children and adolescents. Cor Vasa 18:237–240
310. Plumer LB, Kaplan GW, Mendoza SA (1976) Hypertension in infants – a complication of umbilical catheterization. J Pediatr 89:802–805
311. Poutasse EF, Stecker JF, Ladaga LE, Sperber EE (1978) Malignant hypertension in children secondary to chronic pyelonephritis: Laboratory and radiologic indications for partial or total nephrectomy. J Urol 119:264–267
312. Powell HR, Rotenberg E, Williams AL, McCredie DA (1974) Plasma renin activity in acute poststreptococcal glomerulonephritis and the hemolytic-uremic syndrome. Arch Dis Child 49:802–807

313. Rahill WJ, Rubin MI (1972) Hypertension in infantile polycystic renal disease. The importance of early recognition and treatment of severe hypertension in polycystic renal disease. Clin Pediatr (Phila) 11:232–235
314. Rahill WJ, Molteni A, Hawking KM, Koo JH, Menon VA (1974) Hypertension and narrowing of the renal arteries in infancy. J Pediatr 84:39–44
315. Rames LK, Clarke WR, Connor WE, Reiter MA, Lauer RM (1978) Normal blood pressures and the evaluation of sustained blood pressure elevation in childhood: The Muscatine Study. Pediatrics 61:245–251
316. Ramsay NKC, Dehner LP, Coccia PF, D'Angio GJ, Nesbitt ME (1977) Acute hemorrhage into Wilms tumor. A cause of rapidly developing abdominal mass with hypertension, anemia, and fever, J Pediatr 91:763–765
317. Rance CP, Arbus GS, Balfe JW, Kooh SW (1974) Persistent systemic hypertension in infants and children. Pediatr Clin North Am 21:801–824
318. Rau G (1970) Verschlußsyndrom der Aortenbogenäste oder Aortenbogen-Syndrom. Ergeb Inn Med Kinderheilkd 29:75–154
319. Rauh W, Schaerer K (1976) Renovascular hypertension in children. Contrib Nephrol 3:142–149
320. Rauh W, Mueller-Wiefel DE, Heide B, Schaerer K (1977) Hypertension bei chronischer Niereninsuffizienz im Kindesalter. Die Bedeutung von Renin, Aldosteron und Blutvolumen. Monatsschr Kinderheilkd 125:375–376
321. Reder RF, Dimich I, Cohen ML, Steinfeld L (1978) Evaluating indirect blood pressure measurement techniques: A comparison of three systems in infants and children. Pediatrics 62:326–330
322. Reichman LB, Cooper BM, Blumenthal S, Block G, O'Hare D, Chaves AD, Alderman MH, Deming QB, Farber SJ, Thomson GE (1975) Hypertension testing among high school students – I. Surveillance procedures and results. J Chronic Dis 28:161–171
323. Reimold EW (1976) Acute sudden hypertension in the newborn period (abstract). Kidney Int 10:535
324. Reisin E, Abel R, Modan M, Silverberg DS, Eliahou HE, Modan B (1978) Effect of weight loss without salt restriction on the reduction of blood pressure in overweight hypertensive patients. N Engl J Med 298:1–6
325. Ribeiro AB, Krakoff LR (1976) Angiotensin blockade in coarctation of the aorta. N Engl J Med 295:148–150
326. Richard GA, Garin EH, Fennell RS, Walker RD (1977) A pathophysiologic basis for the diagnosis and treatment of the renal hypertensions. Adv Pediatr 24:339–398
327. Richey HG (1931) The blood pressure in boys and girls before and after puberty. Its relation to growth and to maturity. Am J Dis Child 42:1281–1330
328. Robertson PW, Klidjian A, Harding LK, Walters G, Lee MR, Robb-Smith AHT (1967) Hypertension due to a renin-secreting renal tumour. Am J Med 43:963–976
329. Robinson RG, DeQuattro V, Grushkin CM, Lieberman E (1977) Childhood pheochromocytoma. Treatment with alpha methyl tyrosine for resistent hypertension. J Pediatr 91:143–147
330. Robson AM (1978) Special diagnostic studies for the detection of renal and renovascular forms of hypertension. Pediatr Clin North Am 25:83–98
331. Roland JMA, Whelton P, Russell RP, Walker WG, Harrington D, Kidd L (1978) Hypertension in coarctation of the aorta: The role of the renin-angiotensin system (abstract). Pediatr Res 12:389
332. Rose G (1977) Epidemiology of familial factors and salt intake in man. In: Barltrop D (ed) Paediatric implications for some adult disorders. Fellowship of Postgraduate Medicine, London, pp 139–142
333. Rossi E, Koenig R (1977) Hypertension bei Kindern. Monatsschr Kinderheilkd 125:354–358

334. Royer P (1970) L'hypertension artérielle rénovasculaire chez l'enfant. Paediatr Fortbild Praxis 28:63–80
334a. Royer P, Habib R, Broyer M, Nouaille Y (1971) L'hypoplasie segmentaire du rein chez l'enfant. Actualités Néphrol de l'Hôpital Necker, Paris, pp 151–165
335. Ruley EJ (1978) Compliance in young hypertensive patients. Pediatr Clin North Am 25:175–182
336. Sandhage K (1977) Sekundäre Hypertonie bei ausgedehnter kongenitaler Stenose der Bauchaorta mit Nierenarterienstenose. Monatsschr Kinderheilkd 125:378–379
337. Sann L, Revol A, Zachmann M, Legrand JC, Bethenod M (1976) Unusual low plasma renin hypertension in a child. J Clin Endocrinol Metab 43:265–271
338. Savage JM, Dillon MJ, Shah V, Barratt TM, Williams DI (1978) Renin and blood-pressure in children with renal scarring and vesicoureteric reflux. Lancet II:441–444
339. Schaerer K, Alatas H, Bein G (1977) Die Behandlung der renalen Hypertension mit Verapamil im Kindesalter. Monatsschr Kinderheilkd 125:706–712
340. Schalekamp MA, Beevers DG, Briggs JD, Brown JJ, Davies DL, Fraser R, Lebel M, Lever AF, Medina A, Morton JJ, Robertson JIS, Tree M (1973) Hypertension in chronic renal failure. An abnormal relation between sodium and the renin-angiotensin system. Am J Med 55:379–390
341. Schambelan M, Howes EL Jr, Stockigt JR, Noakes CA, Biglieri EG (1973) Role of renin and aldosterone in hypertension due to a renin-secreting tumor. Am J Med 55:86–92
342. Schambelan M, Glickman M, Stockigt JR, Biglieri EG (1974) Selective renal-vein renin sampling in hypertensive patients with segmental renal lesions. N Engl J Med 290:1153–1157
343. Schmidt DM, Rambo ON Jr (1965) Segmental intimal hyperplasia of the abdominal aorta and renal arteries producing hypertension in an infant. Am J Clin Pathol 44:546–555
344. Scholten DJ, Alberts C, Snijders CJ, Balk AG (1977) Renovascular hypertension as a cause of cerebrovascular accident in childhood: A case report. Neuropaediatrie 8:311–318
345. Scholz DA (1977) Hypertension and hyperparathyroidism (Editorial). Arch Intern Med 137:1123–1124
346. Schuerch W, Messerli FH, Genest J, Lefebvre R, Roy P, Cartier P, Rojo-Ortega JM (1975) Arterial hypertension and neurofibromatosis: renal artery stenosis and coarctation of abdominal aorta. Can Med Assoc J 113:879–885
347. Schwenk A, Eggers-Hohmann G, Gensch F (1955) Arterieller Blutdruck, Vasomotorismus und Menarchetermin bei Mädchen im 2. Lebensjahrzehnt. Zugleich ein Beitrag zum Problem der jugendlichen Hypertension. Arch Kinderheilkd 150:235–249
348. Sellers BB Jr (1978) Intermittent hypertension during sickle cell crisis. J Pediatr 92:941–943
349. Shaper AG, Clayton DG, Stanley F (1975) Water hardness and hypertension. In: Paul O (ed) Epidemiology and control of hypertension. Symposia Specialists, Miami, pp 163–176
350. Shapiro AP, Cavallo T, Cooper W, Lapenas D, Bron K, Berg G (1977) Hypertension in radiation nephritis. Report of a patient with unilateral disease, elevated renin activity levels, and reversal after unilateral nephrectomy. Arch Intern Med 137:848–851
351. Sheth KJ, Tang TT, Blaedel ME, Good TA (1978) Polydipsia, polyuria, and hypertension associated with renin-secreting Wilms tumor. J Pediatr 92:921–924
352. Shiraki IW (1977) Correction of renal hypertension by ligation of stenotic segmental renal artery. Urology 9:296–298
353. Shock NW (1944) Basal blood pressure and pulse rate in adolescents. Am J Dis Child 68:16–22

354. Short D (1976) The diastolic dilemma. Br Med J II:685–686
355. Siegler RL (1976) Renin-dependent hypertension in children with reflux nephropathy. Urology 7:474–478
356. Silverberg DS, Van Nostrand C, Juchli B, Smith ESO, Van Dorsser E (1975) Screening for hypertension in a high school population. Can Med Assoc J 113: 103–108
357. Silverberg DS, Shemesh E, Iaina A (1977) The unsupported arm: a cause of falsely raised blood pressure readings. Br Med J II:1331
358. Sinaiko A, Najarian J, Michael AF, Mirkin BL (1973) Renal autotransplantation in the treatment of bilateral renal artery stenosis: Relief of hypertension in an 8-year-old boy. J Pediatr 83:409–413
359. Sinaiko AR, Mirkin BL (1977) Management of severe childhood hypertension with minoxidil: A controlled clinical study. J Pediatr 91:138–142
360. Sinaiko AR, Mirkin BL (1978) Clinical pharmacology of antihypertensive drugs in children. Pediatr Clin North Am 25:137–157
361. Skinhoj E, Strandgaard S (1973) Pathogenesis of hypertensive encephalopathy. Lancet I:461–462
362. Smirk FH (1976) Casual, basal and supplemental blood pressures in 519 first-degree relatives of substantial hypertensive patients and in 350 population controls. Clin Sci Mol Med 51:13s–17s (1976)
363. Snyder CH, Bost RB, Platou RV (1955) Hypertension in infancy, with anomalous renal artery. Diagnosis by renal arteriography, apparent cure after nephrectomy. Pediatrics 15:88–92
364. Spark RF, Berg S (1976) Renal trauma and hypertension. The role of renin. Arch Intern Med 136:1097–1100
365. Speiser P (1976) Die Augenfundusveränderungen bei der Hypertonie. Ther Umsch 33:314–319
366. Squitieri AP, Ceccarelli FE, Wurster JC (1974) Hypertension with elevated renal vein renins secondary to ureteropelvic junction obstruction. J Urol 111:284–287
367. Stackpole RH, Melicow MM, Uson AC (1963) Pheochromocytoma in children. Report of 9 cases and review of the first 100 published cases with follow-up studies. J Pediatr 63:315–330
368. Stalker HP, Holland NH, Kotchen JM, Kotchen TA (1976) Plasma renin activity in healthy children. J Pediatr 89:256–258
369. Stanley P, Gyepes MT, Olson DL, Gates GF (1978) Renovascular hypertension in children and adolescents. Radiology 129:123–131
370. Stapleton FB, Skoglund RR, Daggett RB (1978) Hypertension associated with the Guillain-Barré syndrome. Pediatrics 62:588–590
371. Stark P, Beckerhoff R, Leumann EP, Vetter W, Siegenthaler W (1975) Control of plasma aldosterone in infancy and childhood. A study of plasma renin activity, plasma cortisol and plasma aldosterone. Helv Paediatr Acta 30:349–356
372. Steigman AJ, Brodsky WA, Coe WS, Best MM (1952) Hemodynamic studies in a syndrome resembling malignant hypertension complicating acute poliomyelitis. Am J Dis Child 83:264–267
373. Stein JA, Tschudy DP (1970) Acute intermittent porphyria. A clinical and biochemical study of 46 patients. Medicine (Baltimore) 49:1–16
374. Steinfeld L, Dimich I, Reder R, Cohen M, Alexander H (1978) Sphygmomanometry in the pediatric patient. J Pediatr 92:934–938
375. Stickler GB, Kelalis PP, Burke EC, Segar WE (1971) Primary interstitial nephritis with reflux. A cause of hypertension. Am J Dis Child 122:144–148
376. Still JL, Cottom D (1967) Severe hypertension in childhood. Arch Dis Child 42: 34–39
377. Stine OC, Hepner R, Greenstreet R (1975) Correlation of blood pressure with skinfold thickness and protein levels. Am J Dis Child 129:905–911

378. Stockigt JR, Collins RD Noakes CA, Schambelan M, Biglieri EG (1972) Renal-vein renin in various forms of renal hypertension. Lancet I:1194–1198
379. Stockigt JR, Sacharias N, Wood AS, Dugdale LM (1976) Segmental renin sampling and partial nephrectomy in renal hypertension. Arch Intern Med 136:1297–1298
380. Stone RA, De Leo J (1976) Psychotherapeutic control of hypertension. N Engl J Med 294:80–84
381. Strong WB, Botti RE, Silbert DR, Liebman J (1970) Peripheral and renal vein plasma renin activity in coarctation of the aorta. Pediatrics 45:254–259
382. Strunge P, Trostmann AF (1978) Serum lipids, blood pressure, skinfolds, height, and weight in 580 Danish school children aged 8 to 17 years. Dan Med Bull 25:166–171
383. Sundal A (1929) Der normale Blutdruck im Alter von 3–20 Jahren. Eine Untersuchung an 1932 Kindern und Jugendlichen in Oslo (Norwegen). Z Kinderheilkd 47:742–761
384. Teller WM (1977) Hypertonie (Hypertension) im Kindesalter. Pathophysiologie und endokrinologische Ursachen. Monatsschr Kinderheilkd 125:359–363
385. Terragno NA, Terragno A (1977) Role of naturally occurring vasoactive principles in hypertension. State of the art. Mayo Clin Proc 52:449–458
386. Tobian L (1975) Current status of salt in hypertension. In: Paul O (ed) Epidemiology and control of hypertension. Symposia Specialists, Miami, pp 131–146
387. Uhari M, Koskimies O (1979) A survey of 164 Finnish children and adolescents with hypertension. Acta Paediatr Scand 68:193–198
388. Uppal SC (1974) Coronary heart disease. Risk pattern in Dutch youth. A pilot study in Westland school children. New Rhine Publishers, Leiden
389. Van Vught AJ, Troost J, Willemse J (1976) Hypertensive encephalopathy in childhood. Diagnostic problems. Neuropaediatrie 7:92–100
390. Van Way CW, Michelakis AM, Alper BJ, Hutcheson JK, Rhamy RK, Scott HW Jr (1970) Renal vein renin studies in a patient with renal hilar pheochromocytoma and renal artery stenosis. Ann Surg 172:212–217
391. Vazquez AM (1973) Nephrocalcinosis and hypertension in juvenile primary hyperparathyroidism. Am J Dis Child 125:104–106
392. Vazquez AM, Kenny FM (1972) Hypertension secondary to excessive desoxycorticosterone implants or 9-alpha fluorocortisol in salt-losing congenital adrenal hyperplasia. J Pediatr 81:549–552
393. Vetter H, Fischer N, Bayer JM, Schmitz TE, Werning C, Vetter W (1974) Aldosteron, Cortisol und Plasma-Renin-Aktivität beim Phäochromocytom. Klin Wochenschr 52:719–721
394. Vetter H, Vetter W, Warnholz C, Bayer JM, Kaeser H, Vielhaber K, Krueck F (1976) Renin and aldosterone secretion in pheochromocytoma. Effect of chronic alpha-adrenergic receptor blockade. Am J Med 60:866–871
395. Vetter W, Vetter H, Beckerhoff R, Redlich B, Cottier P, Siegenthaler W (1976) The effect of saralasin (1-sar-8-ala-angiotensin II) on blood pressure in patients with Cushing's syndrome. Klin Wochenschr 54:661–663
396. Veyrat R, Grandchamp A, Bierans de Haan B, Zanchetti A, Muller AR (1968) Un cas d'hypertension artérielle juvenile avec hypokaliémie et sécrétion basse d'aldostérone (syndrome de Liddle). Schweiz Med Wochenschr 98:725–726
397. Vidt DG (1977) Hypertension induced by irradiation to the kidney (Editorial) Arch Intern Med 137:840–841
398. Virdis R, Drayer JIM, Montoliu J, Levine LS Laragh JH (1977) Hypertension and medullary sponge kidneys in an adolescent with Beckwith-Wiedemann syndrome. J Pediatr 91:761–763
399. Von Knorring J, Fyhrquist F, Ahonen J, Lindfors O, von Bonsdorff M (1976) Renin/angiotensin system in hypertension after traumatic renal-artery thrombosis. Lancet I:934–938

400. Voors AW, Foster TA, Frerichs RR, Webber LS, Berenson GS (1976) Studies of blood pressures in children, ages 5–14 years, in a total biracial community. The Bogalusa Heart Study. Circulation 54:319–327
401. Voors AW, Webber LS, Frerichs RR, Berenson GS (1977) Body height and body mass as determinants of basal blood pressure in children – the Bogalusa Heart Study. Am J Epidemiol 106:101–108
402. Vorburger C (1978) Nebenwirkungen von Antihypertensiva. Schweiz Med Wochenschr 108:124–129
403. Warkany J, Hubbard DM (1953) Acrodynia and mercury. J Pediatr 42:365–386
403a. Warshaw BL, Anand SK, Olson DL, Grushkin CM, Heuser ET, Lieberman E (1979) Hypertension secondary to a renin-producing juxtaglomerular cell tumor. J Pediatr 94:247–250
404. Webber LS, Voors AW, Foster TA, Berenson GS (1977) Study of instruments in preparation for a blood pressure survey in children. Circulation 56:651–656
405. Weidmann P, Fuss O (1978) Medikamentöse Hypertoniebehandlung 1977. Empirische und rationale Gesichtspunkte. Schweiz Med Wochenschr 108:1–18
406. Weidmann P, Maxwell MH (1975) The renin-angiotensin-aldosterone system in terminal renal failure. Kidney Int (Suppl 5) 8:219–234
407. Weidmann P, Siegenthaler W, Ziegler WH, Sulser H, Endres P, Werning C (1969) Hypertension associated with tumors adjacent to renal arteries. Am J Med 47: 528–533
408. Weidmann P, Massry SG, Coburn JW, Maxwell MH, Atleson J, Kleeman CR (1972) Blood pressure effects of acute hypercalcemia. Studies in patients with chronic renal failure. Ann Intern Med 76:741–745
409. Weidmann P, Beretta-Piccoli C, Steffen F, Blumberg A, Reubi FC (1976) Hypertension in terminal renal failure. Kidney Int 9:294–301
410. Weidmann P, Beretta-Piccoli C, Hirsch D, Reubi FC, Massry SG (1977) Curable hypertension with unilateral hydronephrosis. Studies on the role of circulating renin. Ann Intern Med 87:437–440
410a. Weidmann P, Beretta-Piccoli C, Ziegler WH, Keusch G, Glueck Z, Reubi FC (1978) Age versus urinary sodium for judging renin, aldosterone, and catecholamine levels: Studies in normal subjects and patients with essential hypertension. Kidney Int 14:619–628
411. Weinberger MH, Grim CE, Donohue JP (1977) A rare but curable form of hypertension: the "Page kidney." In: New MI, Levine LS (eds) Juvenile hypertension. Raven Press, New York, pp 133–140
412. Weiss YA, Safar ME, London GM, Simon AC, Levenson JA, Milliez PM (1978) Repeat hemodynamic determinations in borderline hypertension. Am J Med 64:382–387
412a. Wendelken JR, Tynes WV, Ladaga LE, Goldberg M, Wilcox CW Jr, Windle CB (1978) Malignant hypertension and renal artery stenosis in a child. J Urol 120: 745–750
413. Werder E, Zachmann M, Voellmin JA, Veyrat R, Prader A (1975) Unusual steroid excretion in a child with low renin hypertension. Res Steroids 6:385–389
414. Werning C, Schoenbeck M, Weidmann P, Baumann K, Gysling E, Wirz P, Siegenthaler W (1969) Plasma renin activity in patients with coarctation of the aorta. A comment on the pathogenesis of prestenotic hypertension. Circulation 40:731–737
415. Whyte RK, Elseed AM, Fraser CB, Shinebourne EA, De Swiet M (1975) Assessment of Doppler ultrasound to measure systolic and diastolic blood pressures in infants and young children. Arch Dis Child 50:542–544
416. Wiggelinkhuizen J, Cremin BJ (1978) Takayasu arteritis and renovascular hypertension in childhood. Pediatrics 62:209–217
417. Wilhelmsen L, Berglund G (1977) Prevalence of primary and secondary hypertension. Am Heart J 94:543–546

418. Winter JSD, McKenzie JK (1977) A syndrome of low-renin hypertension in children. In: New MI, Levine LS (eds) Juvenile hypertension. Raven Press, New York, pp 123–131
419. Wolfe RR, Murphy JR (1978) Chronic high-altitude residence and systemic blood pressure in school-aged children (abstract). Pediatr Res 12:391
420. Wolff HP, Philippi A (1972) Mineralocorticoidsyndrome. Ergeb Inn Med Kinderheilkd 33:139–230
421. Wright BM, Dore CF (1970) A random-zero sphygmomanometer. Lancet II: 337–338
422. Ziegler MG, Lake CR, Kopin IJ (1976) Deficient sympathetic nervous responses in familial dysautonomia. N Engl J Med 294:630–633
423. Ziegler WH (1976) Endokrinologische Untersuchungen bei arterieller Hypertonie. Suche nach Phäochromozytom. Schweiz Med Wochenschr 106:1148–1150
424. Zinner SH, Levy PS, Kass EH (1971) Familial aggregation of blood pressure in childhood. N Engl J Med 284:401–404
425. Zinner SH, Martin LF, Sacks F, Rosner B, Kass EH (1975) A longitudinal study of blood pressure in childhood. Am J Epidemiol 100:437–442
426. Zinner SH, Margolius HS, Rosner BR, Kass EH (1977) Does hypertension begin in children? Studies of the familial aggregation of blood pressure in childhood. In: New MI, Levine LS (eds) Juvenile hypertension. Raven Press, New York, pp 45–53
427. Zinner SH, Margolius HS, Rosner B, Kass EH (1978) Stability of blood pressure rank and urinary kallikrein concentration in childhood: An eight-year follow-up. Circulation 58:908–915
428. Zoethout HE (1974) Influence of aortic coarctation on the kidney in infants and children (Dutch). Masters Thesis, Rotterdam

Sachverzeichnis/Subject Index

Ergebnisse der Inneren Medizin und Kinderheilkunde

Advances in Internal Medicine and Pediatrics

Neue Folge

Herausgeber:
P. Frick, G.-A. von Harnack,
G. A. Martini, A. Prader,
R. Schoen, H. P. Wolff

Springer-Verlag
Berlin
Heidelberg
New York

Band 37
1975. 49 Abbildungen. IV, 222 Seiten (86 Seiten in Englisch)
Gebunden DM 166,–; approx. US $ 91.30
ISBN 3-540-07040-0
Disequilibrium Syndrome in Hemodialysis. – Kontrollierte Hyperthyreosetherapie. – Radiusaplasie mit Thrombocytopenie – Ein genetisches Syndrom. – Indications and Results of Coronary Bypass Surgery. – The Importance of Bile Acids in Human Diseases.

Band 38
1976. 34 Abbildungen, 43 Tabellen. IV, 232 Seiten (58 Seiten in Englisch)
Gebunden DM 136,–; approx. US $ 74.80
ISBN 3-540-07640-9
Die internistische Therapie der malignen Lymphome. – Autosomal Chromosome Aberrations. – Alpha-1-Antitrypsin. –

Band 39
1977. 48 Abbildungen, 32 Tabellen. IV, 182 Seiten (88 Seiten in Englisch)
Gebunden DM 102,90; approx. US $ 56.60
ISBN 3-540-08215-8
Chronic Hepatitis in Childhood. – Wegnersche Granulomatose. – Gastrointestinale Komplikationen akuter Leukämien. – Alpha-Chain Diseases. – Therapeutic Effects of -Adrenoceptor Blocking in Agents in Hypertension. – Die Osteopetrosis Albers-Schönberg.

Band 40
1978. 39 Abbildungen, 27 Tabellen. III, 172 Seiten
Gebunden DM 88,–; approx. US $ 48.40
ISBN 3-540-08553-X
Lassa-Fieber. – Lithium und Endokrinum. – Polymyalgia rheumatica. – Sachverzeichnis. – Inhalt der Bände 1–40 der Neuen Folge.

Band 41
1978. 26 Abbildungen, 24 Tabellen. III, 227 Seiten
Gebunden DM 88,–; approx. US $ 48.40
ISBN 3-540-08985-3
Infectionen durch Chromobacterium, Serratia, Erwinia und Flavobacterium (sog. Chromobakteriosen). – Borderline Hypertension: Clinical and Pathophysiologic Significance. – Das Wiskott-Aldrich Syndrom.

Band 42
1979. 64 Abbildungen, 31 Tabellen. III, 222 Seiten (106 Seiten in Englisch)
Gebunden DM 88,–; approx. US $ 48.40
ISBN 3-540-09273-0
Die chronisch entzündlichen Darmkrankheiten. – Magnesium Malabsorption. – Twenty Years of Research on Urinary Tract Infections in Children: Progress and Problems. – Pseudohypoparathyroidism.

MIX
Papier aus verantwortungsvollen Quellen
Paper from responsible sources
FSC® C105338

If you have any concerns about our products,
you can contact us on
ProductSafety@springernature.com

In case Publisher is established outside the EU,
the EU authorized representative is:
Springer Nature Customer Service Center GmbH
Europaplatz 3, 69115 Heidelberg, Germany

Printed by Libri Plureos GmbH
in Hamburg, Germany